新体系看護学全書

疾病の成り立ちと回復の促進❸

薬理学

メヂカルフレンド社

◎編 著（五十音順）

植 松 俊 彦　岐阜大学名誉教授
滝 口 祥 令　前徳島大学大学院ヘルスバイオサイエンス研究部教授
丹 羽 雅 之　岐阜大学大学院連合創薬医療情報研究科教授

まえがき

現代医療はチーム医療と言われ，医師，看護師，薬剤師，およびその他のパラメディカルスタッフが同等の立場で協力して患者の治療に当たっている。その医療現場において薬物療法は欠くことができない地位を占めており，看護師にも薬物療法についての十分な知識と経験が要求されている。

医療現場において看護師に求められる役割については，現在，厚生労働省で進められている「チーム医療の推進に関する検討会」の報告書を待つまでもなく，今後ますます重要になってくることが考えられるところである。

さて，『新体系看護学全書』のシリーズに，薬物療法の基礎と実践の理解のために本書『薬理学』が加わってから４年が経過したが，この間に開発された薬剤は数多くあり，まさに日進月歩の感がある。本書は，薬理学の基本的知識を学ぶための基礎教材ではあるが，それら薬剤の最新情報を盛り込む必要があることは言うまでもない。

そこで今回，本書の改訂版を企画したわけであるが，その改訂にあたっては，基礎的な知識を学ぶ「総論」と臨床の場での活用を考えた臓器別の「各論」の構成は変えなかったものの，新薬の掲載は言うに及ばず，販売中止になった薬剤の確認も行った。また，臨床でも重要となってきている「漢方薬」および「救急医療薬」についての章を新たに設けた。さらに各章末には，それぞれの章で学んだ「主な治療薬」の一覧ができるようした。この一覧を確認することで，各章のまとめがしやすいであろう。

加えて，ワンポイントとして入れた「看護の視点から」は，各薬剤を取り扱う際の注意点を明確にしてくれるものと考える。

本書の初版からの変わらぬ思いは，何よりも「クスリ」に興味をもってもらいたいということであった。その思いは今回の改訂でも変わらない。

本書がさらに発展していくためには，是非とも教育現場の皆様からの忌憚のないご意見やご批判が必要であり，引き続きのご指導をこの場を借りてお願いする次第である。

本書の刊行にあたってはメヂカルフレンド社編集部をはじめ，多くの方々にご努力をいただいた。ここに改めて感謝の意を表するものである。

2011年12月

編者識す

目　次

第1編　薬理学の基礎知識

第2編　薬物療法の実際

第2章 中枢神経系作用薬 丹羽雅之 67

第3章　心・血管系作用薬　植松俊彦　99

第4章　血液作用薬（血液製剤を含む）　滝口祥令　121

第5章　呼吸器系作用薬　滝口祥令　133

第6章　消化器系作用薬

第7章　内分泌・代謝系作用薬

第8章　抗感染症薬　植松俊彦　177

第9章　抗腫瘍薬（抗がん剤）　丹羽雅之　197

第10章　抗炎症薬・解熱鎮痛薬　丹羽雅之　215

第11章　抗アレルギー薬・免疫抑制剤　丹羽雅之　227

第12章 救急時の薬物 植松俊彦 239

第13章 漢方薬 丹羽雅之 247

第14章 その他の薬剤 滝口祥令 255

序章

薬理学とは

年々膨れ上がる国民医療費のなかで，薬とそれに関連する費用は３割弱を占め，年間30兆円を超えている。それほど薬は身近で大きな存在であり，薬を用いた「薬物治療」は他の「外科的治療」や「放射線治療」「精神療法」「理学療法」などとともに現代医療のなかで重要な地位を占めている。

外科的治療，たとえば急性虫垂炎（ちゅうすいえん）（通称「盲腸」）の手術をあなたが受けなければならないと仮定した場合，もし麻酔薬を用いた無痛的手術を行わなければ，また，もし消毒薬や抗生物質を使った無菌的環境で手術するのでなければ，おそらく手術を受ける決心はつかないのではないだろうか。このこと一つを考えてみても，麻酔薬，消毒薬，抗生物質といった薬が現代医療では欠くことができないことは容易に想像できる。そして，まさに医療を発展させてきた原動力が，「痛みという苦痛からの解放」と，死因の大きな割合を占めていた「感染症の克服」などといった人間の薬への強い欲求であったといっても過言ではない。

A　医薬品の歴史と薬理学の発展

薬の起源はおそらく人類の文明の起源と同じであろう。今から4300年ほど前にチグリス，ユーフラテス川流域に世界最初の文明を築き上げたシュメール人は，塩や硝石（しょうせき）などのほか，桂皮（けいひ）などの薬草を使って薬を調合していたし，ヤナギ，イチジク，ナツメヤシなどの種子や根，樹皮も使っていた。ほぼ同時期の中国では『本草経』という薬についての書物が編集され，麻黄（まおう）（エフェドリンという気管支拡張薬を含む）をはじめ300種以上の薬草が記載されている。古代エジプトの医師は経験的に回虫駆除にはザクロの根を，夜盲症にはウシの臓物をいぶしてすりつぶしたものを処方していたらしい。実際にザクロの根には駆虫成分が含まれているし，肝臓にはビタミンAが豊富で夜盲症には有効であっただろう。しかし，その有効成分については知られていなかった。

一方で迷信に基づいたでたらめな処方も多く，20世紀に至るまでは，多くの医学教科書をそれらが賑（にぎ）わすという前近代的な薬物学の時代でもあった。1860年代の医師であり作家でもあったアメリカのホームズ（Holmes, O.W.）は「アヘンとブドウ酒と麻酔用ガス以外のすべての薬は海の底へ捨ててしまうべきだ。それは人類にとって何より幸せなことだが，魚たちにとっては最大の不幸であろう」と皮肉をこめて述べている。しかし，当時はすでに近代科学の進歩は始まっており，1808年にドイツ人薬剤師ゼルチュルナー（Sertürner, F.W.A.）がアヘンから苦い無色の結晶（モルヒネ）を取り出して以来，医師は患者に与える薬の有効成分が何たるかを部分的にも知ることができるようになってきた。産業革命以降の科学技術の進歩とともに自然界には存在しない物質も合成され，薬として使われるようになった。たとえばアスピリンは19世紀半ばに合成され，19世紀末にヒトに用いられた。

薬が生体にどう働くか，つまり薬がどういう作用をもっているのか，という疑問は，薬の作用メカニズムを知り，より良い薬を発見したり合成したりするためには必要である。薬を，その作用メカニズムをも含めて研究する学問が薬理学である。薬の有効性を科学的に解析する方法論（薬の理論＝薬理）の始まりは，「薬理学」という言葉を19世紀後半に最初に用いたシュミードベルク（Schmiedeberg, O.）に帰すことができる。20世紀に入ってエールリッヒ（Ehrlich, P.）と秦佐八郎によりサルバルサンが発見され，以降フレミング（Fleming, A.）によるペニシリンの発見など，病原微生物によって引き起こされる感染症が薬によって克服される歴史が始まるが，エールリッヒは薬物が作用するときに，その薬物が特異的な薬物受容体と結合するという概念をその側鎖説で述べている。以降，薬物を実験道具として利用して，薬物を与えたときの生体の反応を解析することにより，生命現象そのものを解明することも進められてきた。

薬がどのように見いだされ，また，どのように作られてきたかをみてみよう。

1．植物由来

古代より薬草として用いられた植物やその関連した植物をスクリーニング（選別）することにより，多くの有用な物質が見つかっている。アカネ科の樹木キナの皮から得られたマラリアの特効薬であるキニーネ，ゴマノハクサ科の草花キツネノテブクロ（Foxglove）の葉から得られ強心作用を有するジギタリス，キョウチクトウ科のインドジャボク（インド蛇木）の根から抽出された抗うつ薬のレセルピンなどがその例である。

しかし，植物から薬の原料を求めるあまり，環境破壊につながる可能性にも注意が必要である。たとえば，多くのがんに有効な抗がん剤であるタキソール（一般名：パクリタキセル）はイチイ（常緑針葉樹のタイヘイヨウイチイ）の樹皮から見つかったが，この木は非常に成長が遅いにもかかわらず，タキソールを大量生産するために大量伐採された結果，激減してしまった。

2．海洋生物由来

古くは海洋生物から得られた民間伝承薬や薬につながる物質はあまりなかったが，特に過去40～50年間に薬の“もと”としての可能性のある多くの活性成分が見出されている。フグ毒テトロドトキシンや貝毒サキシトキシンのような有毒物質は，細胞の電気現象（活動電位など）の分子的性質を研究する際の道具として用いられ，科学の発展に貢献している。

3．微生物由来

19世紀後半にパスツール（Pasteur, L.）は，微生物が尿中の炭疽菌の増殖を抑制することを示した。その後，1929年にフレミングはアオカビの一種が培養中のブドウ球菌の増殖を抑制することを示した。この報告が1940年のフローリイ（Florey, H.W.）とチェイン（Chain, E.B.）による抗生物質ペニシリンの抽出につながった。

これが，微生物により産生される物質を薬の素として研究するきっかけとなり，今日までに多くの活性化合物が微生物から発見されている。たとえば，免疫抑制剤のシクロスポリンAは真菌（かび）の一種に由来し，臓器移植医療に欠かせない存在となっている。

4．合成化合物

前述のアスピリンをはじめ，19世紀後半から20世紀初頭にかけて，合成有機化学の進歩と相まって，自然界に存在する化合物より毒性の低い化合物を合成しようという機運が高まった。そして，天然の化合物を母化合物とし，その誘導体を合成し製造することが進められた。たとえば，麻薬であるコカインに舌をしびれさせる作用がある（局所麻酔作用による）ことから，コカインが局所麻酔薬として有用であることが知られた。しかし，コカインは毒性が強いため，それを母化合物として毒性の低い局所麻酔薬ベンゾカインやプロカインが合成され，実際にそれらは臨床で使われている。

現在ではさらに進んで，コンピュータを駆使し，薬の作用部位の立体的構造を解明して，そこに結合するであろう立体構造を有する物質を薬のもととして合成するという方法（ドラッグデザインという）も行われている。これは，その作用部位に直接作用する薬（「作用薬」あるいは「作動薬」という）や，本来そこに結合して作用する薬や生体内物質の働きを妨害する薬（「阻害薬」または「拮抗（きっこう）薬」という）を新たに合成する方法である。

5．医薬品の課題

以上のように，薬なくして現代医学の隆盛はありえないことに容易に思い至る。しかしその反面，薬の乱用（小児で筋肉注射を多用したために大腿四頭筋（だいたいしとうきん）短縮症が発症したことなど）や薬害（血液製剤によるC型肝炎ウイルス感染など）も大きな社会問題となっている。抗生物質の発見によって克服されるかにみえた感染症においては，たとえば高度耐性結核菌などの薬の効きにくい耐性菌が出現し，すでに克服したつもりでいた結核が高齢者や免疫力の低下した患者では命を脅かす問題となり（再興感染症），またAIDS（エイズ：後天性免疫不全症候群）やSARS（サーズ：重症急性呼吸器症候群）など新しいウイルス感染症（新興感染症）は特効薬もないまま，人類の脅威となっているのが現状であり，薬理学のさらなる発展が望まれている。

B 薬理学とその構成分野

薬物療法を適切に行うには，病気あるいは症状を改善する効果（主効果・主作用）が十分得られ，かつ，薬物を与えられる人（患者）に不快な作用や危険（有害作用）

を及ぼさないような治療を目指さなければならない（図1）。目的とする作用（主作用）以外の作用はすべて副作用といい，それは人体にとって良い場合も悪い場合もありうるが，悪い場合は特に「有害作用」といって区別するほうが間違いない。多かれ少なかれ薬物に有害作用は付き物であるというのが現在の考え方で，「副作用（有害作用）のない薬物はない」といっても過言ではない。そこで，期待する主作用と有害作用を秤にかけて**治療効果という“メリット”がその予想される有害作用という“デメリット”を上回る**と判断される（「有用性」がある）ときに，初めてその薬物を使うという判断をなすべきである。そのためには，薬物治療にあたって，第一に病気・病態についての知識が必要であるのは当然として，第二に薬物そのものや，その薬物を与えられる人（患者）との関係についての十分な知識が必要である。この後者についての知識を与えるのが薬理学である。

薬をヒトに投与すると薬が一方的にヒトに作用するように考えがちであるが，そのときヒトのからだでも薬に対して「吸収・分布・代謝・排泄」という作用を及ぼす。

薬物が生体にどう働くか，つまり薬物がどういう作用をもっているかを，その作用メカニズムを含めて明らかにする分野を「薬力学」あるいは一般に「薬理学」とよぶ。一方，生体が薬物をどう吸収・分布・代謝・排泄するかについて検討する分野を「薬物動態学」とよんでいる。

薬理学の知識は最終的にはヒトの病気を治療するためのものであるから，ヒトについての知識を得ることが最終目的といえるが，最初からヒトについて検討を加えるのには様々な危険や困難が伴う。作用や副作用が未知の新しい化合物については当然であるが，既知の化合物でもそれをヒトで検討するにあたっては，その対象と

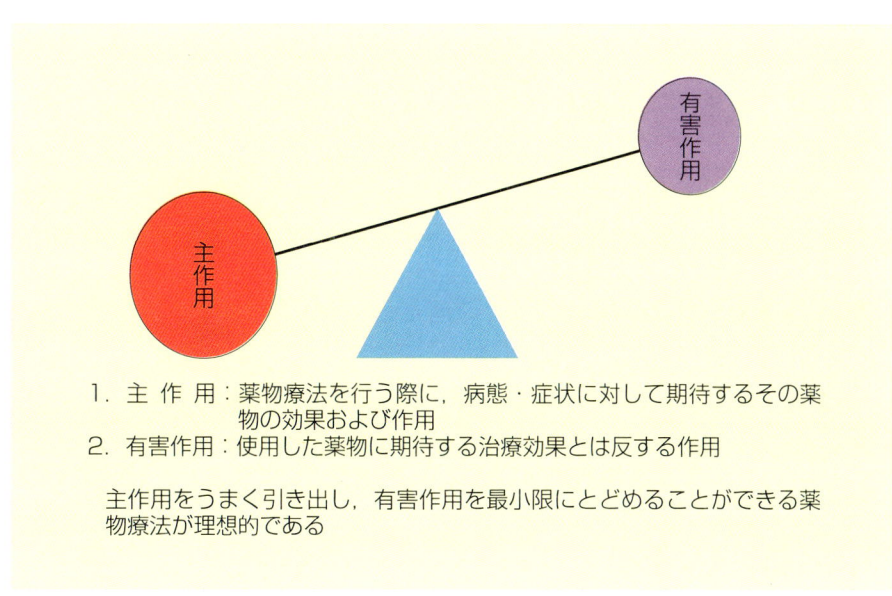

1. 主 作 用：薬物療法を行う際に，病態・症状に対して期待するその薬物の効果および作用
2. 有害作用：使用した薬物に期待する治療効果とは反する作用

主作用をうまく引き出し，有害作用を最小限にとどめることができる薬物療法が理想的である

図1 ● 主作用と有害作用

表1●薬物療法の分類

原因療法	細菌感染に対する抗生物質による治療 がんに対する抗がん剤による化学療法，など
補充療法	甲状腺ホルモンの不足（慢性甲状腺炎，甲状腺がん手術後など）による甲状腺機能低下症に対して甲状腺ホルモンを投与する 脱水症に対して水分や電解質輸液を行う，など
対症療法	ほとんどの治療法が対症療法にあたる たとえば，かぜをひいた患者に対して，発熱に解熱薬，咳に鎮咳薬，痰に去痰薬を処方する，など

する人の人権を侵さない配慮が当然必要となり，その研究の倫理性が厳しく問われる時代となってきている。この件に関しては，第１編第１章Ａ「新薬の開発」で詳しく解説する。薬物に関する薬理学的検討はまず動物を対象とした検討を行い（「実験薬理学」あるいは「基礎薬理学」という），この結果得られた知識を基にヒトについて検討を加えることになる。これを「臨床薬理学」とよんでいる。

もう一つ別の観点から薬物をみてみる。疾病に対する薬物の働きにおいて，細菌による感染症を抗生物質で治療するというような治療方法を，病気の原因を解決する治療法という意味合いで**原因療法**とよぶ。これに対して，感染症の一症状である発熱に対して解熱薬を用いるといったように患者の状態の改善を図ることによって病気の治療を試みるものを**対症療法**という。ほかに，原因療法と対症療法の中間的な位置付けとされるものに**補充療法**がある。これは体内に不足している成分そのものを補充・投与する治療法である。更年期障害の治療に女性ホルモンを投与するなどがそれである。投与を継続していかなければならない点で原因療法というよりも対症療法的であるが，効果からいえば原因療法ともいえる（表1）。

C　薬物治療における看護師の役割

現代医療は「チーム医療」とよばれ，医師，看護師，薬剤師，臨床検査技師，理学療法士などがチームをつくり，それぞれ自分の専門性を生かして「すべての構成員が一丸となって“寄ってたかって”患者を治す医療」と表現される。そのなかで，医療の現場で患者と接触する機会，時間が最も多いスタッフは看護師である。そこで薬物治療の十分な治療効果を得るためには，以下に掲げる項目について看護師は患者にわかりやすく説明し，患者からの質問に答えられる知識を身につけるなど，患者の信頼を得る看護を提供する努力が必要である。

①使用している薬剤の名称
②使用薬剤の治療目的（使用薬剤の作用）
③使用上の注意（副作用・有害作用など）

④同時に使用してはならない薬剤（薬物相互作用）

⑤避けなければならない食品または飲料

⑥薬剤の使用方法（投与方法，投与時間・回数）と使用量

もちろん，服薬の確認，服薬後の患者の状態観察など，薬物治療に果たす看護師の役割は非常に大きい。何よりも，薬剤の種類，投与時間，投与方法などを決して誤ることのないように十分注意して対応しなければならない。さらに薬剤の保管についてはその場所と状態に注意を払う必要がある。

(1) 保管場所

すべての薬品は特定の場所へ区別して保管しなければならない。第三者が容易に触れることのできる場所であってはならない。麻薬や向精神薬，劇薬，毒薬などはさらに厳重な保管が義務づけられる。

(2) 保管状態

温度，湿度，光などに不安定な薬剤も多く，分解されて活性を失ったり，有害物質に変質したりする場合もある。

(3) 与　薬

与薬にあたり，アレルギー・特異体質の存在には十分注意する。そのためには，患者本人のアレルギー歴や家族のなかに特異体質の人がいないかといった問診をまず行うことが重要である。患者が医師の前では話しにくかったり，忘れて話さなかったことを，看護の現場で話したり思い出すことはしばしば経験するところである。

(4) 服薬管理

患者は医師・薬剤師の指示どおりに服薬してくれていると考えがちであるが，外来のみならず入院患者でさえも確実に服薬しているとは限らないことが，多くの研究によって明らかになっている。患者が退院した後にベッドのマットレスの隙間(すきま)から服薬されなかった薬剤が大量に見つかるといったことが現実に起こっている。予想したほど薬の効果が得られない場合には，患者の服薬状況（飲んでいるか，飲んでいないか：「コンプライアンス」という。第１編第１章コラム「コンプライアンスとアドヒアランス」参照）が悪いのではないかと疑ってみることも必要である。服薬を確実に行うためには，何よりも患者と医師および看護スタッフとの信頼関係が重要である。

第1章 薬に関する基礎知識

この章では

- 医薬品がどのように開発され認可されているのか理解する。
- 薬物の投与量と効果の関係およびその呼称を理解する。
- 薬物による有害作用について種類と内容を理解する。
- 処方箋の書き方，必要事項を理解する。
- 薬の剤形の種類と特徴，投与方法による違いを理解する。
- 薬の調剤濃度について理解する。
- 薬に関する法律を知り，医薬品と医薬部外品，要指示薬について理解する。

A 新薬の開発

薬は科学的方法論に従ってその有効性と有用性を，実験動物ではなくヒトで証明されなければならない。ある物質が薬効を謳って医薬品であると表現してよいかどうかは，**「医薬品，医療機器等の品質，有効性及び安全性の確保等に関する法律」**（旧薬事法）という法律で規制されている。新薬が世に出るためには，有効性と有用性をヒトで証明する必要があり，以下に述べる開発過程をたどって証明する（図1-1）。

前臨床試験は，非臨床試験ともいわれ，動物を対象とした薬力学的・薬物動態学的検討とともに，安全性を検討する毒性試験を実施して，ヒトを対象とした臨床試験を実施するための基礎データを得るものである。

次いでヒトでの評価に移るが，動物とヒトとでは，薬力学的にも，薬物動態学的にも，また毒性も異なることが多いため，まず少数例の健常者を対象とした第Ⅰ相臨床試験から実施する。第Ⅰ相臨床試験でも最初の投与量を安全性に問題のない低用量に設定し，少しずつ用量を上げていく形で試験が進められる。そこで安全性が確認され，薬物動態についての検討が終わると，患者での有効性と安全性をみる第Ⅱ相臨床試験に移行する。次いで第Ⅲ相臨床試験で有用性が検討される。有用性とは，前述のようにその薬剤の効果・主作用と有害作用とを天秤にかけて，患者にとって臨床上本当に役に立つかどうかという評価である。

第Ⅲ相臨床試験では原則として二重マスク法（double-mask method）という手法が用いられる。二重マスク法とは，以前は二重盲検法といわれたもので，患者や医師の主観が入らないように，比較したい2種の薬剤のうちどちらを使用している

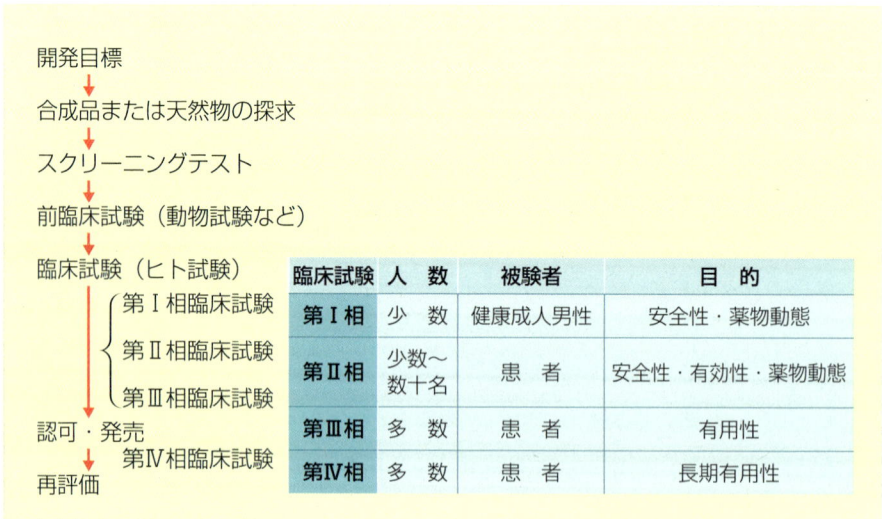

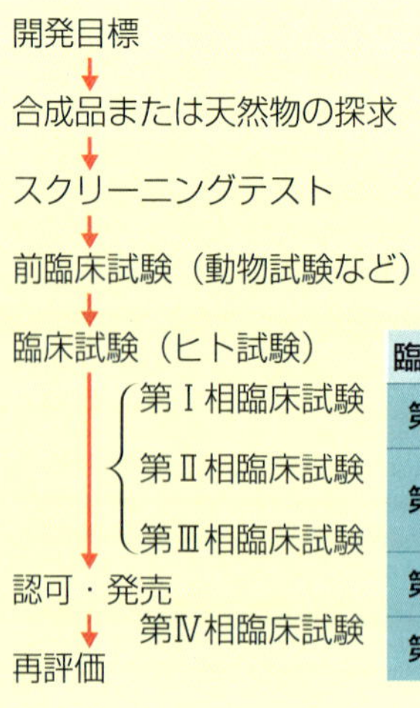

臨床試験	人　数	被験者	目　的
第Ⅰ相	少　数	健康成人男性	安全性・薬物動態
第Ⅱ相	少数〜数十名	患　者	安全性・有効性・薬物動態
第Ⅲ相	多　数	患　者	有用性
第Ⅳ相	多　数	患　者	長期有用性

図1-1●医薬品の開発過程

か，患者のみならず医師にもマスクして（二重にわからないようにして）投薬し，新薬そのものの有効性を評価できるように考えられた方法である。新薬の本当の効果を知るのが目的なので，比較するのは，新薬とは外観も味や匂いまでも区別のつかない，薬の成分をまったく含まない「偽の」薬（プラシーボあるいはプラセボという）であるべきである。しかし，たとえば調べようとする新薬が血圧を下げる薬（降圧薬）であれば，世の中にすでに多くの有用な降圧薬が存在しているのに，本来何ら血圧を下げる成分を含まないプラシーボを患者に投与するのは倫理的に問題がある。したがって，対照にはプラシーボではなく，すでに広く使用されている薬剤（標準薬という）を用いることもしばしば行われる。

そして，一方にプラシーボあるいはすでに広く使用されている標準薬を対照として，新しく開発された新薬をもう一方の試験薬として2つの薬剤を比較し（二重マスク比較試験），新しい薬剤が優れている場合に初めて有用な薬剤として認められ，厚生労働省によって認可（発売許可）されるのである。認可・発売許可されたものだけが医薬品と称される。

なお，ヒトを対象として行われる第Ⅰ相から第Ⅲ相までの臨床試験については，プラシーボ投与の可否を含めて，試験に参加する被験者の人権が侵されないように（「人体実験」との非難が起こらないように）高い倫理性が要求される。

以上のステップを経て認可・発売された後でも，長期連用によりそれまで予期できなかった有害作用が出現することがあるので，第Ⅳ相臨床試験で有効性・安全性

column

臨床試験とヘルシンキ宣言

ヘルシンキ宣言とは，1964年にフィンランドの首都のヘルシンキで開催された世界医師会総会で採択された「ヒトを対象とする生物医学的研究に携わる医師のための勧告」をいう。医学の進歩のためには，最終的にはヒトを対象とした臨床試験が必要であることを認め，そのための倫理規範を定めたもので，その後2008年までに8回修正・追加が行われてきた。新薬開発のための臨床試験（治験）は，ヘルシンキ宣言の精神に基づいた「医薬品の臨床試験の実施の基準（Good Clinical Practice：GCP）」に従って実施されている。GCPの重要なポイントは，①科学的，倫理的に配慮された治験計画書を作成すること，②治験審査委員会において科学的，倫理的に試験計画が適正と承認されること，③被験者に事前に説明文書を用いて治験計画について十分に説明し，自由意思による治験への参加の同意を文書で得ること（インフォームドコンセント），④治験が計画書に沿って実施されることである。

看護師は治験協力者（CRC）として，医師やほかのスタッフと連携して被験者（患者）のケアとサポートをはじめ治験スケジュールの管理を行うなど，治験において果たす役割は大変大きい。

について追跡し，再評価する。そこで新薬の真の評価がなされることとなる（図1-1）。

プラシーボという言葉が出てきたが，本来は薬理作用をもたない物質が治療効果を現す場合があり，これをプラシーボ効果という。暗示を誘発する力が強いものほどこの効果が強く，すなわち患者の治りたいという心理に強く影響を与える，高価，入手困難，欧米外国品，高名な医師の処方などといったものがこれにあたる。これはプラスのプラシーボ効果であるが，逆にマイナスのプラシーボ効果が現れる場合があり，本来はないはずの副作用を示すこともある。

B 薬物の投与量と安全性

薬物の使用量が非常に少ないときは，何の効果も得られないが，この効果が得られない量を**無作用量**とよぶ。使用量を少しずつ増やしていくと，初めて効果が発現する用量に達するが，この量を**最小有効量**とよぶ。さらに投与量を増やしていくと効果がだんだん強くなり，ついには毒作用が現れ中毒症状を示すに至るが，この中毒症状を現す直前の量を**最大耐用量**（極量*）とよび，中毒症状を示す量を**中毒量**とよぶ。この最小有効量と最大耐用量との間を**治療量**，あるいは**臨床用量**とよぶ。中毒量を超えてさらに投与量を増やしていくと，初めて死亡する生体が出てくるが，この量を**最小致死量**とよび，この量以上の用量を**致死量**とよぶ（図1-2）。通常は臨床用量の範囲内で治療を行うが，まれに最大耐用量を超えた投与量で治療することもありうる。

他の薬物が併用されている場合には，互いの効果が加わった形の**相加効果**を示したり，それらの和以上に効果を強め合う**相乗効果**を示したりする。両者を合わせて

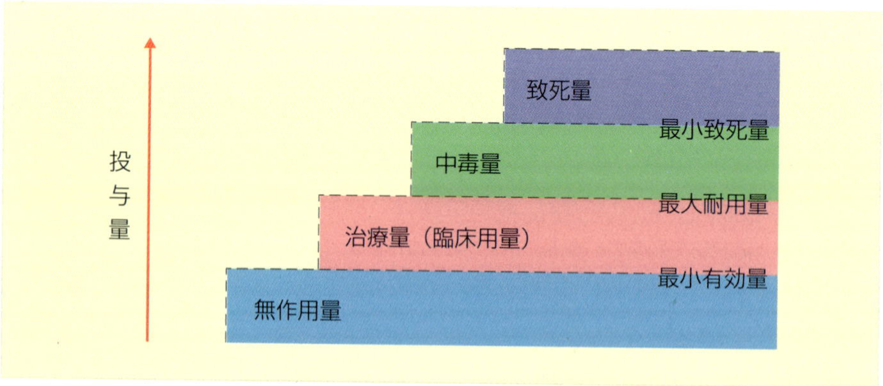

図1-2● 用量について

*極量：かつては最大耐用量のことを極量といっていたが，1991（平成3）年に日本薬局方の改正によりこの表現は使わなくなった。

協力作用といい，これを利用すれば，それぞれ単独では副作用を避けられない薬でも，少量ずつ用いて治療効果を発揮できることが期待できる。この例として，がんの化学療法がある。いずれの薬剤も単独で副作用が強いことが多く，一般的にはいくつかの薬剤を組み合わせて用い（併用療法），効果を高めて副作用を低減することを期待する。反対に，併用した場合，互いの効果を打ち消し合う**拮抗**(きっこう)**作用**を示したり，互いの作用や体内動態に影響を与える**薬物相互作用**を示す場合がある。それらの例を表1-1にあげる。

薬の安全性を表す指標に**治療係数**があり（**安全係数**ともいう），これは50％致死量（LD_{50}）を50％有効量（ED_{50}）で割ったものである。LD_{50}とは，たとえば100匹の動物に薬物を与えたときに，そのうちの50匹が死亡する薬用量であり，ED_{50}とは同様に100匹の動物に与えたときに，そのうちの50匹に効果が認められる薬用量をいう。一般に，横軸に薬物の用量をとり，縦軸に反応の強さ（前述の例では致死率）をとって，その関係を図示したものを用量-反応曲線とよんでいる。用量を対数で表すと通常Ｓ字状の曲線となる。反応として致死率をとれば用量-致死率曲線を表すことができ，その縦軸の半分のところでLD_{50}を示すことができる。反応として有効率をとれば用量-有効率曲線を表すことができ，ED_{50}を示すことができる。図1-3に用量-致死率・有効率曲線を示し，LD_{50}，ED_{50}を表しておく。簡略にいえば，治療係数は「薬効を示す用量の何倍の用量を与えれば死ぬ危険性が高くなるかを表す指標」であり，この治療係数が大きい薬剤は安全性が高く，逆に小さい薬剤は安全性が低いといえる。

治療係数が小さい，すなわち作用が強く安全性が低い薬剤を毒薬とよび，逆に治療係数が大きくて安全性が高い薬剤を普通薬，その中間のものを劇薬とよんで，薬事法で分類され規定されている。

表1-1 ● 薬物併用時の薬理作用

作　用	例	
協力作用	相加効果を示す	全身麻酔として亜酸化窒素とハロタン（フローセン®）を併用すると，麻酔効果が両者の和として表される
	相乗効果を示す	セフェム系とアミノグリコシド系の抗生物質を併用すると，抗菌力が和以上に増す
拮抗作用	有機リン剤中毒（農薬など：アセチルコリンの分解を阻害してアセチルコリンの濃度が高まる）に対してアセチルコリン受容体拮抗薬アトロピンを投与する	
薬物相互作用	テトラサイクリン系抗生物質を制酸剤と共に服用させると抗生物質の消化管からの吸収が阻害され，効果が減弱する	

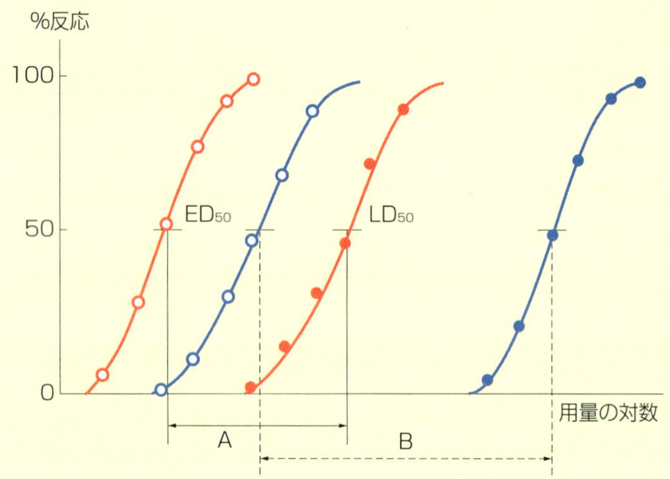

治療効果と致死作用についての用量-反応曲線（dose-response curve)。一般に用量の対数を用いると，統計的に処理しやすくなる。薬A（—）と薬B（—）を比較すると，Aのほうが強力で，少ない用量で治療効果（○○）が得られるが，致死量（●●）を考えると，Bのほうが安全性が高い。

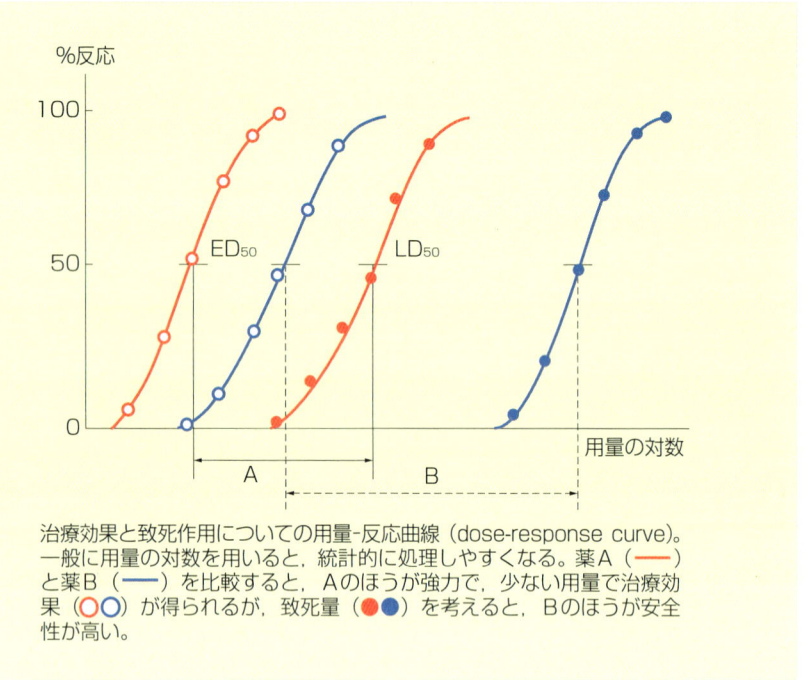

図1-3● 用量-致死率・有効率曲線

C 薬物アレルギーと特異体質

両者とも，薬物に対して大多数の患者と異なる反応を示す現象である。

1．薬物アレルギー

薬物を繰り返し使用することにより免疫機構が異常な反応を示すようになるもので，発疹（ほっしん），蕁麻疹（じんましん），喘息（ぜんそく）発作，ショックなど多彩な症状を現し，後天的なものと考えられている。これは，以前の投薬で免疫機構がその薬剤を異物（抗原）と認識し（感作），この薬物を抗原とする抗体が産生される。次に同一の薬物を与えると抗体と反応し，肥満細胞からヒスタミンが遊離されるなど一連の即時型（Ⅰ型）のアレルギー反応を引き起こすからである（第2編第11章「抗アレルギー薬·免疫抑制剤」参照）。

2．特異体質

先天的・遺伝的なもので，以前は胸腺リンパ体質とよばれたもので，薬物投与によって血圧低下などの重篤な症状を示すことがある。一つの原因として，代謝に関与するある種の酵素，あるいは生理活性物質が先天的に欠けていることによるものがあげられる。たとえば，血中のコリンエステラーゼという酵素が遺伝的に欠乏している人がおり，その人は筋弛緩薬スキサメトニウムを代謝できず（分解できず），その効果が持続して，呼吸停止をきたすことがある。

しかしアレルギーという体質自体も先天的・遺伝的な原因で起こるものもあり，最近では両者をひっくるめて特異体質と表現する傾向にある。すなわち，薬物アレルギーをアレルギー性特異体質，いわゆる特異体質を代謝性特異体質といって区別することが多い。

D 薬物有害作用

薬の有害作用として，①肝障害，②腎障害，③消化管障害，④造血器障害，⑤内分泌障害，⑥神経・精神障害，⑦代謝障害などがある（表1-2）。

薬物の有害作用のなかで，薬物を続けて使用（「連用」という）している間に起こってくる変化を薬物依存とよんでいる。薬物依存には，耐性・習慣・嗜癖の３つがある。耐性とは，同じ効果を得るのに必要な薬物の量が増えていく現象をいい，効き目がだんだん悪くなることをいう。習慣はその薬物が「ないとさみしい（薬を続けたいという精神的依存がある）」が，「まあ，なくても何とかなるだろう（やめても離脱症状を生じるほどの身体的依存はない）」という状態を指す。嗜癖は，「とてもなしではすまない（精神的依存が強い）」状態で，嗜癖の典型的なものが麻薬中毒や覚醒剤中毒，アルコール中毒だといえるが，最近ではアルコール中毒はアルコール依存症といって，酒を一気飲みしたときなどの急性アルコール中毒とは区別する（表1-3）。

なお，耐性には麻薬など中枢作用薬でみられるようなヒトのからだの変化に伴うもの（Tolerance）と，化学療法剤でみられるような病原微生物が腫瘍細胞の感受

表1-2 ● 代表的な薬物有害作用とその原因物質

1．肝障害	①肝実質性（肝細胞性）障害	抗がん剤，抗生物質，向精神薬，など
	②胆汁うっ滞性障害	男性ホルモン，たんぱく同化ホルモン，経口避妊薬，など
2．腎障害	抗生物質（ゲンタマイシンなどアミノグリコシド系が特に強い），など	
3．消化管障害	消炎鎮痛薬（アスピリンなど）による消化性潰瘍，など	
4．造血器障害	抗がん剤による血小板減少症などの骨髄障害，抗甲状腺薬メルカゾールによる白血球減少症，など	
5．内分泌障害	副腎皮質ステロイド連用による副腎皮質萎縮（副腎機能低下），男性ホルモン連用による精巣萎縮，など	
6．神経・精神障害	抗結核薬イソニアジドによる多発性神経炎，抗インフルエンザ薬オセルタミビル（タミフル®）による異常行動，など	
7．代謝障害	利尿薬による糖尿病誘発・高尿酸血症，など	

表1-3●主な依存性薬物とその依存性

薬物名	作用メカニズム	精神依存性	身体依存性	乱用時の主な症状
モルヒネ，ヘロイン	オピオイド受容体と結合	強い 特に身体依存が形成されると最強	最強	縮瞳，便秘，呼吸抑制，鎮静，陶酔感
バルビツール酸誘導体類	GABA受容体のバルビツール酸誘導体結合部位と結合	短時間作用のものは強い	強い	鎮静，睡眠，運動失調，陶酔感
ベンゾジアゼピン類	GABA受容体のベンゾジアゼピン結合部位と結合	中等	強い	鎮静，傾眠，多幸感
アルコール	脳幹網様体賦活系の抑制	強い	強い	精神発揚→抑制 運動失調，陶酔感
シンナー類	同上	中等	なし～軽度	精神発揚→抑制 幻想，多幸感
コカイン	アドレナリン作動性神経の刺激	最強	なし～軽度	散瞳，発汗，陶酔感，妄想幻覚
覚醒剤（アンフェタミンなど）	同上	強い	なし～軽度	散瞳，活力増大，陶酔感，幻想幻覚
ニコチン	ニコチン様受容体と結合	中等	きわめて弱い	覚醒，鎮静，食欲減退，満足感

性の変動に伴うもの（Resistance）がある。後者は**薬剤耐性**ということが多い。

◉看護の視点から

- 有害作用の早期発見には，初期症状を理解しておくことが大切である。

E 薬の処方，剤形，調剤

1．処　方

薬の処方を行い，処方箋(せん)を書くのは医師・歯科医師にのみ限定された行為である。処方箋に用いる用語は，自国語で記載するのを原則としている。医薬品名は局方名，慣用名，または商品名，一般名を用いる。従来，わが国では，英語，ドイツ語，ラテン語が混用され，また医薬品名は略名を使用する場合も多かった。しかし，近年コンピュータ化された処方箋では自国語で，主に商品名を正確に記載するようになってきている。しかし，カルテの処方の記載にはいまだに旧来の略名，慣用名，慣用句が使われることも多い（**表1-4**）。

図1-4に処方箋の例をあげる。

処方箋に必要な記載項目としては以下のものがある。

表1-4● 処方に使用される略名，慣用名，慣用句の例

略名・慣用名	正式名称	剤形・用法	剤形・用法の略語
アンナカ，安ナカ	安息香酸ナトリウムカフェイン	aqua　水	aq.
アルミゲル	乾燥水酸化アルミニウムゲル	1日2回	b. i. d.
カマ	酸化マグネシウム	1日3回	t. i. d.
健末	ゲンチアナ末	1日4回	q. i. d.
重曹	炭酸水素ナトリウム	錠剤，錠	Tab.
パンカル	パントテン酸カルシウム	散剤	Pulv.
メンタ水	ハツカ水	食間	z. d. E.
硫アト	アトロピン硫酸塩	就寝前	v. d. S.
リンコデ	コデインリン酸塩	食前	v. d. E.
		食後	n. d. E.

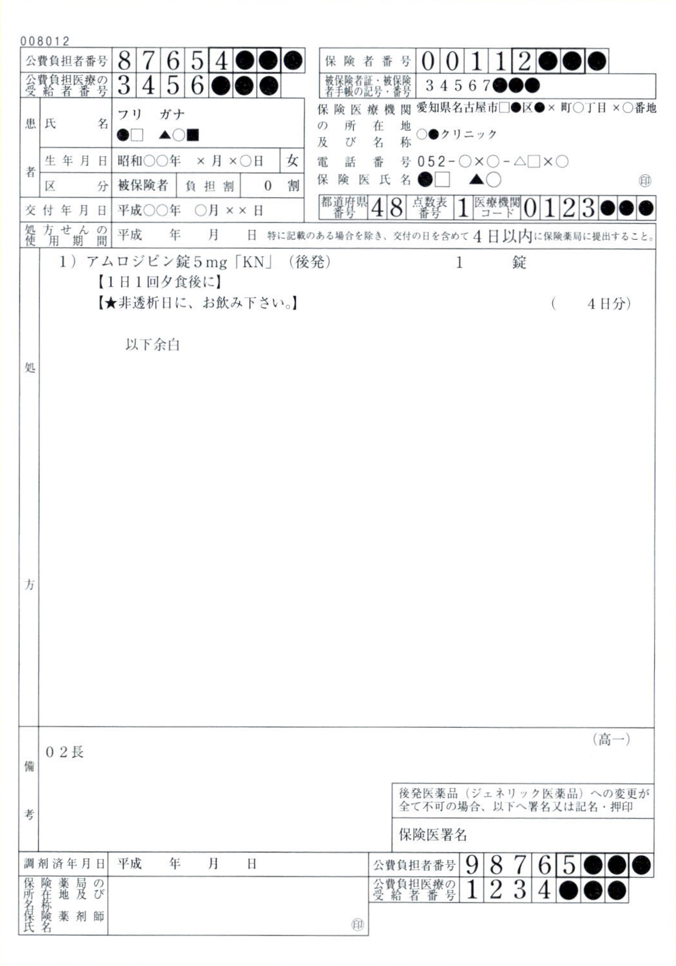
008012
公費負担者番号 8765[4]●●●　保険者番号 00112●●●
公費負担医療の受給者番号 3456●●●　被保険者証・被保険者手帳の記号・番号 34567●●●
患者 氏名 フリガナ ●□ ▲○■　保険医療機関の所在地及び名称 愛知県名古屋市□●区●×町○丁目×○番地 ○●クリニック
生年月日 昭和○○年 ×月×○日 女　電話番号 052-○×○-△□×○
区分 被保険者 負担割 0割　保険医氏名 ●□ ▲○ 印
交付年月日 平成○○年 ○月××日　都道府県番号 48 点数表番号 1 医療機関コード 0123●●●
処方せんの使用期間 平成 年 月 日 特に記載のある場合を除き、交付の日を含めて4日以内に保険薬局に提出すること。
処方
1）アムロジピン錠5mg「KN」（後発）　1　錠
【1日1回夕食後に】
【★非透析日に、お飲み下さい。】　（4日分）
以下余白
備考 02長　（高一）
後発医薬品（ジェネリック医薬品）への変更が全て不可の場合、以下へ署名又は記名・押印
保険医署名
調剤済年月日 平成 年 月 日　公費負担者番号 98765●●●
保険薬局の所在地及び名称 保険薬剤師氏名 印　公費負担医療の受給者番号 1234●●●

図1-4● 処方箋記入例

①**患者氏名，年齢**
②**処方**，または**Rx，Rp**
③**薬物名と分量**：原則として１日量，粉末はg，液剤はmL，その他の単位は必ず記載する。
④**用法**
⑤**処方年月日**
⑥**処方医師の住所・氏名**
⑦**後発医薬品（ジェネリック医薬品）**への変更不可を処方医が指示する場合は**医師の署名**

処方箋(せん)の保存義務期間は２年（病院･診療所）または３年（市中の薬局）である。

2．剤　形

剤形とは，医薬品をその目的・用途に応じ適切な形に成型したもので，日本薬局方には28種の剤形が分類されている（表1-5）。

剤形のなかでも錠剤は最も身近で，有効成分または有効成分に賦形(ふけい)剤（かさ増やしのため添加する乳糖やゼラチンなど）を加えたものを，圧縮形成などの方法により一定の形に製した固形の製剤である（表1-6）。携帯性に優れ，容易に一定量を服

column

コンプライアンスとアドヒアランス

処方にあたって，薬物治療およびその効果に直接影響する注意すべき要因に，コンプライアンスとアドヒアランスがある。服薬に関して，患者が医療従事者の指示どおり（処方どおり）に薬を飲むかどうかをコンプライアンス（服薬遵守）と表現する。「コンプライアンスがよい（きちんと指示どおり薬を飲んでいる）」「コンプライアンスが悪い（指示どおり服用していないこと，ノンコンプライアンスともいう）」というように使われる。しかしこの概念は，「医療従事者の指示に，患者がどの程度従っているのか」という上からの視点で評価されている。

しかし指示されたことに忠実に従うというより，医療においては患者が主体となって，「自分自身の医療に自分で責任をもって治療法を守る」という考え方が重要である。患者自身が病態を理解し，治療の必要性を感じて，積極的に，能動的に取り組むことをアドヒアランスと表現する。したがって，薬を飲む意義をよく理解し，その必要性を感じてきちんと薬を服用することを「アドヒアランスがよい」，薬を服用する意義を理解していないため，その必要性がわからず結果的に薬もきちんと服用できないことを「アドヒアランスが悪い」という。WHO（世界保健機関）でも，2001年にアドヒアランスに関する会議を開き，「コンプライアンスではなくアドヒアランスという考え方を推進する」という方向性を示した。

表1-5●主な剤形の種類

錠　剤	医薬品を一定の形状に圧縮して成型したもの
カプセル剤	医薬品を液状，懸濁状，粉状，顆粒状などの形でカプセルに充塡するか，カプセル基剤で被包成型したもの
液　剤	液状の内用液または外用液で，他の剤形に該当しないもの。有効成分をそのまま用いるかまたは溶剤に溶解する
散　剤	有効成分に賦形剤などの添加剤を加えて粉末または微粒状に製したもの。粒径0.5mm以下のもの
顆粒剤	医薬品を粒状にしたものでおおむね粒径0.5～1.5mmのもの
坐　薬	医薬品を基剤により成形し，肛門または腟に適用する固形の外用剤
注射剤	医薬品の溶液，懸濁液，乳濁液または用時溶解して用いる無菌の製剤で，皮膚または粘膜を通して体内に直接適用する
貼付剤	布またはプラスチック製フィルムなどに延ばした有効成分と基剤からなる。皮膚に粘着させて用いる外用剤で，局所作用型と全身作用型（皮膚を通して全身循環血流に送達すべく設計された経皮吸収型製剤）がある。
トローチ剤	医薬品を一定の形状に製し，口中で徐々に溶解または崩壊させて，口腔・咽頭に適用する製剤
チンキ剤	生薬をエタノールまたはエタノールと精製水で滲出して製した液状の製剤
エアゾール剤	医薬品の溶液，懸濁液などを容器に充塡した液化ガスまたは圧縮ガスの圧力によって，用事噴出して用いるもの。外用塗付，吸入，内服などの目的に用いる
軟膏剤	適切な稠度で均質な半固形状の外用剤。乳化した基剤を用いたものはクリームと称する
シロップ剤	医薬品を白糖その他の甘味料または単シロップに溶解または混和し，溶液または懸濁液とした内用剤
その他	エリキシル剤，エキス剤，丸剤，懸濁剤・乳剤，酒精剤，浸剤，煎剤，点眼剤，眼軟膏剤，パップ剤，芳香水剤，リニメント剤，リモナーデ剤，流エキス剤，ローション剤

表1-6●錠剤の分類

1．用法による分類	
内服用錠剤	経口にて飲み込んだ後，消化管内で溶解され，有効成分が消化管粘膜から吸収される
口腔内崩壊錠（OD錠）	口腔内で唾液により溶解させてから，飲み込む。水なしでも服用できる
口腔用錠剤	飲み込まず，口腔内で溶解させて使うもの。口腔粘膜から有効成分を吸収させるバッカル錠や舌下錠，咽頭の消毒などに使うトローチ錠がある
外用錠剤	うがいなどの際に溶かして使う溶解錠や腟錠がある
2．コーティングによる分類	
素錠（裸錠）	成形しただけの錠剤
コーティング錠	味や臭いのマスク，薬物の安定化などを目的に，素錠の表面に均一に被膜を施したもの。白糖による糖衣錠，水溶性高分子によるフィルムコーティング錠がある

用することができる。取り扱いやすさや飲み込みやすさを顧慮して，円盤形やレンズ形，竿形などのものがある。腟錠は，挿入しやすくするために矢尻型など特殊なものがある。素錠（成形したままの錠剤）には，半分に割るための割線が入ってい

るものがある。通例，錠剤には識別のための番号や記号が入っている。錠剤は着色することができ，これは識別を容易にするが，着色に使用したタール色素の発がん性などが問題になったことから，近年は無着色の白い錠剤が多い。

3．調　剤

調剤をするうえで薬品の濃度には以下のような注意が必要である。

1）薬品の濃度

- **重量・重量%**　0.01%の散剤1gのなかに0.0001g（0.1mg）の薬品が含まれている。
- **重量・容量%**　5%の溶液100mLの溶液中に5gの薬品が含まれている。
- **容量・容量%**　20%の溶液100mLの溶液中に20mLの薬品が含まれている。

2）倍散・倍液

100倍散＝1%

1000倍散＝0.1%

10%＝10倍液

0.1%＝1000倍液

◉看護の視点から

- 医薬品は，薬理作用をもつ薬物を臨床で目的に沿って使いやすい形に製剤化した薬剤である。後発医薬品（ジェネリック医薬品）は，有効成分（薬物）は同じでも，製剤化するときに用いる賦形（ふけい）剤などの添加物の量や種類が異なる。したがって，後発医薬品に変更する場合には，添加物に対するアレルギーがないことを確認する必要がある。
- 錠剤を粉砕したり，カプセル剤のカプセルをはずして服用する人がいるが，錠剤やカプセル剤には薬物の安定化や効果発現を調節するような工夫がされているもの（腸溶剤，徐放剤など）があるため，粉砕などをせずにそのまま服用するのが基本である。患者がそのままでは服用しにくく粉砕などを希望する場合は，まず薬剤師にその可否を確認する。

F　薬と法律

強力な嗜癖（しへき）を生じるため，個人的にも社会的にも問題を起こす可能性のある麻薬は，「麻薬及び向精神薬取締法」で一般には使用が禁止されている。しかし，麻薬のうちモルヒネは鎮痛薬として優れた特徴をもっており，手術後やがんの痛みのコントロールに大事な薬剤である。したがって，その使用には厳重な管理が必要であり，麻薬取り扱い免許を受けた医師・薬剤師のみがこの任にあたることができる。麻薬系鎮痛薬の使用にあたっては，必ず麻薬処方箋（せん）で処方し，その使用量・残量を確認しなければならず，保管は麻薬保管庫で施錠して行わなければならない。コカイン，LSDなどもこの法律で取り締まられる。同様に嗜癖を生じて危険な覚醒（かくせい）剤に対しては「覚醒剤取締法」が，大麻（マリファナ）に対しては「大麻取締法」が制定されている。

医薬品など（医薬部外品，化粧品および医療機器を含む）の品質，有効性，安全性を確保することを目的とする法律が「**医薬品，医療機器等の品質，有効性及び安全性の確保等に関する法律**」（旧薬事法）である。医薬品とは「日本薬局方に収められている物」「人又は動物の疾病の診断，治療又は予防に使用されることが目的とされている物であって，機械器具，歯科材料，医療用品及び衛生用品でないもの（医薬部外品を除く）」「人又は動物の構造又は機能に影響を及ぼすことが目的とされている物であって，機械器具等でないもの（医薬部外品及び化粧品を除く）」と定義されている。その他，毒薬・劇薬，医薬部外品についても定義されている。

医薬部外品とは人体に対する作用が緩和なものであり，医薬品のように販売業の許可を必要とせず，一般小売店において販売することができる。具体的には以下のようなものがある。

①吐き気その他の不快感または口臭や体臭を防止する口中清涼剤，腋臭（えきしゅう）防止剤，制汗剤など
②あせも，ただれなどを防止するてんか粉類
③脱毛の防止，育毛または除毛を目的とした育毛剤・養毛剤，除毛剤など
④人または動物の保健のために使用される殺虫剤，殺鼠（さっそ）剤，虫除け剤など

その他，厚生労働大臣が指定する医薬部外品として以下がある。

⑤衛生用綿類（生理用ナプキン，清浄綿）
⑥染毛剤（脱色剤，脱染剤を含む），その他パーマネント・ウェーブ用剤，薬用化粧品類（薬用石けん類，薬用歯みがき類など），浴用剤など

薬事法に基づいて**日本薬局方**が制定されている。薬局方という言葉は，薬典という言葉を「方」と記載したことに由来する。日本薬局方は日本で使用される薬剤の規格書であり，薬剤の有効性，安全性，薬用量，純度，規格などを示している。さらに薬事法では，医薬品を治療係数から毒薬，劇薬，普通薬に区別し，また，医師の処方箋および指示なしには用いることのできない要指示薬を指定している。

毒薬　作用がきわめて強力で，量を誤ると毒性を現す薬剤である。直接の容器また

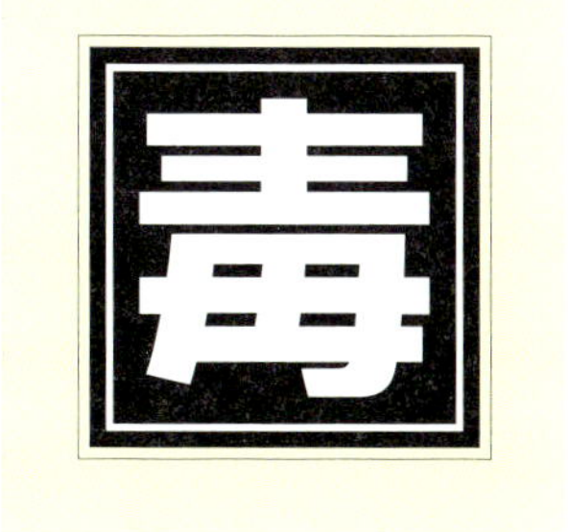

図1-5 毒薬の表示例

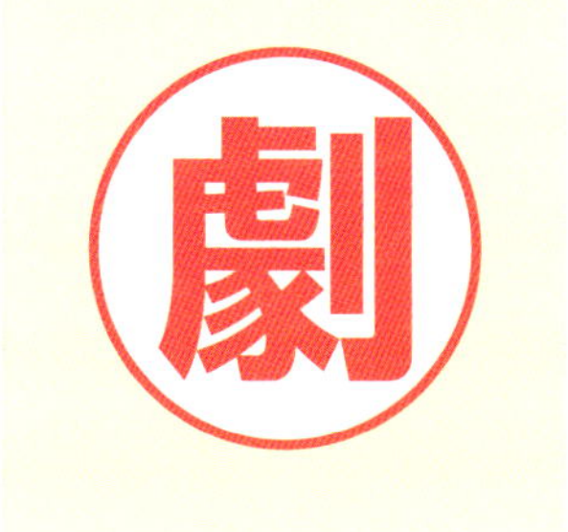

図1-6 劇薬の表示例

は被包には，黒地に白わく，白字で薬品名および「毒」の文字が記載され（図1-5），毒薬棚に鍵をかけて保管しなければならない。

●**劇薬**　過量に用いると，作用が過剰に発現したり，有害作用を示しやすい薬剤である。直接の容器または被包には，白地に赤わく，赤字で薬品名および「劇」の文字が記載され（図1-6），取り扱いには十分な注意を払わなければならない。

●**普通薬**　比較的安全性の高い薬品である。

演習課題

1　薬物の投与量によって現れる効果の呼称を４段階，あるいは３種類あげてみよう。

2　薬物併用時の薬理作用を３つあげてみよう。

3　処方箋に記載する必要事項を５つ以上あげてみよう。

4　コンプライアンスとアドヒアランスについて大切なことを話し合ってみよう。

5　剤形ごとの特徴と使用方法を説明できるようになろう。

6　薬に関する法律名を２つあげてみよう。

7　治療係数から分類した医薬品には何があり，その取り扱いについて述べてみよう。

第2章 生体機能と薬

この章では

- 薬物が生体内に入って排泄されるまでの流れとしくみを理解する。
- 薬物の体内動態を知る方法とその時どきの呼称を理解する。
- 生体の調整機能と薬物の関係を理解する。
- 小児・妊婦・授乳婦・高齢者の特徴を知り，薬物療法における注意点などを理解する。
- ２種類以上の薬剤を併用したときに起こる効果や副作用を理解する。

I　薬の体内運命と薬効

A　投与経路と吸収

薬物がどのようにして生体内に入り，生体内で変化し，作用を現し，体外へ排出されるかを考える（図2-1）。

薬の生体内での運命を，内服（経口投与）を代表例として説明する。経口投与された薬物は，消化管（十二指腸，小腸が主な部位）で吸収される。当然，内服した薬物の全部が吸収される保証はなく，消化液で分解されたり，単に吸収を免れたりすることもあって，それらを除いたある割合が吸収される。投与した量に対するこの吸収された量の割合が生物学的利用率である。

吸収された薬物は血液中に入り，門脈を通り，必ず肝臓を通過する。ここで早々に代謝を受けてしまい，活性を失う薬物も多い。この現象を**初回通過効果**とよんでおり，活性を失った部分は薬効には関与しない。経口投与で生じる薬効の個体差

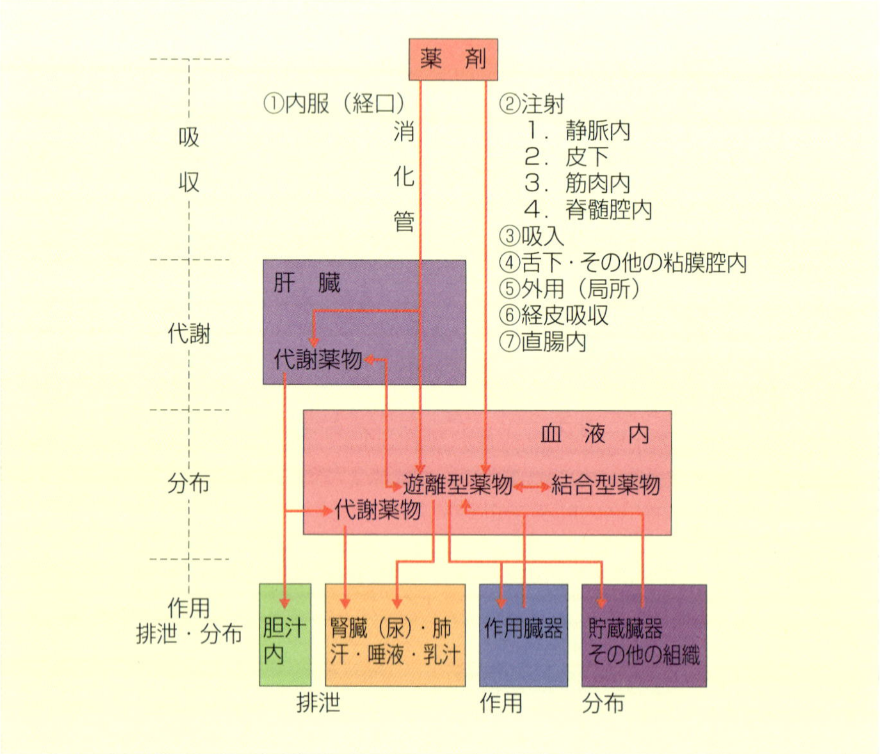

図2-1　薬の生体内運命

は，この吸収の差や初回通過効果の差などによって生じることが多いと考えられる。逆に代謝を受けて初めて薬効を示す形（活性型）に変わる薬物（**プロドラッグ**という）もある。活性型では消化管からの吸収が悪いので，吸収されやすい側鎖を結合させておき，吸収された後で代謝されてその側鎖がはずれ，吸収されて初めて体内で活性型が現れるという原理である。

また，インスリンのようなたんぱく（ペプチド）ホルモンは，内服しても消化管でたんぱく分解酵素の作用を受け分解されてしまうため，経口投与しても無意味である。たんぱくホルモンに限らず胃や腸で分解される薬物は，非経口的に投与しなければならない。

肝臓で代謝を受けた薬物の一部は，胆道系を経て胆汁中に排泄（はいせつ）される。代謝を受けなかった薬物，あるいは胆汁中へ排泄されなかった薬物は肝静脈を通り心臓を経て，血液とともに巡って体循環に入る。血液のなかでは，アルブミンや酸性糖たんぱく質などのたんぱく質と結合していない遊離型の薬物が，作用を期待する臓器に到達して血管外へ出て組織に入り薬効を発揮することになる。このたんぱく質との結合の割合は薬物によって様々で，一般にたんぱく質と結合した形（結合型）の薬物は作用を示さない。反面，血液中でたんぱく質と結合している結合型の薬物は，ゆっくりと血液中へ遊離型の薬物を供給する元になり，作用が長く続く要因となりうる。

胆汁中への排泄以外には，ほとんどが腎臓から尿中へ，その他少ない割合であるが肺から呼気中へ，汗腺から汗のなかへ，唾液（だえき）中へ，乳汁中へと排泄され，循環血液中から消失していく。脂肪に溶けやすい薬物などは脂肪組織へ分布し，その他貯蔵臓器へ移行して，そこから徐々に循環血液中へ放出されるため，作用が長引く薬物もある。

口，食道と結腸の一部および直腸からの血流は肝臓を通らない（門脈を経ない）で全身血流に乗る。すなわち初回通過効果を受けない。狭心症（きょうしんしょう）の発作の際，経口投与では肝臓ですべて分解されてしまうニトログリセリンを舌下で与え，口腔（こうくう）粘膜から吸収させるのはそのためである。同様に，解熱鎮痛薬を坐薬の形で直腸に与えると速やかで強力な作用が得られる。もちろん，注射の形で投与すれば初回通過効果は受けない。

その他の投与経路も含めてまとめたものを表2-1に，最も頻用される経口投与と注射の特徴を比較して表2-2に示す。

従来の内服や注射以外の投与方法が種々考えられており，口腔粘膜や直腸粘膜から吸収された薬物が初回通過効果を受けないことを利用した投与方法であるのと同じように，皮膚から吸収させようという方法がある。ニトログリセリンのような肝臓で速やかに代謝されてしまう薬物を貼付（ちょうふ）剤（経皮吸収型製剤という）として皮膚に貼ることにより，一定量を長時間にわたって皮膚を通して吸収させる剤型が臨床で使われている。ヨーロッパでは，乗り物酔いにスコポラミンの小さな経皮吸収型製剤を耳の後ろに貼るものが市販されている。皮膚からの吸収は，貼付する皮膚の

表2-1●薬の投与経路

1．内　服	経口
2．注　射	①静脈内，②動脈内，③皮下，④筋肉内，⑤脊髄腔内，⑥硬膜外，など
3．吸　入	気管支喘息の治療に多用される。吸収が速やか
4．直腸内	坐薬の形で投与される。内服が難しい小児や，消化器症状の強い薬剤（解熱鎮痛薬，抗がん剤など）に用いられる
5．舌下，その他の粘膜腔内	舌下は，胃や腸で不活化されたり，肝臓で代謝されやすい薬剤に向いている（狭心症のニトログリセリンの舌下錠が有名）。その他の粘膜腔内投与として，腟内や膀胱内などがある
6．外　用	多くは局所作用を期待して用いられる。軟膏，クリーム，ローション，液剤，貼付剤などである。一方，皮膚から吸収され，全身血流に乗って作用させる経皮吸収薬があり，気管支拡張薬，抗狭心症薬に用いられる。初回通過効果は受けない

表2-2●内服と注射との比較

	内服（経口投与）	注　射
1．簡便性	優れている	劣っている
2．吸収の速さ（作用の発現）	遅い	速やか
3．吸収の確実性	個体差，食事の影響などあり 肝臓で最初に代謝される	大きい 経口摂取不能でも可
4．作用の持続	優れている	持続投与も可能
5．問題点	服薬の確実性の保証が必要 消化器症状を生じやすい	苦痛を伴う
6．適　応	安定した病態，外来治療	内服不能時，緊急時

部位にはあまり関係しないが，狭心症の場合は痛くなる心臓の上，乗り物酔いには耳の後ろ（三半規管に近い）に貼るのが心理的に一番効果があるようである。また，口腔粘膜に投与すると不快な味がしたり，直腸投与にすると不快感が生じるものについては，鼻腔～気道粘膜へ噴霧する方法も考えられている。糖尿病治療にはインスリンの注射が必要だが，鼻腔粘膜からインスリンを吸収させる点鼻薬が開発されつつある。

一方，緑内障の治療では，眼圧を下げる目的でチモロールのようなβ遮断薬を点眼する局所投与もよく行われている。角膜から吸収させて眼房水の産生に直接作用させる目的であるが，このような局所投与でも全身的に吸収されてしまい，心不全や気管支喘息などを悪化させる副作用を引き起こすことも報告されているので，常に注意が必要である。

B 血中薬物濃度−時間曲線（血中濃度曲線）

薬物の体内動態を調べるために，採取が比較的簡単な血液や尿といった体液中の薬物濃度を測定して解析することがしばしば行われる。尿は簡単に採取できるが，その時点その時点の尿を採取することは難しく，ある程度以上の排尿間隔（膀胱（ぼうこう）にたまる時間）をあけなければならないので，いわば時間で積分した情報しか得られないし，そもそも尿中へ排泄（はいせつ）される薬物しか解析できない。血液は採取に苦痛を伴うが，その時点での情報を得ることができる。通常，経時的に採血して，血中濃度を縦軸に，投与後の時間を横軸にとった血中濃度曲線を描いて薬物の体内動態に関する情報を得る。

図2-2に内服薬の血中濃度曲線モデルを示す。この図の場合，服薬後２時間で血中濃度が最高に達している。この濃度を**最高血中濃度**（Cmax）とよび，Cmaxに達するのに要する時間を**最高血中濃度到達時間**（Tmax）という。ある時点での血中濃度がその半分になるのに必要な時間を**生物学的半減期**（$T_{1/2}$）とよび，薬物の分解・排泄の速さの指標となる。また，血中濃度曲線と横軸の基線とで囲む面積を**濃度曲線下面積**（AUC）とよび，体内に吸収された薬物量の指標となる。

内服薬の場合の空腹時投与と食後投与とで比べると血中濃度曲線が異なる場合が多く，一般的には，空腹で投与したほうが食後投与よりCmaxが大きく，Tmaxが短い（図2-3）。しかし，脂溶性薬物の場合には，食後投与のほうがCmaxが大きい場合が多く，薬物によって一概にはいえない。注射薬の血中濃度曲線の例を図2-4に示し，注射経路による違いを表2-3にまとめる。

生物学的利用率（**バイオアベイラビリティ**；**生体内利用率**ともいう）とは，投与した薬物がどれだけ吸収されたかを表す指標である。同じ量の薬物を経口投与した場合と，吸収過程がない静脈内投与した場合とで血中濃度曲線を比較したときの，それぞれのAUCの比が生体内利用率である。同じ薬であっても，製剤の違いで生体内利用率が異なる場合も多く，生体内利用率が高い製剤の開発が望ましい。

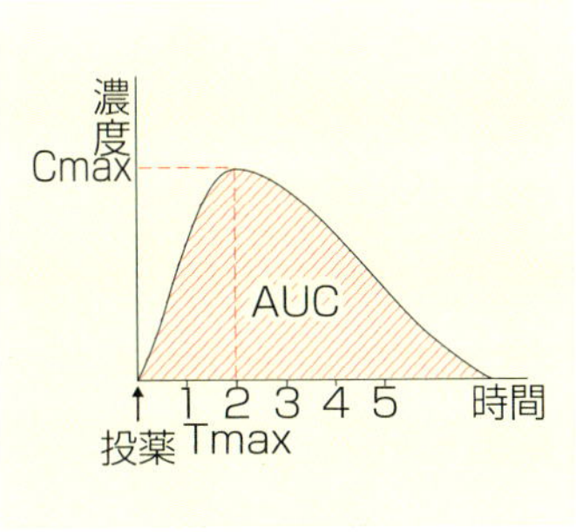

図2-2● 血中濃度曲線（内服モデル）

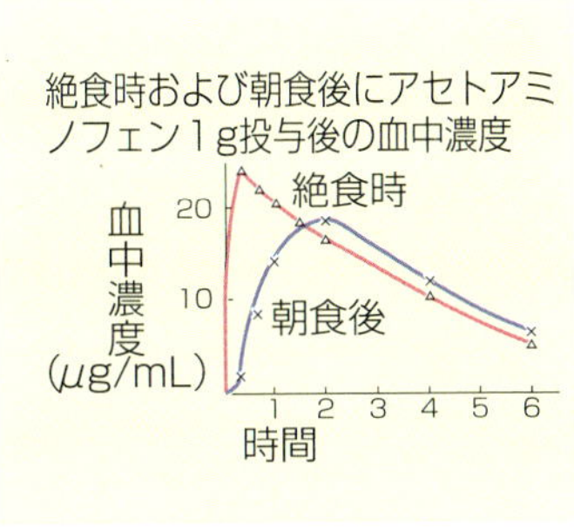

図2-3● 食事の影響

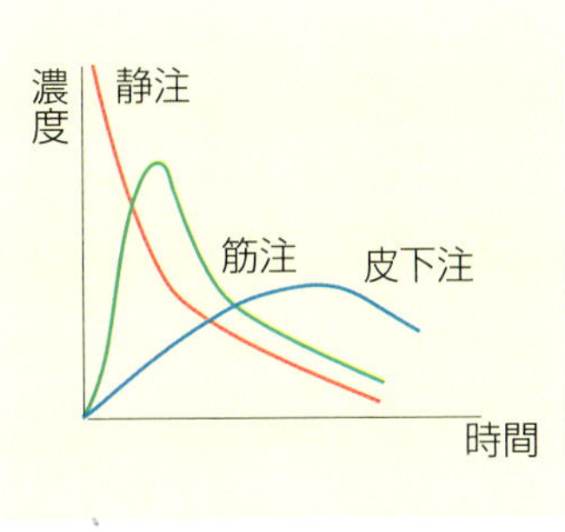

図2-4● 濃度曲線（注射薬）

表2-3●注射経路の違いとその特徴

1．静脈内	・直接血管内に注入するので，速やかに効果が発現する ・容易に注射量を調節したり，持続投与も可能である ・副作用も当然速やかに発現するので要注意
2．動脈内	・ある組織・臓器に高濃度の薬剤を作用させ，他の臓器に与える影響を少なくする目的で動脈内に投与する（例：肝臓がんに対する抗がん剤の肝動脈内注入）
3．皮　下	・注射部位からの吸収過程がある。体液と等張の水溶液を用いて組織の障害を少なくする（例：インスリンの皮下投与）
4．筋肉内	・注射部位として，肩の三角筋や，殿部の大殿筋などが選ばれる ・繰り返し頻回に行うと，筋拘縮を起こす。特に小児では避ける
5．脊髄腔内・硬膜下	・それぞれクモ膜下腔・硬膜下腔に直接薬剤を注入する方法 ・麻酔で麻酔薬を注入。化膿性髄膜炎で抗生物質をクモ膜下腔へ注入，など

C 分布・代謝・排泄

1 分　布

体内に吸収された薬物は，血液によって全身に運ばれて均一に分布することになる。このため諸臓器に分布する薬物の量はその臓器の血流量に比例する。心臓に作用する薬物が心臓だけに分布するということはない。ただし，一部の薬物は特定の臓器に偏って分布することがある。その一例がヨード剤である。ヨードは甲状腺(せん)ホルモンの原料であるため甲状腺と親和性が高く，投与量の10%程度が甲状腺に集中して分布する。また，脳には血液-脳関門があるために，これを通過できずに脳組織に分布できない薬物もある。

血液中の薬物には，血漿(けっしょう)たんぱく質と結合した結合型と，そうでない遊離型とがある。諸臓器・組織に分布して薬効を現したり，腎臓から排泄(はいせつ)されるのは遊離型のほうだけである。当然，肝臓への移行も遊離型のみで，結合型は肝臓での代謝を受けないことになる。つまり，結合型の多い薬物は血液中に長く残存して，少しずつ遊離型を供給することになり，薬物の効果が長く続く要因になる。この原理で注意を要するのが，未熟児にサルファ剤を投与した場合に認められることがある新生児核黄疸(おうだん)である。未熟児（低出生体重児など）は一般に血漿アルブミンが少ない状態にあり，一方，核黄疸の原因となるビリルビンはアルブミンと結合して存在している。サルファ剤も血漿たんぱくとよく結合する薬剤で，これが投与されることにより結合していたビリルビンが放出され遊離型となるが，そもそも血液-脳関門の発達が未熟であるので，脳に容易に移行して脳（基底核）に沈着するために核黄疸を発症させたり増悪(ぞうあく)させたりするというメカニズムである。

2 代　謝

体内の薬物は，主として肝臓で代謝される。肝臓での代謝には大きく分けて，①酸化，②還元，③加水分解，④抱合(ほうごう)（グリシン抱合，グルクロン酸抱合，硫酸抱合

① 酸　化
エタノール　$C_2H_5OH \rightarrow CH_3CHO \rightarrow CH_3COOH \rightarrow CO_2 + H_2O$
アルデヒドからカルボン酸に，次いで二酸化炭素と水まで酸化される

② 還　元
クロラール　$CCl_3CHO \rightarrow CCl_3CH_2OH$
アルデヒドからアルコールに還元される
プロゲステロン

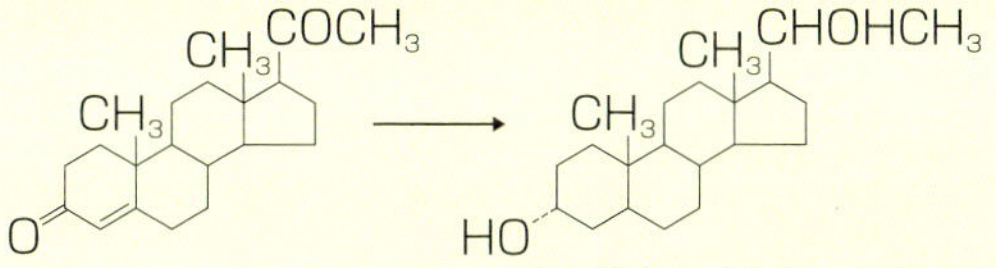

プレグナンジオールになり
グルクロン酸と抱合して排泄される

③ 加水分解
アセチルコリン　$CH_3COOCH_2CH_2N(CH_3)_3 \rightarrow CH_3COOH + HOCH_2CH_2N(CH_3)_3$
（酢酸＋コリン）

④ 抱　合　グルクロン酸，硫酸，グリシンなどのアミノ酸と抱合する

フェノール
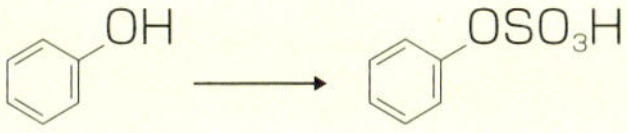

硫酸抱合

図2-5● 薬物代謝の例

など）の４種類がある（**図2-5**）。よく知られた事実であるが，抗結核薬のイソニアジドは，肝臓でアセチル化酵素によりアセチル化され（アセチルCoAを利用してアシル化され），代謝されていく。この代謝酵素には人種差があり，白人よりも日本人のほうが代謝速度の速い人が多い。このため，イソニアジドの副作用（多発性神経炎）は日本人には少なく，白人に多い。

薬物代謝には多くの酵素が関与するが，最も重要なものは酸化反応に関与するチトクロームP450（CYPと略す）である。CYPには30種程度の亜型（サブタイプ）があり，CYP1A2といったCYP＋数字とアルファベットで区別して標記する。それらのうち薬物の代謝に大きく関与するものはCYP1A2，CYP2A6，CYP2C9，CYP2C19，CYP2D6，CYP3A4などを含む10種ほどである。気管支拡張薬テオフィリンはCYP1A2，抗凝固薬ワルファリンはCYP2C19，抗うつ薬イミプラミンはCYP2C19といったように，どの酵素亜型がどの薬物に選択的に働くかという情報が蓄積されていて，肝代謝における薬物相互作用を予測することが可能である。すなわち同じ酵素亜型で代謝される薬物を併用すると，互いの代謝を阻害する可能性があることを示している。またこれらの酵素活性にも遺伝的に活性の高い人と低い人がいることが知られており，その割合の比に人種差が存在するものもある。たとえば，抗潰瘍（かいよう）薬オメプラゾールや抗うつ薬イミプラミンを代謝するCYP2C19の代謝活性の低い人（代謝しにくい人）の割合は欧米人では３％程度であるのに対して，日本人では20％程度と多い。

年齢についてみると，小児ではまだ肝臓の代謝機能が成熟しておらず，反対に高

表2-4●肝臓での代謝に影響を与える要因

1．年　齢	小児の肝代謝機能未成熟，加齢による代謝機能の低下
2．肝臓疾患	肝硬変，慢性肝炎での薬物半減期の延長
3．薬物による影響	a．薬物を代謝する薬物代謝酵素の量を増やす（酵素誘導） →他の薬物の効果を減弱する　例）フェノバルビタール
	b．薬物を代謝する薬物代謝酵素を阻害する（酵素阻害） →他の薬物の効果を増大する　例）シメチジン

表2-5●主な排泄経路の特徴

尿中（腎臓）	ほとんどが水溶性物質として排泄される ①糸球体からの濾過 ②尿細管分泌 →腎機能の低下により排泄は悪くなる （腎機能の指標として，クレアチニン・クリアランスが用いられる）
胆汁中（肝臓）	腸肝循環するものがある
乳汁中（乳腺）	授乳時には小児への薬物移行に注意が必要

齢者では代謝機能が低下してきている可能性がある。また疾患については特に肝疾患で問題となる。肝硬変や慢性肝炎の患者では，肝機能が低下しているだけでなく，薬物の代謝能も低下している場合があり，半減期が延長することがわかっている（表2-4）。

3 排　泄

排泄（はいせつ）については，腎臓から尿へ，肝臓から胆汁（たんじゅう）中→糞中へというのが主経路であるが，肝臓で水溶性の代謝物に変えられたり，水溶性の抱合（ほうごう）体となり，腎臓から排泄される場合もある。肝臓から胆汁中に排泄される場合には，排泄された薬物が再び腸管から吸収されることがあり，これを「腸肝循環」とよび，排泄が遅れ，薬効が長く続く原因となることがある（表2-5）。

D 繰り返し投与における血中濃度

実際に薬物で患者を治療する現場では，薬物は繰り返し投与されるのが普通である。図2-6に経口での1回投薬の場合と，同じ薬物を1日3回繰り返し投薬した場合の血中濃度曲線を模式的に示す。

薬物の投与ごとに血中濃度は吸収されて上昇し，そして排泄されて下降し，いわば「のこぎりの歯」のように上下する。この血中濃度の投与ごとの変動を，中毒域に入るほど上昇させず，また無効であるほど低下させないように，1回の投与量および投与間隔（あるいは1日の投与回数）を適正に調節する。投薬直前の血中濃度は徐々に上昇し，あるところで定常状態に入る。定常状態に入らずに血中濃度が上昇し続ける場合を，蓄積傾向があるとよぶ。最近は副作用が強く出現しやすい薬剤

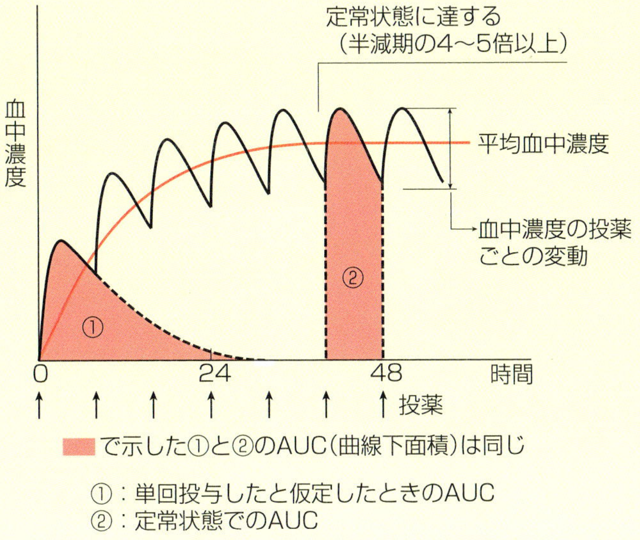

図2-6● 繰り返し投与時の血中濃度の推移

（ジギタリス，抗てんかん薬，抗不整脈薬，アミノ配糖体系抗生物質，免疫抑制薬など）を使って患者を治療するときは，血中濃度を測定しながら（**治療的薬物モニタリング**（therapeutic drug monitoring；TDM）），上記の点に注意して投薬することが多くなった。

◉看護の視点から

- 内服，注射，坐薬など，なぜその薬はその剤形で投与されるのかを常に考えて投与する。
- 注射は言うに及ばず，舌下錠，吸入薬，坐薬，経皮吸収型薬剤は初回通過効果を受けない，効果発現が速い投与法であることを認識する（経皮吸収型は遅い）。
- 薬物の作用が減弱したり，作用が増強したりした場合には，他の併用している薬物との相互作用であることを疑う必要がある。

Ⅱ 生体の調節機能と薬物

生体は体内環境を一定に保って生命を維持している（恒常性：ホメオスタシスという）。この恒常性の破綻（はたん）が疾病（しっぺい）の発症を意味する。通常ヒトのからだは，その恒常性を調節する機構として，①**神経性**調節機構と②**液性**調節機構を備えている。実際の治療現場で，循環虚脱（ショック）を起こして血圧が下がって，救急救命が必要であるなどという状況で真っ先に使われるのが自律神経系に作用する薬物である。また，今や国民病となった糖尿病の治療にはインスリンというホルモンが使われる。このように生体機能の神経性・液性調節機構と，そこに作用する薬物を理解することは非常に重要である。

A 生体の恒常性機能調節と薬物受容体

1．薬物の作用部位（薬物受容体）

細胞の表面を眺めてみると，細胞膜(まく)という膜で覆われている。リン脂質の二重層が細胞膜の基本構造であり，細胞はこの膜で囲まれた「閉ざされた」系である。多くの薬物は直接細胞の中へは入れない。例外的にステロイドホルモン，甲状腺ホルモンなど油に非常に溶けやすいものは細胞の中へ自由に入る。一方，リン脂質の二重層を「海」にたとえると，そこには膜たんぱく質が氷山のように浮いていると考えられている。したがって，多くの薬物が作用するとき，その薬物を選択的に受け取り認識する作用部位，すなわち膜たんぱく質などで構成された**受容体**（**レセプター**）に薬物が結合することが薬物作用の第一段階と考えられている。ステロイドホルモンや甲状腺ホルモンなどは細胞の中へ入っていくが，やはり細胞質や核の中に存在する，同じくたんぱく質でできた受容体に結合してから作用を現すことがわかっている。このようなことから，薬物と受容体との結合は「カギ」と「カギ穴」の関係にたとえられる。

受容体は，もともとは神経性および液性調節機構で働く**生理活性物質**（**神経伝達物質**，**ホルモン**，**オータコイド**）が特異的に結合して細胞を刺激することにより，反応を引き起こす情報の入り口である。生理活性物質と同様に，受容体と特異的に結合して細胞を刺激することによって反応を引き起こす薬物を，**受容体作動薬**（**受容体刺激薬**，**アゴニスト** agonist）という。これに対して，受容体と結合するが作

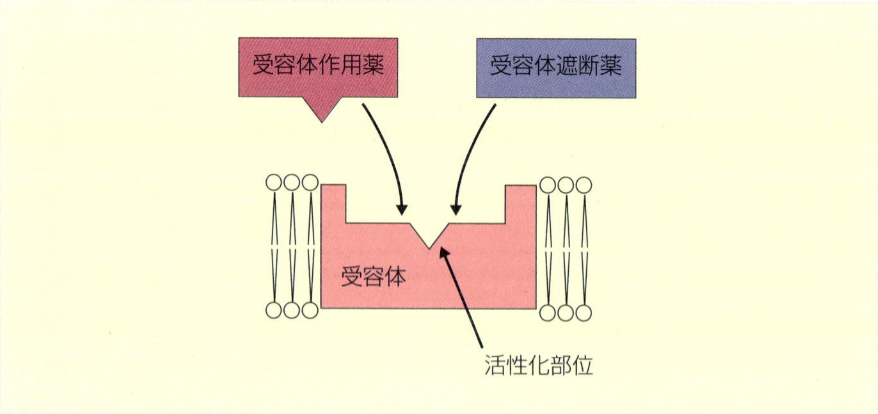

図2-7● 受容体作用薬と受容体遮断薬

動薬としての働きを示さず，本来は受容体に結合して生理作用を発揮する物質の働きを抑制する薬物を**受容体遮断薬**（**受容体拮抗薬**，**アンタゴニスト** antagonist）という（図2-7）。

ただし，すべての薬物が受容体に作用するわけではない。たとえば，体内で特定の働きをする酵素を直接阻害することで効果を現す薬物や，特定の生体内物質と結合してその作用を阻害する薬物などもある。

2．受容体の種類

受容体に生理活性物質や受容体作用薬が結合すると，まずその情報（刺激）は別の物質の細胞内の量を増加したり，減少したりすることで，細胞内に伝えられる。この物質を**セカンドメッセンジャー**といい，代表的なものにサイクリックAMP（cAMP），サイクリックGMP（cGMP），イノシトール三リン酸（IP_3），カルシウム（Ca^{2+}）などある。このセカンドメッセンジャーの働きによって細胞内の機能性たんぱく質の活性や量が調節され，生体応答に変化が生じる。この一連の系を**細胞内情報伝達系**とよぶ。

受容体は，情報伝達様式から次の４つのタイプに分類される。

①GTP結合たんぱく質と共役する受容体

②イオンチャネル内蔵型の受容体

③酵素活性をもつ受容体

④細胞内受容体

このうち①～③までは細胞膜に存在する（図2-8）。

1 GTP結合たんぱく質共役型受容体（代謝型受容体）

受容体，GTP結合たんぱく質，効果器の３つがこのシステムを形成する。受容

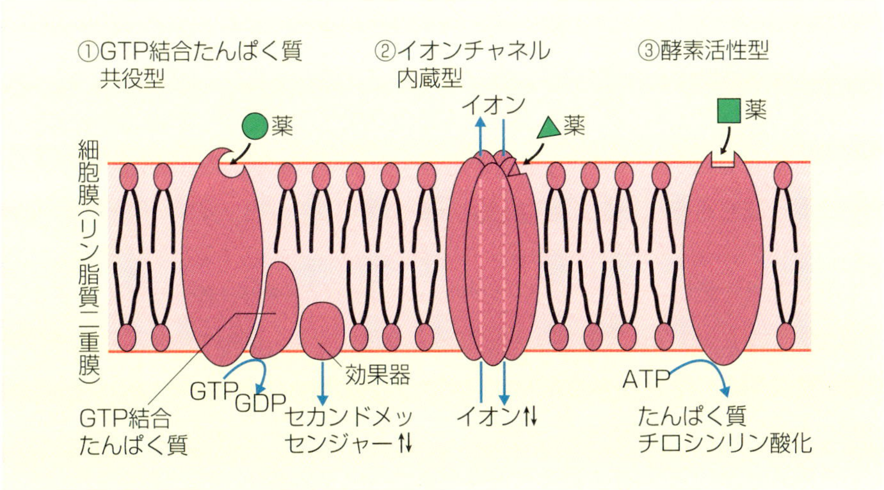

図2-8 受容体の分類（模式図）

体に薬物が結合すると，GTP結合たんぱく質に構造変化が起こり，次いでその受容体特有の効果器に作用して情報の変換を引き起こし，細胞内セカンドメッセンジャーのレベルを調節する。効果器の例としては，アデニル酸シクラーゼ，ホスホリパーゼC，ホスホリパーゼA_2などの酵素活性をもつたんぱく質である。GTP結合たんぱく質には複数の種類が存在するので，どの受容体がどのGTP結合たんぱく質に共役しているかに応じて情報伝達系への多様な効果が生ずる。

アデニル酸シクラーゼ活性化の代表例は，アドレナリン刺激を受けたβ受容体である。アデニル酸シクラーゼが活性化され，ATPからcAMPの生成が触媒的に促進される。cAMPはcAMP依存性たんぱくリン酸化酵素（Aキナーゼ）を活性化し，たとえば肝臓では最終的にグリコーゲン分解が促進する。アドレナリンα_2受容体刺激は別のGTP結合たんぱく質を活性化し，逆にアデニル酸シクラーゼは抑制されるので細胞内cAMPは減少するという反応を引き起こす。

2 イオンチャネル内蔵型受容体

ニコチン様受容体（Na^+チャネル）やGABA（γ-アミノ酪酸）受容体（Cl^-チャネル），グリシン受容体（Cl^-チャネル）などがこの例である。薬物が細胞膜（まく）の外側から受容体に結合するとその構造に変化が生じ，それぞれの受容体に特異的なイオンを通す孔（あな）になる。Na^+チャネルが開くと細胞外から細胞内へ向かってNa^+が流れ込み，結果として膜電位は脱分極するので興奮性の変化が生ずる（例：アセチルコリンが骨格筋のニコチン様受容体を刺激し，筋を収縮させる）。Cl^-チャネルが開くと細胞外から細胞内に向かってCl^-が流入し，膜電位は過分極となるので細胞機能の抑制が生ずる（例：GABAやグリシンによる中枢神経機能の抑制）。

3 酵素活性型受容体

チロシンキナーゼ型受容体（例：インスリンの受容体）が代表である。例として，インスリンが膜の外側から受容体に結合すると，細胞膜の内側に面した受容体部のチロシンキナーゼ活性が高まり，基質たんぱく質のチロシン残基部分のリン酸化が生じ，たんぱく質機能に変化が起こり，最終的にブドウ糖の細胞内への取り込み増加やグリコーゲン合成酵素の活性化などが引き起こされる。

4 細胞内受容体

代表は糖質コルチコイド，鉱質コルチコイド，エストロゲンのようなステロイドと甲状腺ホルモンの受容体である。これらホルモンやビタミンは脂溶性であるので，細胞膜を通過して細胞質に局在する受容体に結合する。薬物が結合した受容体は立体構造に変化が生じて活性型となり核内に入っていき，遺伝子に結合して遺伝情報の発現を調節する。したがって，これら薬物の作用は，機能性たんぱく質の量が増減することを介して発揮されるという特徴があり，薬物の作用発現までに数時間必要である。逆に薬物の服用をやめてもその作用はしばらく持続する。たとえば，糖質コルチコイドはリポコルチンとよばれるたんぱく質の産生を誘導し，リポコルチンがホスホリパーゼA_2の活性を阻害することが抗炎症作用の主要な機序と考えられている（図2-9）。

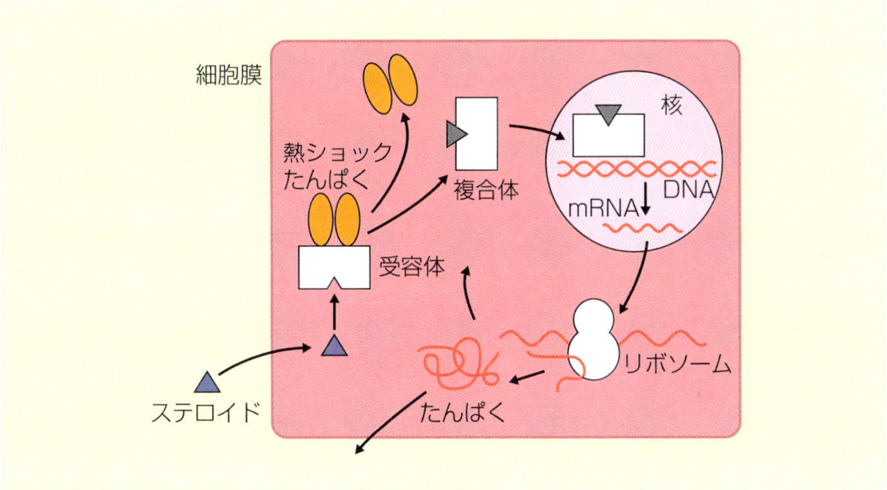

図2-9 ステロイドの作用機序

B 生体の神経性調節機構と薬物

神経系を大きく分けると，大脳から脊髄までを総称した**中枢神経系**と，それ以外の**末梢神経系**からなっている。神経線維内での情報の伝達は電気的に行われる（電気的伝達）が，神経と神経との間（神経節），神経と臓器（効果器）との間は，直接接触しておらず，数十nm程度のわずかな隙間がある。このような接合部を**シナプス**とよぶ。シナプスにおける情報伝達は特定の化学物質（神経伝達物質とよぶ）を介して行われる（化学的伝達）。シナプス前神経終末から神経伝達物質が遊離され，シナプス後の神経あるいは効果器にある神経伝達物質に対する特異的な受容体に結合して刺激することにより，情報が伝達される。神経伝達物質には，アセチルコリン，ノルアドレナリン，ドパミン，セロトニン，グルタミン酸，γ-アミノ酪酸などがある。

神経系の作用を亢進させるには，①神経終末での伝達物質の合成・貯蔵を促進する，②神経終末からの伝達物質の遊離を促進する，③遊離された伝達物質をシナプス間に長くとどまらせる，④伝達物質に代わって受容体を刺激するなどの薬物が用いられる。一方，神経興奮を抑制する薬物には，伝達物質の遊離阻害薬，受容体遮断薬がある。

C 生体の液性調節機構と薬物

ホルモンは特定の内分泌臓器（内分泌腺）から血中に分泌され，標的器官へ到達して作用を発揮する点に特徴がある。視床下部からの命令を受けて，脳下垂体前葉から刺激ホルモンが出て，各内分泌腺に刺激を与えてホルモンが遊離され作用し，そのホルモン自体が脳下垂体や視床下部に負のフィードバックをかけるといった緻密な調節機構も存在する。ホルモンの産生過剰や内分泌腺の機能不全，調節機構の破綻などがあると，生体は病的状態に陥ることになる。近年，遺伝子工学の手法によって，これまで量的に入手しにくかったホルモン製剤の大量生産が可能となったこと，また，体内で分解されやすい天然ホルモンに代わり，構造の一部を変えて分解されにくくした持続性の合成誘導体が開発されていることなどにより，ホルモンの臨床応用は大きく前進している。

液性調節機構にはホルモンによる制御のほかに，オータコイドが重要な役割を担っている。オータコイドとは生体内に出現する微量の活性物質を総称したもので，「自分自身を調節する物質」という意味がある。強い薬理活性をもつが，ホルモンに比べると分解されやすく，一般に寿命が短い。ホルモンは内分泌腺より分泌されて血流に乗り，標的器官へ到達して作用するが，オータコイドは局所でつくられ，局所で作用する点が異なる。表2-6に代表的なオータコイドの生理作用と関連する疾患を示す。

1 ヒスタミン

ヒスタミンは大部分が肥満細胞中にあるが，胃壁のクロム親和性細胞中にも存在する。アミノ酸であるヒスチジンからヒスチジン脱炭酸酵素によって生成されるアミンである。

肥満細胞から遊離したヒスタミンはH_1受容体を刺激して，Ⅰ型アレルギー反応を引き起こす。すなわち，発赤，紅斑，浮腫（血管の拡張，透過性亢進による）をきたし，知覚神経を刺激して強いかゆみや痛みを生じる。また，気管支平滑筋を収縮させるため，喘息など気道過敏症を有する患者ではヒスタミンに過剰に反応して喘息発作を誘発する。胃壁にあるクロム親和性細胞から分泌されるヒスタミンは，胃の壁細胞のH_2受容体を刺激して胃酸分泌促進作用を発揮する（表2-6）。

H_1受容体拮抗薬（いわゆる「抗ヒスタミン薬」）はアレルギー疾患治療に，H_2受容体拮抗薬は消化性潰瘍治療に，それぞれ用いられる。

2 セロトニン

必須アミノ酸であるトリプトファンから生成されるセロトニンは全身に分布しており，神経伝達物質として，あるいは組織のクロム親和性細胞から遊離されて，中枢神経系，消化器系，循環器系で多彩な作用を現している。その作用は細胞膜上のセロトニン受容体（5-HT_1～5-HT_7まで7種類に分類されている）を介しており，消化器系では消化管運動や腺分泌を亢進し，中枢神経系では睡眠，食欲，嘔吐，その他の精神行動に関与し，循環器系では迷走神経反射に関与している（表2-6）。

5-HT_1作動薬は片頭痛の治療に，5-HT_3拮抗薬は抗がん剤治療に伴う吐き気の予防に有効であり，現在広く用いられている。

3 レニン-アンジオテンシン系薬

アンジオテンシンⅡは8個のアミノ酸からなるペプチドである。血漿α_2グロブ

表2-6 代表的なオータコイドの生理作用と関連する疾患

	受容体	主な生理作用	関連する疾患
ヒスタミン	H_1	血管透過性亢進，平滑筋収縮，血管拡張，かゆみ，くしゃみ，鼻水，眠気	炎症，Ⅰ型アレルギー
	H_2	胃酸分泌促進	消化性潰瘍
セロトニン（5-HT）	5-HT_1	脳血管収縮，5-HT遊離抑制	片頭痛，不安
	5-HT_2	神経興奮性アミン，平滑筋収縮，血小板収縮	統合失調症，慢性動脈閉塞症
	5-HT_3	催吐作用	化学療法時の嘔吐
	5-HT_4	ACh遊離促進	消化管運動促進
アンジオテンシンⅡ	AT_1	血管収縮，アルドステロン産生促進，心肥大，血管肥厚	高血圧 心不全
ブラジキニン	B_2	発痛，平滑筋収縮，血管拡張，血管透過性亢進	炎症
プロスタグランジン（PG）	PGE_2	血管拡張，胃粘膜保護作用，発痛誘起，発熱，子宮平滑筋収縮	慢性動脈閉塞症，消化性潰瘍，炎症，陣痛促進
	PGI_2	血小板凝集阻害，血管拡張	血栓症
トロンボキサン（TX）	TXA_2	血小板凝集惹起，血管収縮，気管支平滑筋収縮	血栓症，気管支喘息
ロイコトリエン（LT）	LTB_4	白血球遊走	炎症
	LTD_4	血管透過性亢進，気管支平滑筋収縮	気管支喘息，Ⅰ型アレルギー

ACh：アセチルコリン

リン分画にあるアンジオテンシノーゲンに，腎臓から分泌される酵素レニンが作用してアンジオテンシンⅠが生成され，アンジオテンシン変換酵素（angiotensin converting enzyme；ACE）により，アンジオテンシンⅠからアンジオテンシンⅡが生成される（図2-10）。

アンジオテンシンⅡは細胞膜上のAT_1とAT_2の二つの受容体を介して作用するが，主たる作用はAT_1を介するものである。AT_1受容体はGTP結合たんぱく質共役型で最終的に細胞内Ca^{2+}濃度を上昇させ，血管平滑筋の収縮をもたらし，強力に血圧を上げる。また遺伝子転写を促進して，心・血管細胞の増殖肥大（心肥大，動脈硬化）を起こす。血圧を上げない程度の微量で，副腎皮質球状層においてアルドステロンの合成，分泌を促進し，この作用および直接作用により腎臓でのNa^+再吸収を促進する。これにより体内への水とナトリウムの貯留が起こり，血圧がさらに上昇する（表2-6）。

アンジオテンシンⅡの生成を阻害するACE阻害薬およびアンジオテンシンⅡ受容体拮抗薬（angiotensin-Ⅱ receptor blocker；ARB）は高血圧，心不全の治療薬として有用である。

4 カリクレイン-キニン系薬

強力な昇圧物質であるアンジオテンシンとは対照的に，強い降圧作用・血管拡張

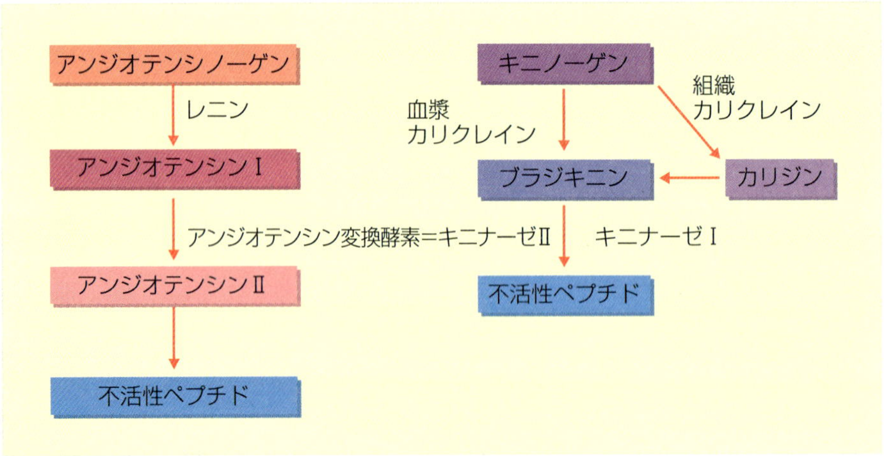

図2-10●アンジオテンシンとブラジキンの生成経路

作用を示すキニン系は，血漿α_2グロブリン分画に存在するキニノーゲンに酵素カリクレイン（組織カリクレインと血漿カリクレインの２種）が作用して遊離してくるペプチドである。血中の主要なキニンはブラジキニンである。作用としては局所的な痛み，血管拡張，血管透過性亢進などの炎症症状を引き起こす。生成したブラジキニンは，キニナーゼⅠあるいはⅡの作用を受けて不活性型に分解される（図2-10）。キニナーゼⅡはアンジオテンシン変換酵素と同一物質である。そのため，ACE阻害薬はブラジキニンの分解を阻害するので，ブラジキニンにより引き起こされる空咳が副作用として好発する。キニンの生成は組織傷害・アレルギー反応などで惹起され，２種の受容体B_1，B_2を介して発現するが，炎症などで主要な役割を演ずるのはB_2受容体である（表2-6）。しかし，現在この系に作用する薬物は開発されていない。

5 エイコサノイド

エイコサノイドは，炭素数20の不飽和脂肪酸（エイコサエン酸）から生成される生理活性物質の総称である。種々の刺激で細胞膜のリン脂質からホスホリパーゼA_2によってアラキドン酸を遊離し，シクロオキシゲナーゼ（cyclooxygenase；COX）経路ではプロスタノイド（プロスタグランジン〔prostaglandin；PG〕類とトロンボキサン〔thromboxane；TX〕類）が，リポキシゲナーゼ経路ではロイコトリエン（leukotriene；LT）類が生成される。エイコサノイドは生体内のほぼすべての組織でつくられるが，各細胞はそれぞれの機能に合致した１～２種類のエイコサノイドを主に産生する。各エイコサノイドは産生細胞から放出された後，それ自体あるいは近傍の細胞の細胞膜表面に存在するそれぞれに特異的なGTP結合たんぱく共役型の受容体に作用する。その生理作用も血管拡張，白血球遊走，発熱，痛み，気管支平滑筋の収縮，血小板凝集など多彩であり，特にアレルギー，血栓症などの発症に大きくかかわっている（図2-11）。

PGE_1誘導体は末梢循環障害，消化性潰瘍の治療薬，PGE_2，$PGF_{2\alpha}$誘導体は陣

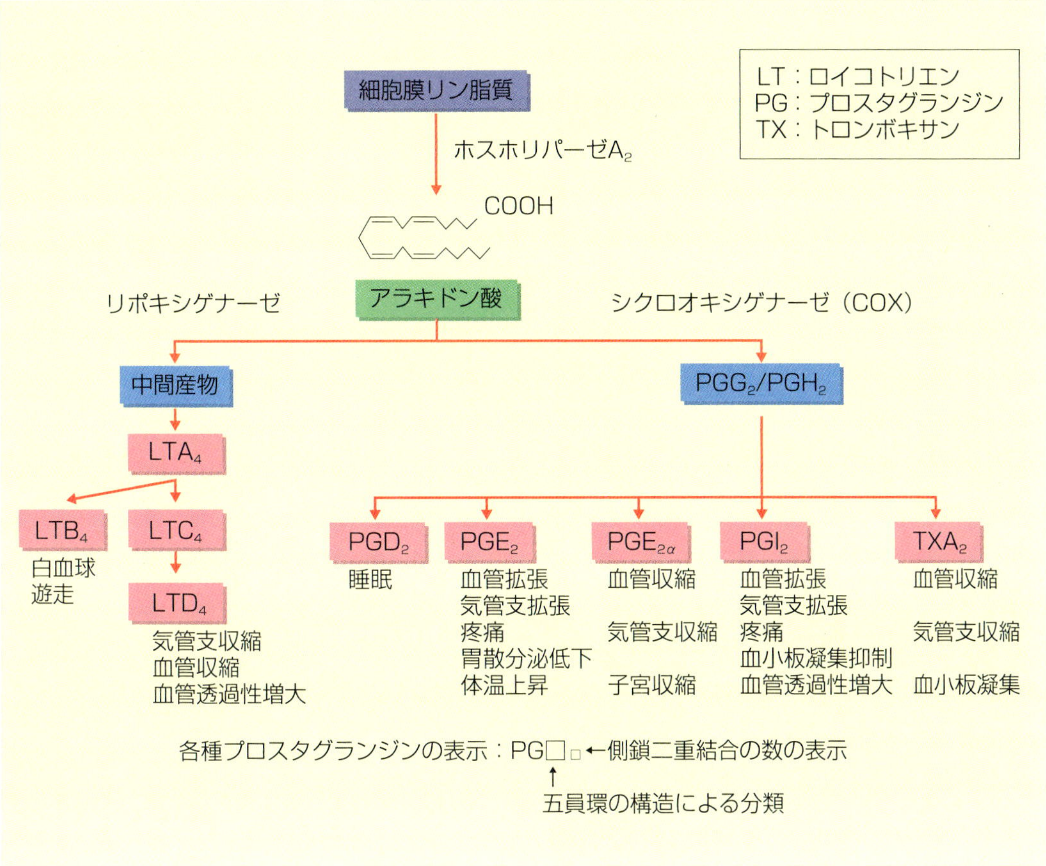

図2-11● アラキドン酸代謝産物とその作用

痛(つう)促進薬，PGI_2誘導体は末梢循環改善薬として，それぞれ利用されている。

一方，ステロイド薬はホスホリパーゼA_2を阻害してアラキドン酸の遊離を抑制し，その結果，PG，LT，TXの生成が抑制される。炎症の治療，免疫抑制に用いられる。非ステロイド性抗炎症薬（アスピリン，インドメタシンなど）はCOXを阻害してPG合成を抑え，解熱，鎮痛，抗炎症薬として用いられる。その他，TXA_2受容体遮断薬およびLT受容体拮抗薬は気管支喘息(ぜんそく)治療薬として用いられている。

6 サイトカイン

種々の細胞から産生・分泌されるたんぱく質の総称で，免疫反応や炎症，細胞の分化・増殖に関与するものが多い。

インターロイキン（interleukin；IL）は主に白血球から分泌され，現在までに30種類以上が報告されている。作用も多様で，主にT細胞やB細胞の分化・増殖など免疫担当細胞間の情報伝達を担っており，免疫反応や炎症に関与するものが多い。特定のILの生合成・分泌を阻害したり，ILやIL受容体に対するモノクローナル抗体が免疫抑制薬や炎症性疾患の治療薬として用いられている。

インターフェロン（interferon；IFN）はα，β，γの３種があり，ウイルスに感染したときに白血球や線維芽細胞から分泌される。抗ウイルス作用のほかに免疫反応を調節する作用があることから，IFN製剤は肝炎治療に用いられる。また，抗腫瘍（しゅよう）作用があることから，腎がんや骨髄（こつずい）性白血病などの治療にも用いられる。

腫瘍壊死（えし）因子（TNF-α）は，主にマクロファージから分泌され，腫瘍細胞を傷害するほか，炎症性サイトカインとして炎症疾患の発症・進展に関与している。関節リウマチ治療薬として抗TNF-αモノクローナル抗体が用いられている。

細胞増殖因子は特定の細胞の増殖・分化を促進するもので，神経細胞の成長・維持に働く神経成長因子や，血管新生，脈管形成に関与する血管内皮細胞増殖因子，創傷治癒や血管新生に働く線維芽細胞増殖因子などがある。エリスロポエチンなどの造血因子製剤は，各血球成分の減少症治療薬として用いられている。近年では腫瘍化との関連から，特定の増殖因子を阻害する薬物ががん治療薬として開発されている。

Ⅲ　薬物の相互作用

薬物治療は1種類の薬物だけで行われることはむしろ少なく，特に高齢になるほど多病である場合が多いこともあって，2種類以上の薬物が同時に投与されることが多い。その場合には薬物同士が影響し合って薬効が減弱したり逆に増大したりと，治療効果や副作用発現に影響が出ることが起こりうる。これを**薬物相互作用**という。

A　薬力学的相互作用

受容体などの薬物作用部位での薬物濃度が変わらないにもかかわらず，作用部位への薬物の結合を妨げ合ったり，逆に強め合ったりすることによって，効果の減弱や増強が起こる相互作用を**薬力学的相互作用**という。多くは，薬物の薬理作用機序を理解していれば予測は可能である。たとえば，ドパミンD_2受容体遮断作用をもつ薬物の多剤併用による薬剤性パーキンソニズムが好例としてあげられる。薬剤性パーキンソニズムは中枢ドパミンD_2受容体遮断薬である抗精神病薬の有害作用としてよく知られている。抗精神病薬以外にも消化管運動調整薬や降圧薬，抗不整脈薬などにもドパミンD_2受容体遮断作用をもつものがあるが，これらは単剤では薬剤性パーキンソニズムを誘発する危険性は低い。しかし，それらを複数種類併用することによって危険性が重積され薬剤性パーキンソニズムが誘発される。ドパミンD_2受容体遮断作用をもつ薬物が複数処方されている場合は，処方全体で薬剤性パーキンソニズムの危険性を評価することにより，有害作用は回避することができる。

一方，相互作用を予測できなかった事例がある。その代表例としては，ニューキノロン系抗菌薬と非ステロイド性抗炎症薬（NSAIDs）の併用による痙攣誘発がある。GABAは抑制性の中枢神経系伝達物質で，その作用が阻害されると異常興奮や痙攣が起こる。ニューキノロン系抗菌薬には臨床上問題にならないごく弱いGABA受容体阻害作用があるが，この阻害作用がNSAIDsにより1000倍以上に増強された結果，痙攣が誘発された。すべてのニューキノロン系抗菌薬とNSAIDsの組合せで痙攣誘発が起こるわけではないが，これら２種類の薬物の併用には注意が必要である。

B 薬物動態学的相互作用

複数の薬物が存在すると，薬物の吸収，分布，代謝，排泄の各過程それぞれにおいて相互作用が起こる可能性がある。以下に例をあげる。

●**吸収**　キノロン系抗菌薬は金属陽イオンと水に溶けない複合体（キレート）を形成するため，たとえばノルフロキサシンと制酸薬の水酸化アルミニウムゲルを一緒に服用すると，ノルフロキサシンの吸収が著しく減少する。

●**分布**　抗凝固薬ワルファリンは血漿たんぱく質に大部分が結合しているが，抗炎症薬フェニルブタゾンを併用すると，結合場所から追い出されて遊離型が増え，作用部位である肝臓への分布が増えて作用が増強する。

●**代謝**　薬物併用により，肝臓での薬物代謝酵素活性が大きく変動する事例は以前から数多く報告されている。薬物代謝酵素としてはいくつかのグループがあり，併用により影響を受ける薬物は個々に異なっている。たとえば，抗てんかん薬フェノバルビタールや抗結核薬リファンピシンによる酵素誘導（酵素量が増加し酵素活性が高まる）はよく知られており，それぞれフェニトインやコルチゾールの代謝を促進して濃度が低下し効果が弱まる。逆に，酵素の働きを抑制する現象（酵素阻害）に関しては，H_2受容体拮抗薬シメチジンについて多くの報告がみられ，気管支拡張薬テオフィリンの代謝を抑制して効果が強まる。

●**排泄**　腎臓からの薬物の排泄には，腎血流量，糸球体濾過率，尿細管分泌，尿細管再吸収など，それぞれの過程で相互作用が起こりうる。よく示される例として，ペニシリンの尿細管分泌をプロベネシドが抑制するため，両者の併用でペニシリンの血中濃度が単独使用時より増大する。ペニシリンが貴重であった時代には，この現象を利用して少量のペニシリンで治療効果を得た。

1 有害な相互作用

患者の死亡にまで至った有害な薬物相互作用として，抗ウイルス薬ソリブジンと抗がん剤５-フルオロウラシル（５-FU）との併用により，後者の骨髄抑制作用が強く現れてしまい，15名が死亡した例がある。その原因は，ソリブジンの代謝物が５-FUの肝臓での代謝を阻害して５-FUの作用が増強されたことによる。

2 食物との相互作用

相互作用は薬物と薬物との間だけでなく，薬物と日常摂取している食物との間でも生じる可能性があることに注意が必要である。グレープフルーツジュースの含有成分（フラノクマリン）が，消化管の上皮細胞に発現している薬物代謝酵素のCYP3A4を阻害するため，降圧薬ジヒドロピリジン系カルシウム拮抗薬（ニフェジピンなど）の初回通過効果が減弱し，血中薬物濃度が3～6倍にまで上昇する。その結果，過度の血圧低下が起こり，ふらつきなどの有害作用を示す場合がある。この代謝抑制効果は数日間持続する。グレープフルーツジュースは睡眠薬ミダゾラム，アルプラゾラムやトリアゾラムなど，抗てんかん薬カルバマゼピン，抗エイズ薬サキナビルなどの血中濃度を同じく上昇させるので注意が必要である。

納豆やクロレラ食品などビタミンKを多く含有する食品が，抗血液凝固薬ワルファリンの作用を減弱させることもよく知られている。ワルファリンの作用機序は，肝臓でつくられる際にビタミンKを必要とする血液凝固因子の合成を，ビタミンKの構造に類似したワルファリンが拮抗的に阻害して，血液凝固抑制作用が現れるものである。ビタミンKが食品から大量に摂取されれば，ワルファリンの拮抗作用は弱められる。

◉看護の視点から

- 薬物治療はなるべく単剤で行うことが望ましい。
- 薬物2剤間の相互作用のみを考えても，6剤投与されていれば$_6C_2$の組み合わせ，15とおりがある。
- 予想した以上の効果が得られたり，有害作用が発現した場合，あるいは予想に反して効果が少ない場合は，薬物相互作用を疑う。

Ⅳ 小児・妊婦・授乳婦・高齢者の薬物療法

A 小児の薬物療法

小児の薬物代謝能は当然，成人とは異なる。**代謝能は基礎代謝に比例する**と考え，小児薬用量は体表面積に基づいて決めるのが一般的であるが，実際には種々の簡便な換算式や算出表が考案されている（表2-7）。しかし，その適用にあたって注意すべき点は，小児は単に“小型の成人”ではないということである。肝臓における薬物代謝能は，出産時はかなり未熟であるが，幼児期に至って成人のレベルに近づき，小児期には成人のレベルを超えるものもある。その例としてよく知られているのが，気管支拡張薬テオフィリンの代謝である。

小児は成人と異なり，いまだ発育過程にある点を考慮しなければならない。特に

表2-7● 小児薬用量の算出法（成人量を1とする）

von Harnackの小児用量比

年齢（歳）	1/4	1/2	1	3	7 1/2	12	成人
成人量に対する比	1/6	1/5	1/4	1/3	1/2	2/3	1

Augsbergerの式

$$小児用量＝成人量\times\frac{小児年齢\times 4+20}{100}$$

Youngの式

$$小児用量＝成人量\times\frac{小児年齢}{小児年齢+12}$$

高津の年齢別薬用量算出表

新生児	0.5年	1年	3年	7.5年	12年	成人
1/20～1/10	1/5	1/4	1/3	1/2	2/3	1

慢性疾患の薬物治療は長期間にわたるので，できる限り正常な発育を維持し，成長を損なわないための配慮が必要である。

1 小児薬物動態の特性

吸収に関しては，発達過程における胃液pHと，食物・薬物の胃内での停滞時間の違いが大きく関与して，特に乳児早期には予想外に吸収が悪かったり，良かったりということが起こりうる。酸性薬物である抗痙攣（けいれん）薬フェノバルビタールはpHが中性に近い状態ではイオン化している割合が大きいため，生後３か月までの乳児の胃内の酸性度は成人より低いので，この薬物の吸収率が低下する。

分布に関しては，新生児では血清たんぱく質の濃度は低く，一般的にたんぱく質と結合しない遊離型の薬物濃度は増加する。したがって体重kg当たり成人と同量の薬物を用いると，新生児では強力な作用が出現することがある。小児の体水分率は成人より高く，特に新生児・乳児期のそれは成人での約60～65％という値より高い。これは小児の細胞外液の割合が成人より高いことによる。したがって，水溶性薬物の場合，体重当たりの投与量が成人と同じでは，新生児・乳児では血中濃度が成人より低値となる。たとえばアミノグリコシド系抗生物質ゲンタマイシンの１回当たりの投与量は，新生児では成人の約２倍を必要とする。

一般に薬物代謝能は発達の初期段階では十分ではなく，新生児の肝臓ではグルクロン酸抱合（ほうごう）を行う酵素活性が未熟であるためビリルビンが代謝されず，血液-脳関門の発達が未熟であることも一因となって，それが脳に沈着し害作用を現す病態が新生児核黄疸（おうだん）である。

腎臓からの薬物およびその代謝物の排泄（はいせつ）速度は成人と比較して遅い。たとえば，

表2-8●小児薬物治療の際の留意点

小児期の性ホルモン投与	1次・2次性徴に対する影響を十分考慮する必要がある
副腎皮質ステロイド	身長増加の抑制，性成熟の遅延
テトラサイクリン系薬	骨発育の抑制，乳歯の黄変，エナメル質の形成阻害
キノロン系抗菌薬	骨や関節の障害の可能性が指摘される
クロラムフェニコール	グレイ症候群（薬物使用後2～7日後に皮膚が灰白色になりチアノーゼを示して末梢循環不全で死亡する）
解熱鎮痛薬	アスピリンの投与でライ症候群（脳浮腫を主体とした急性脳症，他に肝臓の特有な脂肪変性を伴う）の発生の可能性
筋肉内投与	筋拘縮症の危険性

新生児のペニシリンの尿中への排泄率は成人の1/5程度である。

小児では薬物に対する感受性も異なることがあり，成人に比し薬物感受性が低い（耐薬性が高い）薬物には，バルビツール酸系薬物，ジギタリス剤，サルファ薬などがあげられる。一方，麻薬などでは感受性が高く，呼吸抑制などが出現しやすい。

その他にも小児に特有な現象や注意点があるので，そのいくつかを表2-8に列挙する。

◉看護の視点から

- 乳児・幼児では固形物の嚥下（えんげ）は未熟であり，錠剤・カプセル剤の使用は通常5歳以上。
- 5歳以下は散剤・液剤を使用。
- 安易な錠剤の粉砕やカプセル剤の脱カプセルは，時に製剤上の工夫（徐放化や苦味・刺激感のマスク）を損なうことに注意。
- 剤形や味がコンプライアンスの低下につながることを常に考慮する。

B 妊婦の薬物療法

妊婦の治療に際しては，母体に対する影響と同時に，子宮内の胎児に対する影響を常に考慮に入れる必要がある。16～17歳から45歳くらいまでの妊娠可能年齢の女性患者の場合は，まず妊娠の可能性の有無を念頭に置くことが大切である。

妊婦の体内に入った薬物が胎盤を通過し胎児の体内へ移行して奇形を発生したり（催奇形性），胎児の呼吸・循環障害を起こしたりする直接的な影響と，妊娠子宮を収縮させたり妊婦の血圧を低下させたりして妊婦の組織や臓器に変化を与え，その影響が胎児に何らかの障害を及ぼす間接的な影響とがある。実際には妊娠中に投与して問題となる薬物の種類はそれほど多くはないが，妊娠中の投薬が問題になるのは，投薬することの意義や安全性の説明が不十分であったり，妊娠と気づかないで

表2-9●妊婦に注意が必要な薬物

1．抗生物質およびサルファ薬	
a．テトラサイクリン系薬	骨発育障害，先天性白内障，胎児歯牙の黄染
b．アミノグリコシド系薬	難聴，腎障害
c．サルファ薬	胎児・新生児の核黄疸
d．キノロン系薬	関節異常
e．その他	経口メトロニダゾールは禁忌 ペニシリン系・セフェム系が比較的危険が少なく第１選択である マクロライド系薬も一般に低毒性である
2．ホルモン剤およびその阻害薬	
a．卵胞ホルモン剤	女児が成長後に子宮頸がんを起こすという報告がある
b．黄体ホルモン剤	女性胎児外性器の男性化
c．経口糖尿病薬	催奇形性あり。新生児に低血糖症状発現
d．抗甲状腺薬（プロピルチオウラシル，チアマゾール）	胎児の甲状腺機能低下，新生児の甲状腺腫
3．中枢神経作用薬	
a．抗てんかん薬	フェノバルビタール，フェニトイン，プリミドン，トリメタジオンを服用した母親から新生児に口唇口蓋裂，心奇形，四肢奇形，中枢神経系異常などの報告がある
b．抗不安薬	口唇裂，口蓋裂，心奇形，新生児の筋緊張低下
4．その他	
a．ワルファリン	新生児出血症（ビタミンK欠乏），妊娠後期には代わりにヘパリンを使用する
b．アンジオテンシン変換酵素阻害薬，アンジオテンシンⅡ受容体拮抗薬	胎児死亡

投薬されたりする場合が多いからである。特に，最終月経の開始日から28日以上経った女性の治療の際は，妊娠の可能性を常に考える必要がある。膠原病（こうげんびょう），心疾患，精神・神経疾患，糖尿病など慢性疾患患者では，計画的に妊娠するように指導することも大切である。妊婦に注意が必要な薬物の例を表2-9に示す。

1．妊娠中の薬物投与の原則

薬物は必要量をできるだけ短期間投与とする。不要な薬物を投与することを避け，なるべく単剤で投与する（万が一，異常があった場合に因果関係を明らかにできるからである）。

妊娠中に母体は変化を生じ，そのことが薬物の体内での動き（薬物動態）に影響する。体内血液量は増加し，薬物の分布容積は最大50％増加する。また心拍出量は最大30％増加して肝臓・腎臓への血流量は増加するため薬物の排泄は増加する。その他，胃酸分泌（ぶんぴつ）は減少し，消化管運動は抑制されるため，薬物の吸収に影響する。

2．胎児，新生児への薬物の影響

母体の血液と胎児の血液は血液-胎盤関門によって隔てられているが，これは血液-脳関門ほど強くない。分子量が500以下の薬物は，胎盤を比較的容易に通過して胎児に達する。また，脂溶性の高い物質，血中でたんぱく質との結合が弱い物質が胎盤を通過しやすい。

胎児への影響，特に催奇形性を考える場合，妊娠のどの時期に服用したのかが最も重要である。

1 受精前から妊娠3週末まで

薬物の影響で受精卵が着床しなかったり，流産して消失するか，あるいはその影響が完全に修復されて問題のない妊娠が継続される。残留性のある薬物以外は薬物の影響を考慮する必要はない。

2 妊娠4週から15週末まで

妊娠4週から7週末までは胎児の諸器官が形成されるため，催奇形性が疑われる薬物に対して胎児が最も敏感である。たとえばサリドマイドによる胎児奇形が発症するのもこの時期であり，薬物投与には最も注意すべき時期である。

3 妊娠16週から分娩まで

この時期になると薬物による奇形発生の危険は低いが，胎児の機能を抑制する薬物による胎児毒性に注意が必要である。たとえば妊婦が抗甲状腺薬を服用した場合に，胎児が甲状腺機能低下症となる危険性がある。妊娠中期から後期においては，子宮収縮作用をもつ薬物（PG誘導体など）は子宮出血や流産を起こす危険性があり，また，ACE阻害薬やARBは胎児死亡を引き起こすことが知られており，いずれも禁忌である。さらに，PG合成を阻害する非ステロイド性抗炎症薬（アスピリンなど）は，出産時に異常出血したり胎児の血流に悪影響が出たりするおそれがあるとして，妊娠末期は禁忌である。

薬物の添付文書には多くの場合「妊婦での安全性は確立していないので，治療上の有益性が危険性を上回ると判断される場合にのみ投与すること」とだけ記載されている。その危険性の程度が具体的に示されていないために，臨床的に役に立つ情報とはいえない。それに対してアメリカやオーストラリアでは，リスク評価の客観的基準が提示されており，個々の薬物に対するリスクの表示が行われているので，インターネットで検索してそれらを参考にするとよい。

◉看護の視点から

- 妊娠の可能性について患者は医師には言いにくいと考えることもあり，患者の態度や応答を注意深く観察する。
- 必要があれば治療上重要な情報であることの理解を求め，改めて問診する。
- 妊婦は精神的に不安定な場合が多く，また胎児への危険性に過敏になっている場合が多い。薬物使用は必要最少限であること，必要以上の心配は無用であることなどを，精神的サポートを行いながら，十分に説明し理解を求める必要がある。

C 授乳時の薬物投与

母乳は新生児にとって最良の栄養源であるとともに，感染から乳児を守る免疫グロブリンやラクトフェリンなどの免疫物質を児に与える役割をもつ。しかし授乳期に母親に投与された薬物が母乳中へ移行し，児に摂取されることが問題となる場合がある。たとえば，抗がん剤や抗甲状腺薬を投与する必要があるときには授乳を中止する。抗てんかん薬プリミドン，抗ヒスタミン薬シプロヘプタジン，チアジド系降圧薬の投与期間中は授乳を避けるほうが望ましい。多くの薬物の添付文書には「母乳へ移行することが報告されているので，投与中は授乳を避けること」とのみ記載されており，服薬中も授乳が可能であるとは記載されていないのが現状である。一方，世界保健機関（WHO）やアメリカ小児学会などでは，服薬中でも授乳可能と判断される薬物が示されているので，インターネットで検索してそれを参考にするとよい。

一般に，①母乳のpH（6.35～7.65）でイオン化率が低い，②脂溶性が高い，③分子量が200以下，④たんぱく結合率が低いなどが母乳に移行しやすい薬物の条件となる。授乳している母親がやむをえず薬物を服用する場合には，次回の予定授乳時刻の３～４時間前に服用すれば授乳時はかなりの薬物は消失しているので安全性は高い。

◉看護の視点から

- 授乳という行為には母親と児の絆（きずな）を深めるという重要な役割がある。授乳を中止する必要がある場合には心理的サポートも重要である。
- 授乳可能な場合でも乳児への影響の少ない服薬法，予定授乳時刻の３～４時間前に薬物を服用することを説明する。

D 高齢者の薬物療法

一般に高齢者は多病であり，多数の薬物投与を受けている場合が多い。よって，薬物間の相互作用を起こしやすく，相互作用は生体に有利な場合もあるが，むしろ不利に働いている場合のほうが多い。高齢者は腎機能の低下や血清アルブミンの減少による遊離薬物濃度の上昇などにより，薬物の血中濃度が高くなりやすく，副作用も出現しやすくなると考えられる。

●吸収 胃酸分泌（ぶんぴつ）が減って胃内pHは上昇し，胃内容排泄（はいせつ）速度の低下，また腸運動は一般に低下，消化管血流も低下することなどから，経口投与した薬物の吸収は若年者と比べて低下する。

●**分布**　若年者に比べ生体構成成分が変化する。加齢に伴い臓器実質の細胞成分が減り脂肪に置き換えられ，また細胞内液や体内総水分量が減少する。すなわち相対的に体脂肪の割合が増加して，脂溶性薬物の分布容積が増加して，脂肪組織への蓄積，作用時間の延長をきたす。

●**代謝**　加齢に伴い，肝臓の薬物代謝酵素活性，肝血流量は共に低下するため，一般に肝臓で代謝される薬物の血中濃度は上昇し排泄(はいせつ)は遅延する。

●**排泄**　加齢とともに腎糸球体濾過率は低下する。すなわち腎排泄型の薬物の排泄は低下し，薬物血中濃度の上昇・半減期の延長がみられる。血清クレアチニン（Cr）値は腎機能の低下とともに上昇するが，高齢者ではその産生組織である筋肉の代謝回転が低下するためそれほど上昇してこない。すなわち，若年者と比べると同じ血清Cr値を示しても高齢者では腎機能が低下している。したがって，血清Cr値を腎機能（クレアチニンクリアランス；Ccr）の指標とする場合には次のような補正が必要である。

$$\mathrm{Ccr}\ (\mathrm{mL}/\text{分}) = \frac{(140 - \text{年齢}) \times \text{体重}(\mathrm{kg})}{72 \times \mathrm{Cr}(\mathrm{mg/dL})}$$

（Cockcroftの式）

女性の場合には上の式で求めた値の85％とする。80歳では腎機能が30歳時の1/2まで低下しているといわれ，加齢によって排泄が遅延する薬物としてセファロチン，ジゴキシン，ゲンタマイシン，リチウムなどがある。

高齢者の薬物療法に関する注意事項をあげると，以下のようである。

①腎機能，肝機能を正しく把握する：前述のように，いずれも加齢とともに低下しているため。

②患者の理解力，理解度を常に評価し，服薬・薬物管理に関して十分な配慮を行う：認知症の合併の有無を判断し，家族やヘルパーなどに服薬管理を依頼することも必要である。

③使用する薬物の種類，量，投薬回数をなるべく減らす：1日3回の服用が必要な薬物より1日1～2回の服用ですむ同種薬物があれば，そちらを選択する。

④特に長期投与の場合は定期的な服薬状況，薬効評価を怠らない。

◉看護の視点から

- 患者の理解度に応じて，十分な説明により服薬の必要性の理解に努める。
- 処方薬剤数をなるべく少なく，服用法はなるべく簡便にする。
- 常に病態の変化を観察し，定期的に処方を見直す。
- 新規の症状が出た場合には薬物による有害作用を疑う。

column

薬物治療のEBM

EBM（evidence-based medicine；科学的根拠に基づく医療）は，質の高い臨床研究で有効性と安全性が科学的に裏づけされた医療を選択する姿勢として，現代医療の標準になりつつある。薬物治療のEBMは，世界中で実施された多くの大規模臨床試験などから得られたエビデンスを吟味し，これに医師の経験，個々の患者因子（症状，薬物動態および薬理作用に影響を及ぼす要因など），さらには医療経済学の観点からみた経済性を総合して，有効で安全な合理的治療法が選択され，インフォームドコンセントのもとに行われる。

演習課題

1 薬の投与経路を３つ以上あげ，その特徴について述べてみよう。
2 内服と注射の違いと特徴を述べてみよう。
3 薬物の作用が増強する場合と減弱する場合について，考えられる原因とどのような障害が現れるか話し合ってみよう。
4 薬物の排泄経路を２つ以上あげ，影響を与える要因をまとめてみよう。
5 薬物を選択的に受け取り認識する部位を何というか，またどのようなタイプがあるか述べてみよう。
6 小児への投薬方法，量について具体的に説明してみよう。
7 薬物が最も胎児に影響を与えやすい週数をあげ，妊婦への説明のしかた，サポート方法について話し合ってみよう。
8 授乳婦への服薬サポートについて話し合ってみよう。
9 高齢者の特性を３つ以上あげ，それに対する薬物の影響を述べてみよう。

第1章 末梢神経系作用薬

この章では

- 末梢神経の種類と働きを理解する。
- 自律神経系（副交感神経系，交感神経系）に作用する薬物の種類と特徴を理解する。
- 体神系のうち特に筋に作用する筋弛緩薬の種類と特徴を理解する。
- 知覚神経の伝導を遮断する局所麻酔薬の使用法の分類と特徴を理解する。

末梢(まっしょう)神経系とは，神経系のうち中枢神経系（脳，脊髄(せきずい)）以外のもので，全身に分布し，意思とは無関係に呼吸，循環，消化などの調節を司る**自律神経系**（**交感神経**，**副交感神経**）と，知覚・運動を制御する**体神経系**（**感覚神経**，**運動神経**）とに大別される。

I　自律神経系作用薬

自律神経も中枢神経系の支配下に働くが，中枢からの指令は自律神経節を介して目的臓器（効果器）に伝えられる。中枢側と自律神経節との間に刺激を伝える神経を**節前線維**，自律神経節と効果器との間の刺激を伝える神経を**節後線維**とよぶ。節前線維と節後線維との間，節後線維と効果器との間はシナプスとよばれ，神経伝達物質を介して情報伝達が行われる。自律神経節では交感神経・副交感神経はともに**アセチルコリン**が神経伝達物質として働いている。一方，節後線維と効果器との間は，副交感神経ではアセチルコリンが，交感神経では**ノルアドレナリン**がそれぞれ神経伝達物質として働いている。したがって，交感神経および副交感神経の節前線維と副交感神経節後線維はコリン作動性線維とよばれ，交感神経節後線維はアドレナリン作動性線維とよばれている（図1-1）。この神経伝達物質に対応して，受容体もアセチルコリン受容体とアドレナリン受容体とに分類されている。

コリン作動性神経終末，アドレナリン作動性神経終末におけるそれぞれの情報伝

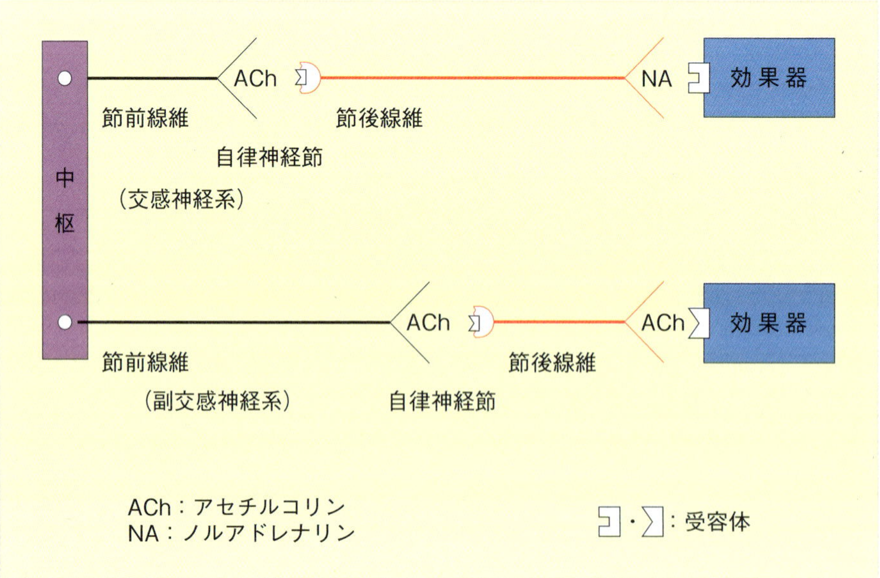

図1-1●自律神経系の構成（交感神経系）

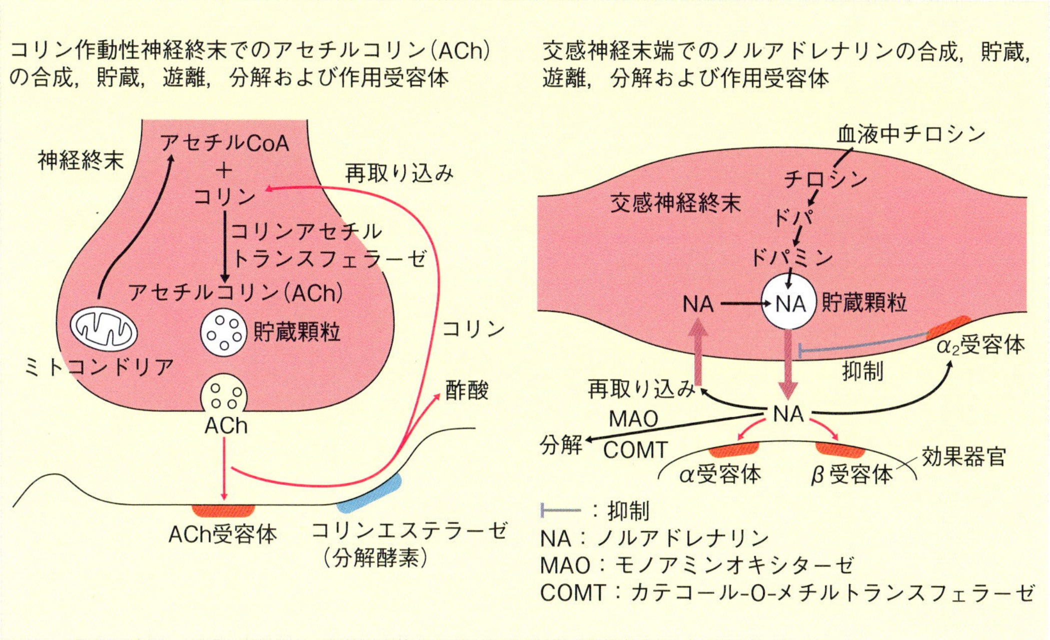

図1-2● コリン作動性神経終末，アドレナリン作動性神経終末

達の様子を図1-2に示す。神経終末での情報伝達の基本は同じで，次の段階を経る。

①伝達物質（アセチルコリン，ノルアドレナリン）の神経線維末端部での合成
②伝達物質の神経線維内における貯蔵
③神経興奮による神経末端部よりの伝達物質の放出
④放出された伝達物質の受容体との結合
⑤シナプス後膜の膜電位の変化（神経による伝達の完了を意味する）
⑥遊離された伝達物質の分解，あるいは再取り込みによる伝達の終了と次にくる神経興奮への準備

アセチルコリン受容体には，自律神経節内に存在するニコチン様受容体と副交感神経支配臓器に存在するムスカリン様受容体の２種類がある。

アドレナリン受容体はα，β受容体の２種類に大別され，α受容体はさらにα_1，α_2受容体に，β受容体もβ_1，β_2，β_3受容体に細分されている。

各臓器は交感神経と副交感神経との二重支配を受け，それぞれが作用的には反対の方向へ働いている場合が多い（相反二重支配，表1-1）。交感神経は一般にストレスの高まったとき（昼間の活動期）に優位に働き，副交感神経はストレスの少ないとき（夜間の非活動期）に優位に働く形で生体のバランスをとっている。

自律神経系に作用する薬物は，上述の情報伝達の各段階に作用して，神経伝達を促進したり，あるいは阻害したりする。

表1-1●自律神経刺激に対する影響臓器の反応（拮抗的二重支配）

効果器	交感神経系反応（受容体）	副交感神経系反応
目（瞳孔）	散瞳（α_1）	縮瞳
心 臓	心機能亢進（β_1） 心拍数増加 心収縮力増大 伝導速度増加	心機能抑制 心拍数減少 心収縮力低下 伝導速度低下
血 管	収縮（α_1），拡張（β_2）	拡張*
気管支	拡張（β_2）	収縮
腸 管	弛緩（α，β_2）	収縮
膀 胱	弛緩（β_2）	収縮
子 宮	弛緩（β_2）	収縮
肝 臓	グリコーゲン分解（β_2）	—
脂肪組織	脂肪分解（β_1，β_3）	—

＊副交感神経の血管支配はほとんどなく生理的意味は低いが，外因性コリン作動薬投与時には血管内皮細胞からのNO放出により血管拡張を起こす
—：神経支配がない

A 副交感神経系に作用する薬物

神経伝達物質アセチルコリンは，コリン作動性神経内でコリンアセチルトランスフェラーゼによってコリンとアセチルCoA（補酸素A）から生合成される。神経刺激によって神経終末からシナプス間に放出された後は，コリンエステラーゼによってコリンと酢酸に分解され不活化され，コリンは神経内に再取り込みされる（図1-2）。

1．コリン作動薬

副交感神経-効果器接合部に作用して副交感神経刺激様作用を示す薬物を**コリン作動薬**（**副交感神経様薬**）とよぶ。毒茸（きのこ）の一種に含まれるムスカリンというアルカロイドが作用するので，ムスカリン様作動薬ともいい，副交感神経終末の効果器側の受容体を**ムスカリン受容体**という。ムスカリン受容体作動薬の代表がアセチルコリンそのものだが，**分解酵素コリンエステラーゼ**によってすぐに不活化されてしまうために，治療薬としては使いにくい。そこで，コリンエステラーゼによって分解されにくいアセチルコリン類似の化合物ベタネコールが，腸管麻痺（まひ）や尿閉に用いられる。ほかに類似薬として，ピロカルピンが緑内障の点眼剤として用いられている（表1-2）。

アセチルコリンは，交感神経節・副交感神経節においても神経伝達物質として働いているが，ムスカリン様作動薬は神経節でのアセチルコリンの作用に代わることはできない。少量のニコチンが神経節でのアセチルコリンと同様の作用を示すため

表1-2●副交感神経系に作用する代表的薬物

	薬剤名（商品名）	適応症
コリン作動薬	**コリン類似薬**	
	アセチルコリン（オビソート）	術後腸管麻痺，円形脱毛症
	ベタネコール（ベサコリン）	術後・分娩後の腸管麻痺，尿閉
	ピロカルピン（サンピロ）	緑内障，診断・治療用縮瞳薬
	セビメリン（エボザック）	シェーングレン症候群による口腔内乾燥症状
	コリンエステラーゼ阻害薬	
	ネオスチグミン（ワゴスチグミン）	重症筋無力症，術後・分娩後の腸管麻痺
	ジスチグミン（ウブレチド）	重症筋無力症，排尿困難，緑内障
	アンベノニウム（マイテラーゼ）	重症筋無力症
	エドロホニウム（アンチレクス）	重症筋無力症の診断
抗コリン作動薬	**受容体遮断薬**	
	アトロピン（オピアト）	仙痛，鎮痙，診断・治療用散瞳薬，徐脈性不整脈など
	スコポラミン（ハイスコ）	鎮痙，特発性パーキンソン症状
	ブチルスコポラミン（ブスコパン）	鎮痙，消化性潰瘍など
	ピレンゼピン（ガストロゼピン）	消化性潰瘍，胃炎
	トリヘキシフェニジル（アーテン）	パーキンソン症状
	イプラトロピウム（アトロベント）	気管支喘息，慢性閉塞性肺疾患
	イミダフェナシン（ウリトス）	頻尿，過活動膀胱
	トロピカミド（ミドリンM）	視調節麻痺，散瞳薬
	プラリドキシム（パム）	有機リン中毒

ニコチン様作用といわれており，神経節にあるアセチルコリン受容体を**ニコチン受容体**という。喫煙時，指先の温度が低下するが，これは吸入したニコチンが交感神経節を刺激した結果，血管が収縮し四肢の血流が低下したために起こる。各臓器によって交感神経と副交感神経の支配の強さに差があるため，交感神経支配が優位な心臓血管系ではこのような影響がみられる。

コリンエステラーゼ阻害薬は，アセチルコリンの分解を抑制しシナプス間のアセチルコリン濃度を高めることにより，副交感神経刺激様作用を示す間接型コリン作動薬である。可逆的コリンエステラーゼ阻害薬のフィゾスチグミンが緑内障・腸管麻痺に，ジスチグミンが低緊張性膀胱（ぼうこう）による排尿障害に用いられる。また，後述する運動神経終末における骨格筋の神経伝達もアセチルコリンで行われており，その伝達がうまくいかずに骨格筋の収縮力が弱くなってしまう重症筋無力症の治療にも用いられる。なお，エドロホニウムは作用持続が短いため重症筋無力症の診断に用いられる（表1-2）。

コリン作動薬は，気管支喘息（ぜんそく），消化性潰瘍（かいよう），消化管閉塞（へいそく），パーキンソン病，甲状腺（せん）機能亢進（こうしん）症には禁忌である。

コリンエステラーゼを非可逆的に阻害する有機リン化合物には，パラチオンなどの農薬や神経毒ガスのサリンなどがある。これらは持続的にアセチルコリンの蓄積をきたすことにより，重篤な中毒を生じる。縮瞳（しゅくどう），気管支収縮，徐脈，発汗などのムスカリン様作用に続いて，ニコチン様作用による骨格筋の攣縮（れんしゅく）（痙攣（けいれん））が起こる。さらには，錯乱，幻覚などの中枢作用が現れる。特異的な解毒薬として**プラリドキ**

シム（PAM）がある。コリンエステラーゼに結合している有機リン剤を引き離し，自分に結合させ，コリンエステラーゼを遊離させて活性を取り戻させる。

2．抗コリン作動薬

抗コリン作動薬は，アセチルコリンのムスカリン受容体を遮断する薬物であり，**副交感神経遮断薬**あるいは単に**抗コリン薬**ともいう。代表的な薬物としてアトロピンとスコポラミンがある。共にチョウセンアサガオなどナス科の植物に含まれるアルカロイドで，この種の薬物を点眼すると散瞳（さんどう）してbella（美しい）donna（女）に見えるため，belladonna（ベラドンナ）アルカロイドとよばれている。実際，美しく見せるためによく使われたが，散瞳により眼圧が上昇し，緑内障となって失明する人が多かった。

アトロピンおよびその作用の臓器選択性*を高め，副作用を減らしたアトロピン代用薬の臨床応用は表1-2に示した。消化器系，呼吸器系，循環器系，中枢系，泌尿器系，眼科領域などで広く用いられている（詳細は各章参照）。抗コリン作動薬は，緑内障，重症筋無力症，前立腺肥大による排尿困難には禁忌である。

神経節のニコチン受容体は大量のニコチンあるいはヘキサメトニウムによって遮断されるが，医薬品としては用いられていない。

B　交感神経系に作用する薬物

アドレナリン作動性神経の伝達物質ノルアドレナリンの生合成過程を図1-3に示す。神経内に取り込まれたチロシンから，ドパ，ドパミンを経てノルアドレナリンが生成される。交感神経内ではアドレナリンは生成されないが，副腎髄質（ふくじんずいしつ）や中枢神経ではさらに反応が進み，アドレナリンが生成される。神経刺激によりシナプス間に放出されたノルアドレナリンの大部分は神経終末に再取り込みされるが，一部はモノアミンオキシダーゼ（monoamine oxidase；MAO）やカテコール-O-メチルトランスフェラーゼ（catechol-O-methyltransferase；COMT）によって分解される（図1-2）。

1．アドレナリン作動薬

交感神経興奮様作用を発現する薬物をアドレナリン作動薬（交感神経様薬）とよぶ。作用様式の違いから，効果器側にあるアドレナリン受容体を直接興奮させる直接型（アドレナリン受容体作動薬）と，交感神経終末からのノルアドレナリンの遊離を介して交感神経興奮作用を起こす間接型に分類される（表1-3）。

＊**抗コリン作動薬の臓器選択性**：ムスカリン受容体にはサブタイプがあり，たとえばM_1受容体は中枢神経，分泌細胞に，M_2受容体は心臓に，M_3受容体は平滑筋や外分泌腺にそれぞれ主に存在する。ピレンゼピンは胃壁細胞のM_1受容体を選択的に遮断し，胃酸分泌を抑制するので，消化性潰瘍治療に用いる。

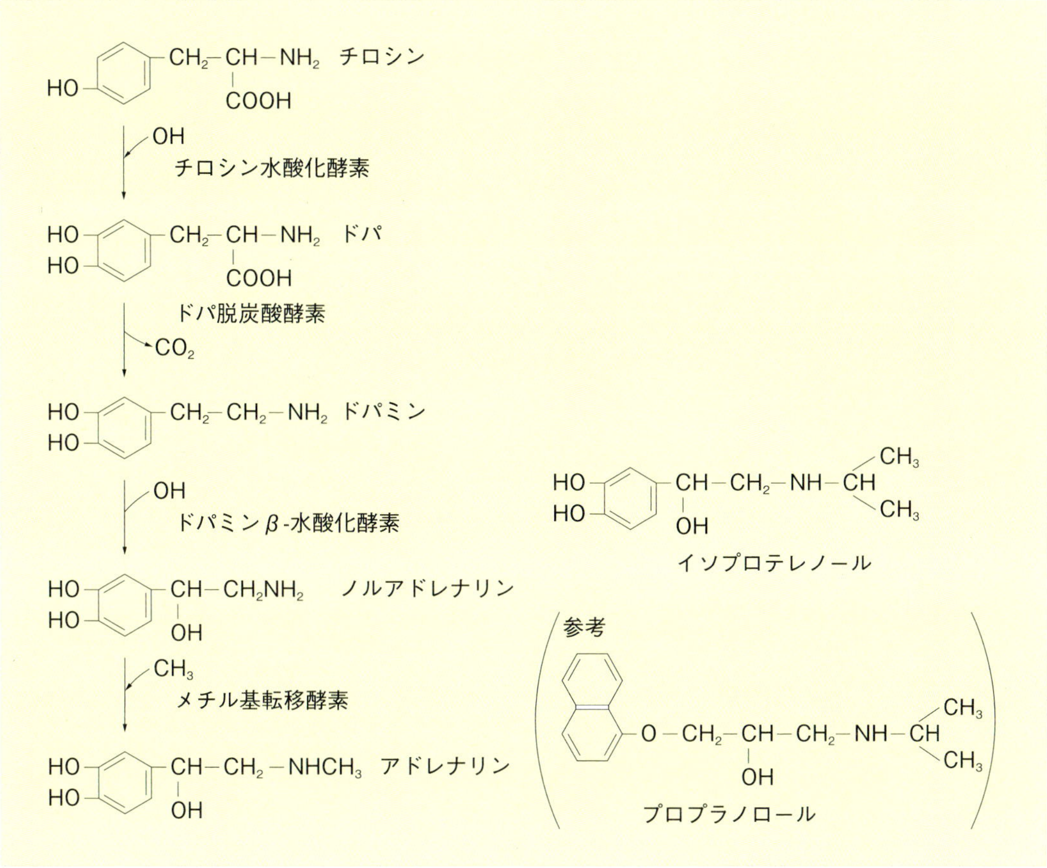

図1-3● ノルアドレナリン，アドレナリンの生合成およびイソプロテレノールの構造式

アドレナリン受容体は前述のようにα，β受容体に大別され，さらにそれぞれ，α_1，α_2受容体，β_1，β_2，β_3受容体に細分される。各受容体を刺激すると，**α_1受容体**は血管収縮，**α_2受容体**は交感神経終末からの伝達物質の放出抑制，**β_1受容体**は心機能亢進，**β_2受容体**は気管支や血管の拡張，**β_3受容体**は脂肪燃焼と，それぞれ異なる作用を現す（表1-1）。

代表的なアドレナリン受容体作動薬には，ノルアドレナリン，アドレナリン，イソプロテレノールなどのカテコラミンがある。この3薬物の間ではα作用とβ作用との強さに相違が認められる。つまり，α作用については，アドレナリン＞ノルアドレナリン≫イソプロテレノール，β作用については，イソプロテレノール＞アドレナリン≫ノルアドレナリンの関係がある。そのため，各薬物を投与したときの血圧・脈拍・全末梢（まっしょう）抵抗の変化が異なる（図1-4）。ノルアドレナリンは収縮期血圧・拡張期血圧を共に上昇させるので，平均血圧も上昇し（α_1作用：血管収縮），脈拍数は頸（けい）動脈洞・大動脈弓を介した迷走神経反射のために減少する。アドレナリンは，収縮期血圧は上昇させるが，拡張期血圧は低下させ（α_1作用＋β_2作用），その結果平均血圧はあまり変化しないが，脈拍数は増加させる（β_1作用：心臓作用）。イソプロテレノールは，拡張期血圧の低下が著明（β_2作用：血管拡張）なため，平

表1-3●交感神経に作用する代表的薬物

		薬剤名（商品名）	受容体選択性	適応症
アドレナリン作動薬	直接型（受容体作動薬）	アドレナリン（ボスミン）	α_1，α_2，β_1，β_2	ショック，心臓衰弱，気管支喘息，止血
		ノルアドレナリン（ノルアドリナリン）	α_1，α_2，β_1	ショック
		イソプロテレノール（プロタノール）	β_1，β_2	急性心不全，徐脈性不整脈，気管支喘息
		フェニレフリン（ネオシネジン）	α_1	低血圧，鼻充血除去，散瞳薬
		サルブタモール（ベネトリン）	β_2	気管支喘息
		ドブタミン（ドブトレックス）	β_1	急性循環不全
		ドパミン（イノバン）	α_1，β_1，D_1，D_2	急性循環不全，腎機能停止によるショック
	間接型	エフェドリン（エフェドリン）	—	気管支喘息，鼻充血除去
アドレナリン遮断薬	α遮断薬	フェントラミン（レギチーン）	α_1，α_2	褐色細胞腫の血圧管理・診断
		プラゾシン（ミニプレス）	α_1	高血圧
		タムスロシン（ハルナール）	α_1	前立腺肥大に伴う排尿障害
	α・β遮断薬	アモスラロール（ローガン）	α_1，β（1：1）*	高血圧，狭心症，不整脈
		ラベタロール（トランデート）	α_1，β（1：5）	高血圧，狭心症，不整脈
		アロチノロール（アルマール）	α_1，β（1：8）	高血圧，狭心症，不整脈
	β遮断薬（表1-4参照）			高血圧，狭心症，不整脈，緑内障
	神経遮断薬	クロニジン（カタプレス）	α_2（刺激）	高血圧
		メチルドパ（アルドメット）	α_2（刺激）	高血圧
		レセルピン（アポプロン）	—	高血圧

＊α_1およびβ受容体に対する遮断効果の比

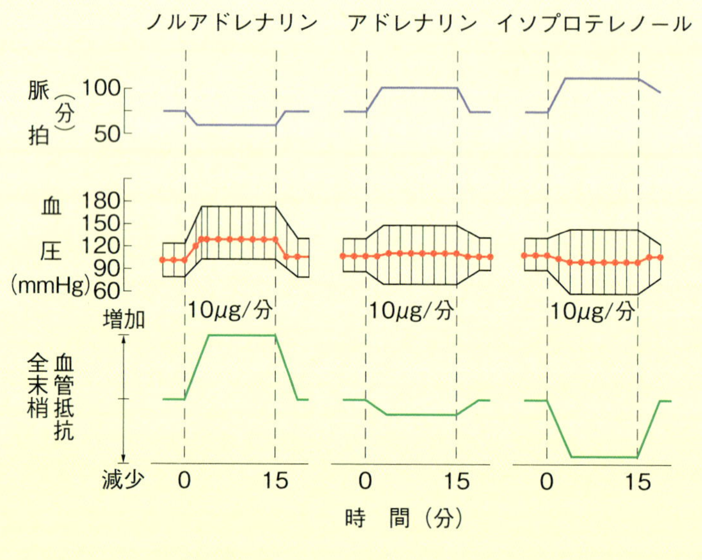

図1-4●ノルアドレナリン，アドレナリン，イソプロテレノールを15分間持続投与したときのヒト循環器系に対する作用

均血圧は低下を示し，脈拍はアドレナリンよりさらに増加の度合いが大きい。

循環虚脱（ショック）治療によく用いられるものとして，アドレナリンの前駆物質であるドパミンがある。ドパミンは，α_1とβ_1受容体の刺激作用に加えて，ドパミン（D_1，D_2）受容体を刺激して腎臓をはじめとした内臓血管の拡張をもたらす。

間接型交感神経様薬には，エフェドリン，メチルエフェドリンがある。麻黄（まおう）（エフェドラ）は5000年前から中国で用いられているが，その主成分がエフェドリンである。エフェドリンは，その気管支拡張作用を利用して気管支炎や気管支喘息などに用いられる。覚醒剤であるアンフェタミンも間接型の一種で覚醒作用，食欲の抑制，運動機能の亢進などの中枢作用が主である。

2．アドレナリン遮断薬

交感神経終末効果器側にあるアドレナリン受容体を遮断して，交感神経刺激様作用を抑制する薬物をアドレナリン遮断薬（拮抗薬）とよぶ。各種の受容体に特異性をもった遮断薬もあり，代表的なものを表1-3に示した。α遮断薬は血管拡張作用，尿道・前立腺の平滑筋弛緩作用により，高血圧と排尿障害の治療に用いられる。

麦角アルカロイドのジヒドロエルゴタミン（ジヒデルゴット®）にはα受容体遮断作用があるが，血管平滑筋に直接作用して収縮する。この作用を利用して，片頭痛の治療に用いられる。

β遮断薬は非常に多くの薬剤が開発されているが，**β_1選択性（心臓選択性）**，**内因性交感神経刺激作用**（intrinsic sympathomimetic activity；**ISA**），**膜安定化作用**（membrane stabilizing activity；**MSA**）の薬理作用の特徴からいくつかのグループに分けることができる（表1-4）。また，α遮断作用も合わせもつβ遮断薬（ラベタロールなど）もある。臨床では不整脈，高血圧，狭心症，緑内障の治療薬として用いられる。使用に際しては，心不全の増悪や気管支喘息の悪化などに留意しなければならない。

また，交感神経節後線維に作用して，神経末端からのノルアドレナリンの放出を抑制し，結果的に受容体遮断薬と同じ効果をもたらす薬物をアドレナリン作動性神経遮断薬という。クロニジンとメチルドパは中枢α_2受容体を刺激してノルアドレナリンの放出を抑え，レセルピンは神経終末に貯蔵されるノルアドレナリンを枯渇させることで，それぞれ交感神経抑制を示す。どちらも高血圧治療に用いられる。

表1-4　β遮断薬の作用の分類と作用

①心臓選択性	β_1受容体に選択的に作用する
②内因性交感神経刺激作用	生体の交感神経興奮状態の低いときや，β受容体への刺激が少ない状態では，β刺激作用を有する（徐脈が少ない）
③膜安定化作用	心筋などの電気的興奮性を抑制する，抗不整脈作用をもつ

薬剤名（商品名）	①心臓選択性	②内因性交感神経刺激作用	③膜安定化作用
オクスプレノロール（トラサコール）	－	＋	＋
プロプラノロール（インデラル）	－	－	＋
ピンドロール（カルビスケン）	－	＋＋	－
チモロール（チモプトール）	－	－	－
メトプロロール（ロプレソール）	＋	－	－
アセブトロール（アセタノール）	＋	＋	＋

◉看護の視点から

- 自律神経の機能，交感神経と副交感神経の活動が高まったときと弱まったときについて理解すると，患者の現在の状態に対してどのような自律神経作用薬を用いるべきかを判断できる。たとえば，パーキンソン症状の治療にトリヘキシフェニジル使用中の患者で精神興奮とともに瞳孔の散大を認めた場合は，同薬は抗コリン薬であるのでその過量投与が疑われることなどである。
- 自律神経作用薬には救急治療時によく用いられるものが多く，たとえば心拍を上げる，下げる，血圧を上げる，下げるといった目的にはどのような薬が有効か理解しておく必要がある。

II 筋弛緩薬

筋弛緩薬とは骨格筋を弛緩させる薬物の総称であり，内臓平滑筋の弛緩薬は鎮痙薬とよんでいる。筋弛緩薬は臨床使用上，手術時や骨折の整復時などに用いられる神経筋接合部遮断性筋弛緩薬と，頸肩腕症候群，筋緊張性頭痛，脳血管障害後の痙性麻痺などに用いる中枢性筋弛緩薬がある。また筋の異常収縮，不随意運動，ジストニアの治療にボツリヌス毒素が用いられる。

A 末梢性筋弛緩薬

運動神経が興奮し，刺激が運動神経末端に伝わると小胞内に蓄えられた神経伝達物質のアセチルコリンがシナプスに放出され，骨格筋側にある**ニコチン性アセチルコリン受容体***に結合すると，Na^+チャネルが開口しNa^+などの陽イオンが筋細胞内に流入し，脱分極が起き，活動電位が発生する。これに伴って，筋小胞体からCa^{2+}が遊離され，骨格筋が収縮する。末梢性筋弛緩薬はこの一連の流れのいずれかを抑制することにより，筋弛緩効果をもたらす（図1-5）。

1．神経筋接合部遮断性筋弛緩薬

1 競合性神経筋接合部遮断薬

南米で狩猟のときに矢毒として用いられたクラーレの成分，d-ツボクラリンは，ニコチン性アセチルコリン受容体に競合的拮抗薬として作用し，強い筋弛緩効果を示す。現在はこれを基に開発されたパンクロニウム（ミオブロック®），ベクロニウム（マスキュラックス®）が用いられる。

＊**ニコチン性アセチルコリン受容体**：自律神経節にあるN_N型と神経筋接合部にあるN_M型の２種類があり，筋弛緩薬はN_M型を選択的に遮断する。

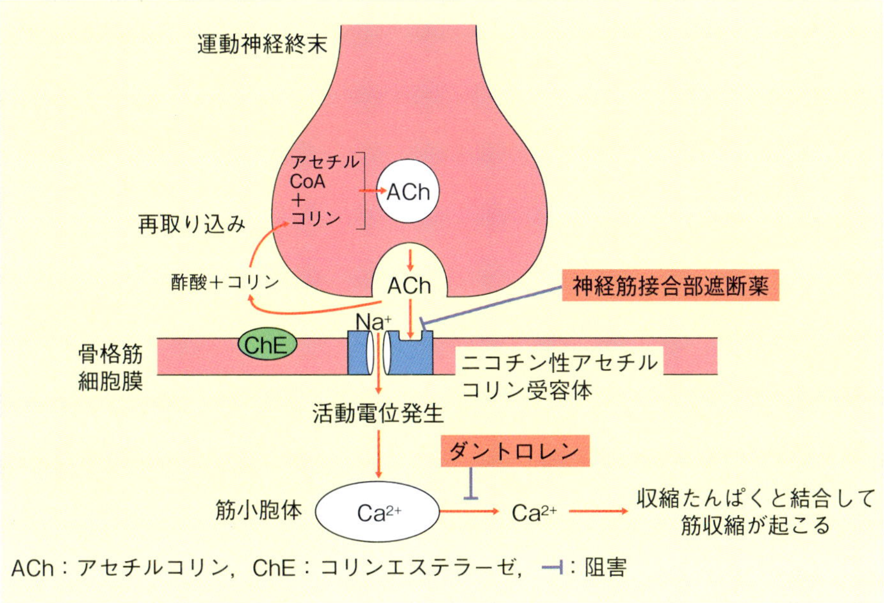

図1-5● 筋弛緩薬の作用点

2 非競合性神経筋接合部遮断薬

ニコチン性アセチルコリン受容体に結合し，持続性の脱分極状態をつくることにより，一過性の筋収縮に引き続いてNa^+チャネルが不活化され筋弛緩作用が生じる。スキサメトニウム（スキサメトニウム®）が用いられる。作用持続時間は5分程度と短い。

2．筋小胞体Ca^{2+}遊離阻害薬

ダントロレン（ダントリウム®）は筋小胞体からのCa^{2+}遊離を抑制することにより筋弛緩効果を示す。脳血管障害，脳性麻痺，多発性硬化症などに伴う痙性麻痺の治療，ならびに**悪性高熱症**の治療に用いる。

B 中枢性筋弛緩薬

脊髄（せきずい），脳幹網様体などの中枢に作用し筋弛緩作用を示す。主に頸肩腕症候群，筋緊張性頭痛，脳血管障害後などの痙性麻痺に用いる。

バクロフェン（ギャバロン®），チザニジン（テルネリン®），アフロクアロン（アロフト®）などが用いられる。

C ボツリヌス毒素

ボツリヌス毒素（A型）は神経筋接合部からのアセチルコリン放出抑制作用を示し，神経筋伝達を抑制し，骨格筋を弛緩（しかん）させる。眼瞼痙攣（がんけんけいれん），片側顔面痙攣，傾性斜頸（けい），上肢・下肢痙縮（けいしゅく）などに用いる。

◉看護の視点から
- 末梢性筋弛緩薬を使用する場合は，呼吸停止に備え必ず人工呼吸器などを準備しておく。
- 中枢性筋弛緩薬は，ふらつき，脱力感，めまいを起こすことがある。また，乳汁中に移行するため，服用中は授乳を控える。

Ⅲ 局所麻酔薬

局所麻酔薬は知覚神経の伝導を遮断し，局所の痛覚を取り除く目的で使用される。局所麻酔薬は非イオン型になって神経細胞膜を通過し，細胞質内で陽イオン型になってNa^+チャネルを細胞の内側から選択的にブロックし，Na^+の流入を阻害することにより，痛覚の神経伝導を抑制する（図1-6）。局所麻酔薬はどの種類の神経に対しても作用を示すが，細い神経，Na^+チャネルが開く頻度が高い神経ほど効果を現しやすい。そのため，痛覚が伝搬されるC線維やAδ線維が麻酔されやすい。

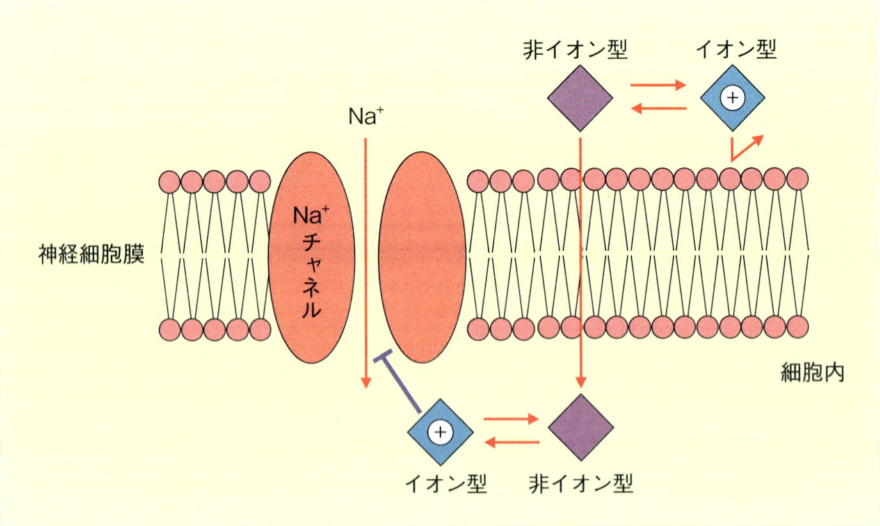

図1-6● 局所麻酔薬の作用機序

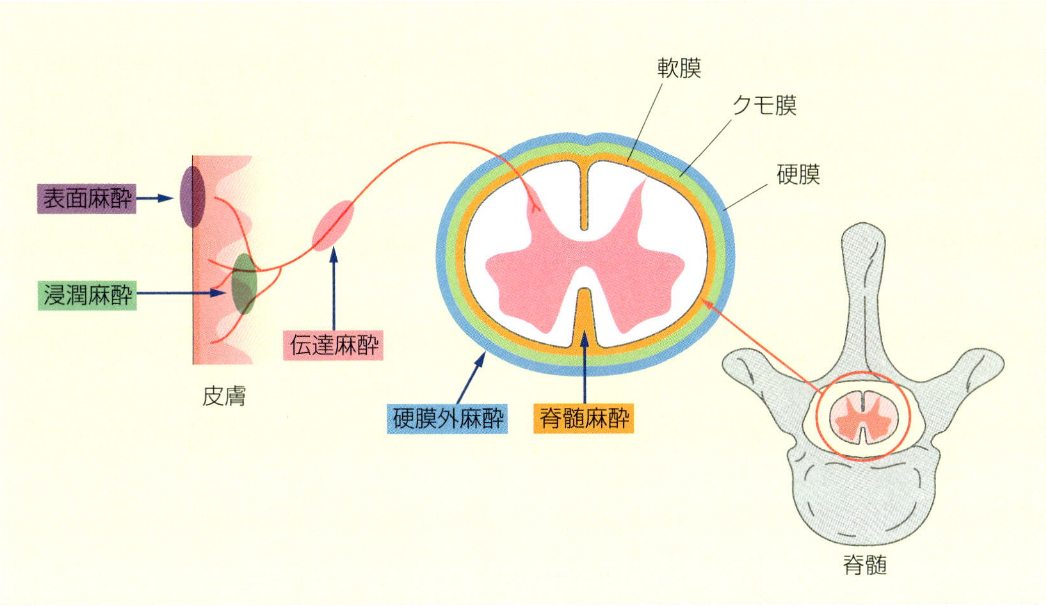

図1-7● 局所麻酔薬の適用部位（模式図）

使用方法により，以下の５種類に分類できる（図1-7）。

①表面麻酔：粘膜，創面に塗布する。内視鏡・カテーテル挿入時，粘膜面の小手術に用いられる。

②浸潤麻酔：皮下注射で局所に浸潤させる。表面の小手術に用いられる。

③伝達麻酔：神経内またはその周囲に注射して，注射部位より遠位を麻酔する。四肢･指の手術，神経痛治療に用いられる。

④硬膜外麻酔：脊髄（せきずい）硬膜外腔（くう）に注入する。ペインクリニック領域で用いられる。

⑤脊髄麻酔：脊髄のクモ膜下腔に注入する。虫垂炎（ちゅうすいえん），鼠径（そけい）ヘルニアなどの手術に用いられる。

局所麻酔薬の種類と適用麻酔法を表1-5にまとめた。一般にエステル型はアミド

表1-5● 局所麻酔薬の種類と適用方法

分類	一般名	商品名	表面麻酔	浸潤麻酔	伝達麻酔	硬膜外麻酔	脊髄麻酔
エステル型	コカイン	コカイン塩酸塩	○	×	×	×	×
	プロカイン	塩酸プロカイン	×	○	○	○	−
	テトラカイン	テトカイン	○	○	○	○	○
アミド型	リドカイン	キシロカイン	○	○	○	○	○
	メピバカイン	カルボカイン	×	○	○	○	×
	ブピバカイン	マーカイン	×	×	○	○	○
	ロピバカイン	アナペイン	×	×	○	○	×
	ジブカイン	ペルカミン	○	○	○	○(仙骨)	○
	レボブピバカイン	ポプスカイン	×	×	×	○	×

型より分解されやすく，作用持続時間が短く，また過敏反応を示しやすい。

局所麻酔作用の持続を延長させる目的で，血管収縮薬のアドレナリンを添加して用いることがある（濃度：1/10万～1/20万）が，手指・足趾（そくし）・陰茎部への使用は血行障害を起こす恐れがあるため禁忌である。

局所麻酔薬の過量の使用で，中枢神経系の有害作用（多幸感，多弁，不穏，めまい，舌のもつれ，悪心（おしん）・嘔吐（おうと））や，循環系の有害作用（心機能抑制）を示す。またアナフィラキシーショックなどの過敏症を示すことがある。

◉看護の視点から

- 局所麻酔中は患者と会話をするなどして，有害作用の症状が出ていないか確認する。

●主な末梢神経作用薬一覧

薬剤名	欧文表記	商品名	用法・用量	禁　忌
リドカイン	lidocaine	キシロカイン	硬膜外：25～200mg 伝達：15～200mg 浸潤：10～200mg 表面：適量 脊椎：40～100mg 中枢神経系疾患（脊椎）など	大量出血，ショック状態，注射部位の炎症，敗血症（脊椎，硬膜外），中枢神経疾患（脊椎）など
プロカイン塩酸塩	procaine hydrochloride	塩酸プロカイン	伝達：10～40mg 硬膜外：300～400mg	重篤な出血やショック状態，注射部位またはその周辺に炎症のある患者（硬膜外麻酔時），敗血症（硬膜外麻酔時），メトヘモグロビン血症の患者。本剤または安息香酸エステル系局所麻酔薬に対し，過敏症
レボブピバカイン塩酸塩	levobupivacaine hydrochloride	ポプスカイン	術後鎮痛：15mg/時を硬膜外腔に持続注入 伝達麻酔：100mgまでを目標の神経あるいは神経叢近傍に投与	本剤またはアミド型局所麻酔薬に過敏症，術後鎮痛対し大量出血やショック状態，注射部位またはその周辺に炎症，敗血症の患者
パンクロニウム臭化物	pancuronium bromide	ミオブロック	0.08mg/kg静注，術中必要に応じて0.02～0.04mg/kgを追加	本剤または臭化物に対して過敏症，重症腎障害，重症筋無力症，筋無力症候群の患者
ダントロレンナトリウム水和物	dantrolene Sodium hydrate	ダントリウム	悪性高熱症：初回量1mg/kgを静注 悪性症候群：初回量40mgを静注	—
バクロフェン	baclofen	ギャバロン	スクリーニング抗痙縮効果が認められた用量を初回1日用量とし，専用植込み型ポンプシステムにて24時間かけて髄腔内投与	本剤に過敏症，ポンプシステム植込み前に感染症に罹患している患者

薬剤名	欧文表記	商品名	用法・用量	禁　忌
A型ボツリヌス毒素	botulinum toxin type A	ボトックス	眼瞼痙攣：初回1.25〜2.5単位/部位を，1眼当たり眼輪筋6部位の筋肉内に注射，など	全身性神経筋接合部障害をもつ患者（重症筋無力症，ランバート・イートン症候群，筋萎縮性側索硬化症など），妊婦または妊娠している可能性のある女性および授乳婦，本剤に過敏症など

演習課題

1 末梢神経の種類を述べてみよう。

2 副交感神経に作用する代表的薬物2つについてまとめてみよう。

3 交感神経に作用する代表的薬物2つをあげてその特徴を述べてみよう。

4 筋弛緩薬にはどのようなものがあり，どのような場合に用いられるか話し合ってみよう。

5 局所麻酔薬の使用方法を3つ以上あげ，どのようなときに用いられるかまとめてみよう。

第2章 中枢神経系作用薬

この章では

- 中枢神経系の働きを知り，そこに作用する薬物の種類と特徴を理解する。
- 全身麻酔の方法ごとの目的を知り特徴を理解する。
- 催眠薬の種類と特徴を理解する。
- 麻薬および類似薬の種類と使用目的を理解する。
- 中枢神経系の疾患それぞれに対する薬物の種類と特徴，使用目的などについて理解する。

I 中枢神経系作用薬とは

中枢神経系は**脳**と**脊髄**（せきずい）から構成される。これらは主に神経細胞（ニューロン）からなり，それらが高度なネットワークを形成することにより，情報の収集，解析，保存，発信を行う。ニューロンがネットワークを形成するうえで重要なポイントの一つは，個々のニューロン間の情報伝達である。ニューロンはシナプスを介して情報伝達を行う（図2-1）が，その際，神経伝達物質，受容体（レセプター），神経伝達物質の合成酵素や分解酵素，神経伝達物質の再取り込み機構（トランスポーター）など様々な機構が関与している。

中枢神経系作用薬は，いまだ作用機序が解明されていないものも多いが，近年そ

表2-1● 中枢神経系作用薬の作用点の例

ⓐ 受容体に作動薬（刺激薬，アゴニスト）として結合し，情報伝達を亢進させる
　→モルヒネ（オピオイド受容体），ブロモクリプチン（ドパミン受容体）
ⓑ 受容体に拮抗薬（アンタゴニスト）として結合し，情報伝達を抑制する
　→ハロペリドール（ドパミン受容体），ナロキソン（オピオイド受容体），フルマゼニル（ベンゾジアゼピン受容体）
ⓒ シナプス小胞からの神経伝達物質遊離を促進する
　→アマンタジン（ドパミン作動性神経）
ⓓ シナプス小胞から神経伝達物質を枯渇させる
　→レセルピン（ドパミン作動性神経・アドレナリン作動性神経）
ⓔ トランスポーターの抑制
　→イミプラミン（セロトニン・アドレナリン作動性神経），フルボキサミン（セロトニン作動性神経），コカイン（ドパミン作動性神経）
ⓕ 神経伝達物質の代謝酵素の阻害
　→セレギリン（MAO-B），バルプロ酸ナトリウム（GABA分解酵素），エンタカポン（末梢のCOMT）
ⓖ 神経伝達物質の合成酵素の阻害
　→カルビドパ（末梢のドパ脱炭酸酵素）

表2-2● 中枢神経系作用薬の分類

抑制薬	全身麻酔薬 催眠薬 オピオイド鎮痛薬 抗痙攣薬（抗てんかん薬） 抗パーキンソン病薬 認知症治療薬（アルツハイマー型認知症治療薬，脳循環・代謝改善薬）
興奮薬	カフェインなどキサンチン誘導体 覚醒剤
向精神薬	抗精神病薬 抗不安薬 抗うつ薬 抗そう薬 催幻薬
その他	頭痛治療薬 制吐薬・鎮暈（ちんうん）薬

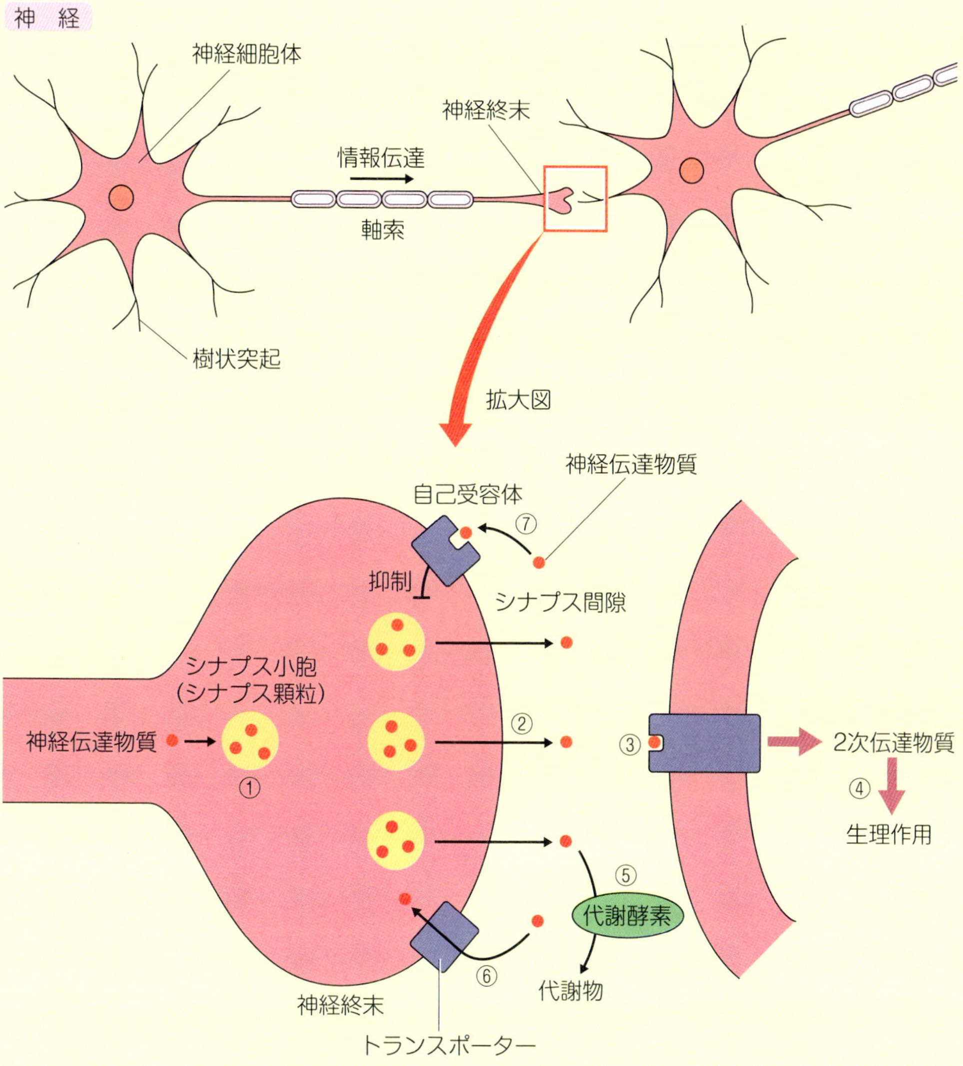

①合成された神経伝達物質は神経終末の顆粒（小胞）内に貯蔵される。
②神経が刺激を受け活性化されると顆粒内の神経伝達物質はシナプス間隙（神経終末と合い接する神経樹上突起部との隙間）に放出される。
③放出された神経伝達物質の一部は受容体に特異的に結合する。
④受容体結合により受容体が活性化されると2次伝達物質（カルシウム，cAMPなど）の産生などにより生理作用を発現する。
⑤神経伝達物質の一部は専用の代謝酵素により分解される。代謝された神経伝達物質は受容体に結合できなくなる。
⑥神経伝達物質の一部はトランスポーターを介し，神経終末に取り込まれ，再びシナプス顆粒に蓄えられ再利用される。代謝物として取り込まれ，神経終末内で神経伝達物質に生合成される場合もある。
⑦神経伝達物質の種類によっては，神経終末に存在する受容体（自己受容体）に結合し，シナプス小胞からシナプス間隙への神経伝達物質の放出量を調整する（多くは抑制的に調整）。

図2-1 ● シナプスの模式図（情報伝達の流れ）

の作用点がしだいに明らかになりつつあり，多くがシナプスの情報伝達機構に影響を与え，シナプス伝達を改善することにより薬効を発現している。臨床で使用されている中枢神経作用薬の作用点の例を表2-1に示した。

中枢神経系作用薬は中枢神経機能を抑制し薬効を発揮する中枢抑制薬，機能を亢進（こうしん）させる中枢興奮薬，身体機能には影響を与えず精神機能を選択的に修飾する向精神薬に分類できる（表2-2）。

II 全身麻酔薬

全身麻酔薬とは，患者の苦痛を取り除き安全に外科的手術を行うために用いる薬物で，基本的には鎮痛，意識消失，自律神経反射の抑制，筋弛緩（しかん）作用をもたらすものである。全身麻酔では，これらの作用を可逆的に任意の時間，適切な麻酔レベルを維持することが必要で，そのためには麻酔専門医によるコントロールが望ましい。全身麻酔薬には，吸入により投与し肺胞（はいほう）から吸収させる**吸入麻酔薬**と，静脈内に直接注入する**静脈内麻酔薬**がある。

A 麻酔の基本

1．麻酔深度

全身麻酔時に，通常の覚醒（かくせい）状態に近いものを“浅い麻酔”，遠いものを“深い麻酔”とよび，患者の症状と麻酔薬の量とはある程度相関している。図2-2に吸入麻酔薬（古典的なエーテル）の麻酔深度とその際に現れる症状の例を示す。麻酔深度は第1～第4期に分類され，第3期はさらに4相に分類される。

- 第1期（無痛期）：痛覚はほぼ消失するが，意識はまだ保たれている。
- 第2期（興奮期）：意識は消失するが，抑制性の中枢神経系も抑制されるため見かけ上の興奮を示すことがある。呼吸は不規則で筋緊張の亢進などがみられ，麻酔の面からは好ましくない期である。
- 第3期（手術期）：このうちの第1・2相が手術に適した状態に保たれている。
- 第4期（中毒期）：延髄（えんずい）にまで麻酔が及び，血圧の低下が著しく，自発呼吸も停止する。

なお，これは麻酔薬の薬理作用を理解するうえで，あくまでもエーテルを単独で用いた場合の典型例を示したものであり，最近用いられる吸入麻酔薬はエーテルよりも作用発現が速くこの例とは多少徴候が異なる。さらに麻酔前投薬のアトロピン，モルヒネなどの投与，筋弛緩薬の併用，人工呼吸器下での全身麻酔は徴候が異なる。

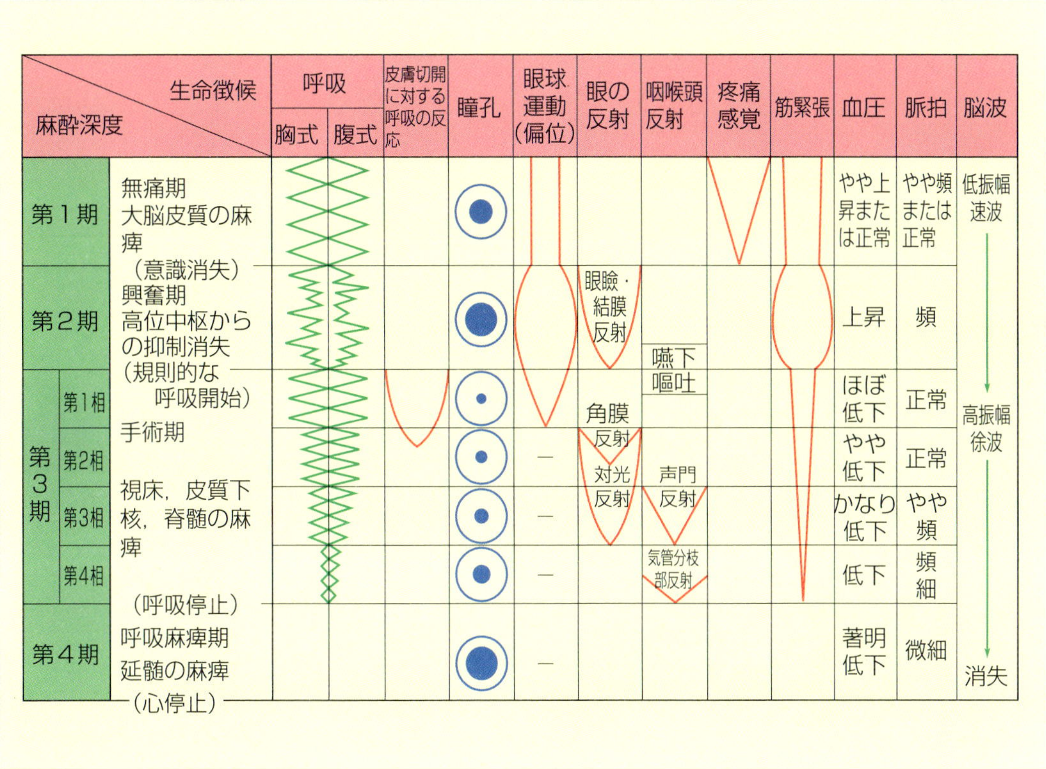

図2-2● 麻酔深度と生命徴候

2．麻酔前投薬

全身麻酔をかける前には基本的に**麻酔前投薬**を行う。これは①患者の不安を取り除く，②痛みの軽減，③手術時の健忘を引き起こす，④吸入麻酔薬の麻酔の導入を速やかにする，⑤唾液（だえき）や気道分泌の亢進を抑制し，窒息を防止するなどの目的で行い，ベンゾジアゼピン系抗不安薬のジアゼパム（セルシン®），H_2受容体拮抗（きっこう）薬のファモチジン（ガスター®），α_2作動薬のクロニジン（カタプレス®），モルヒネなどの麻薬性・非麻薬性オピオイド鎮痛薬，抗コリン作動薬のアトロピン，抗ヒスタミン薬などを麻酔開始前に注射にて投与する。

3．MAC（最小肺胞内濃度）

MAC（minimum anesthetic concentration）は吸入麻酔薬の強さ（力価）を表す指標で，強い痛み刺激（皮膚切開刺激など）に対する反応を指標に，半数の個体（50%）で反応が抑制されるのに必要な肺胞内における吸入麻酔薬の濃度を意味する。最小肺胞濃度ともよばれる。薬物間を比較した場合，MACが小さいものほど麻酔作用が強いことを示す。ED_{50}* に相当する。

* ED_{50}：薬物や抗体などを個体に投与した際，半数に効果が認められる投与量のことを指す。50%有効量。第１編第１章Ｂ「薬物の投与量と安全性」参照。

表2-3●吸入麻酔薬とその組み合わせ

	亜酸化窒素	エーテル	ハロタン	イソフルラン	セボフルラン
可燃性・爆発性	−	＋	−	−	−
導入・覚醒時間	速	遅	比較的速	比較的速	非常に速い
気道刺激	−	＋＋	±	±	±
呼吸抑制・血圧下降	−	−	＋	＋	＋
筋弛緩作用	−	＋＋	＋	＋	＋
悪心・嘔吐	少	多	少	少	少
肝毒性	−	−	＋＋	＋	＋
MAC（%）	105	1.92	0.76	1.4	1.71
臨床使用濃度% 導入	60～80	10～30	1.5～2.0	0.5～4.0	0.5～5.0
臨床使用濃度% 維持	50～70	5～15	0.5～1.5	2.5以下	4.0以下

B 吸入麻酔薬

吸入麻酔は基本的に**亜酸化窒素**に**酸素**，それにセボフルラン，イソフルランなどの亜酸化窒素以外の吸入麻酔薬の混合気を吸入させ，適度な麻酔深度を維持する。エーテルは可燃性が問題となったが，現在使用される吸入麻酔薬には可燃性はない。

主な吸入麻酔薬を表2-3に示した。亜酸化窒素（笑気，N_2O）は基本的な吸入麻酔薬であり常温で気体である。亜酸化窒素のMACは105%であり，これは呼気中に酸素がまったく含まれないことを意味し，亜酸化窒素単独で十分な麻酔力を得ることは難しい。このため，他の吸入麻酔薬と併用することが多い。

●**有害作用**　ハロタンはアレルギー性肝障害の発症率が高く，死亡に至る例もある。吸入麻酔薬共通の有害作用として**悪性高熱症**に注意が必要である。これは麻酔中に40℃以上にも達する急激な体温上昇を伴う病態で，心停止に陥ることもある。特効薬として筋弛緩（しかん）薬**ダントロレン**を投与する。

●**作用機序**　細胞膜（まく）に作用し，膜流動性の低下，イオンチャネルの抑制作用などにより，非特異的に膜の興奮性を抑制することで麻酔効果を発現するなど諸説がある。

C 静脈内麻酔薬

静脈内麻酔薬は吸入麻酔薬と比べ，麻酔器具が必要でない，導入が速いという長所がある一方，投与後の麻酔深度と作用時間の調整が難しいのが短所である。しかしながら最近，静脈内麻酔を含めた全身麻酔時には，脳波など脳・神経機能の変化をモニターするBISモニターなどの麻酔深度モニターが使用されるようになり，静脈内麻酔の安全性も向上している。

- **プロポフォール（ディプリバン®）**　比較的最近臨床使用されるようになった静脈内麻酔薬で，麻酔の導入・維持に優れるため，最も広く用いられている。水に溶けにくく，白濁懸濁液として使用する。バルビツール酸誘導体やベンゾジアゼピン誘導体と同様にGABA受容体に作用して，GABAの作用を増強し麻酔効果を発現する。
- **チオペンタール（ラボナール®）**　超短時間作用型のバルビツール酸系誘導体である。
- **ミダゾラム（ドルミカム®）**　ベンゾジアゼピン系抗不安薬である。
- **ケタミン（ケタラール®）**　N-methyl-D-aspartate（NMDA）受容体の拮抗（きっこう）薬。2007（平成19）年に麻薬に指定された。
- **フェンタニル（フェンタニル®）**　オピオイドμ受容体アゴニストで，NLAや全静脈麻酔に使用される。超短時間作用性μアゴニストの**レミフェンタニル**（アルチバ®）は，代謝が速く蓄積性がない利点をもつ。両者とも麻薬に指定されている。

D　神経遮断性麻酔（neurolept anesthesia；NLA）

麻薬性鎮痛薬のフェンタニル（フェンタニル®）と抗精神病薬のドロペリドール（タラモナール®）を静脈内に併用投与し，意識を残しながら，手術可能な無痛状態を導き出す方法である。ジアゼパム（ベンゾジアゼピン系）とペンタゾシンあるいはブプレノルフィン（非麻薬性オピオイド）の併用によるNLA変法も用いられる。循環器への影響が少ないため，心臓の手術などに用いることも多い。意識を消失させるためには亜酸化窒素を併用する。

E　全静脈麻酔（完全静脈麻酔）

吸入麻酔薬をまったく用いず全身麻酔を行う，近年臨床使用が増えている方法である。主に，作用持続時間が短く，麻酔深度の調節性に優れたプロポフォールと麻薬性鎮痛薬のフェンタニルやレミフェンタニル，筋弛緩薬のベクロニウムなどを持続点滴して用いる。プロポフォールは単独では鎮痛効果をもたないので，その欠点を補うことができ，また吸入麻酔薬による手術室汚染の問題がないのが利点である。

◉看護の視点から

- 麻酔の導入から覚醒（かくせい）までは原則として専門の医師が患者の状態管理を行う。

Ⅲ 催眠薬

催眠薬は，寝つきが悪い（就眠障害），深い眠りが得られない（熟眠障害），早期に覚醒(かくせい)する（早期覚醒）などの睡眠障害を訴える患者に投与して眠りをもたらす薬物であり，投与により生理的な眠りをもたらすのが理想である。**バルビツール酸系催眠薬**は欠点も多かったが，現在汎用(はんよう)される**ベンゾジアゼピン系催眠薬**は比較的理想的な催眠薬に近づいている。就眠障害には作用発現が速く，作用持続時間が短い催眠薬を，熟眠障害や早朝覚醒には作用持続時間が比較的長いものを用いる。ベンゾジアゼピン構造をもたない非ベンゾジアゼピン系催眠薬も使用されるが，いずれもベンゾジアゼピン受容体に結合し，GABA受容体に作用し，抑制性伝達物質GABAの効果を増強することにより効果を現す。

最近，メラトニン受容体作動薬（アゴニスト）として催眠効果を発現する新たな催眠薬も登場している。

A 理想的な催眠薬

理想的な催眠薬の要件としては，次のような点があげられる。

- レム睡眠とノンレム睡眠のパターンや深さが自然睡眠と同様である。
- 宿酔感(しゅくすい)* などの残存作用がない。
- 経口投与できる。
- 作用の発現が速く，適度に持続する。
- 大量に用いても致死量に達しない（自殺に使えない）。
- 連用による習慣性，依存性がなく，退薬症候（離脱症状）が認められない。

B ベンゾジアゼピン系催眠薬

基本構造にベンゾジアゼピン構造をもつこの系の薬物は，ベンゾジアゼピン受容体に結合し，①催眠作用，②抗不安作用，③筋弛緩(しかん)作用，④抗痙攣(けいれん)作用といった多彩な薬理作用を示す。このうち催眠作用が比較的優れている薬物を催眠薬として臨床使用している（表2-4）。抗不安薬，抗痙攣薬（抗てんかん薬），筋弛緩薬としても臨床使用されている。

この系の薬物は，①**レム睡眠***への影響が比較的少なく，自然睡眠に近いパター

---

* **宿酔感**：二日酔いの症状。催眠薬を服用し，翌朝目覚めたときに現れることがある。

表2-4 ● 主な催眠薬

作用持続	GABA受容体に作用		メラトニン受容体作動薬	バルビツール酸系
	ベンゾジアゼピン系	非ベンゾジアゼピン系		
超短時間型	トリアゾラム（ハルシオン®）	ゾルピデム（マイスリー®）* ゾピクロン（アモバン®）*		チオペンタールナトリウム（全身麻酔薬）
短時間型	リルマザホン（リスミー®）		ラメルテオン（ロゼレム®）	ペントバルビタール セコバルビタール
中時間型	フルニトラゼパム（サイレース®） ニトラゼパム（ネルボン®） エスタゾラム（ユーロジン®）			アモバルビタール
長時間型	フルラゼパム（ダルメート®）			フェノバルビタール（抗てんかん薬）

＊化学構造にベンゾジアゼピン構造をもたないが，ベンゾジアゼピン受容体に結合して作用を発揮する

ンが得られる，②過量投与であっても安全性が高い，③薬物代謝酵素への影響がなく耐性の発現が少ない，といった特徴があり，現在最も汎用される催眠薬である。

しかしながら，ノンレム睡眠が浅くなる傾向があり，頻度は低いながらも身体依存性を形成する。筋弛緩作用があり，転倒，呼吸抑制などに注意が必要である。また作用持続時間の短い薬物には，服用後入眠まで，あるいは途中覚醒時の記憶がなくなる**一過性前向性健忘**が現れることが多い。過量投与などによる過度の鎮静，呼吸抑制にはベンゾジアゼピン受容体拮抗薬（きっこうやく）の**フルマゼニル**（アネキセート®）を用いる。

ゾルピデム（マイスリー®），ゾピクロン（アモバン®）はベンゾジアゼピン構造をもたないが，ベンゾジアゼピン受容体に結合して作用を発揮する。ゾルピデムは筋弛緩作用が弱い利点がある。

C バルビツール酸系催眠薬

かつて催眠薬として汎用されたが，①依存性が高い，②レム睡眠を短縮する，③薬物代謝酵素の活性を高め，自らのみならず，併用薬の効果も低下する，④過量投与で死に至るなどの欠点のため，現在では催眠薬としての使用は少なくなっている。

＊ **レム睡眠とノンレム睡眠**：ヒトの眠りは単一なものではなく，身体の眠り（rapid eye movement；REM（レム）睡眠，脳は覚醒状態に近い）と脳の眠り（non-REM（ノンレム）睡眠，４段階の深さに分類される）から構成される。眠りに落ちるとまずノンレム睡眠が現れ，次いでレム睡眠（20分間程度）となり，この組み合わせ（90分間程度）が一晩に４～５回繰り返され目覚める。朝起きたときに「夢を見た」というのはレム睡眠の期間に覚醒した場合は，夢の内容を覚えていることが多いからである。

D メラトニン受容体作動薬

ラメルテオン（ロゼレム®）はメラトニンMT$_1$およびメラトニンMT$_2$受容体作動薬であり，ベンゾジアゼピン系催眠薬とは異なり，鎮静作用や抗不安作用によらない睡眠を誘発する。不眠症における入眠困難の改善に用いる。

◉看護の視点から

- 安易な催眠薬の投与は避け，患者の訴えをよく聴き，原因を把握することが大事である。
- 規則正しい生活リズムを指導する。
- 筋弛緩（しかん）作用によるふらつきをもたらすものが多く，高齢者では薬効，有害作用が強く出現するので注意する。

Ⅳ 麻薬および類似薬

モルヒネを代表とする麻薬は，ケシ科の植物由来の天然物である。ケシの未熟果皮に傷をつけると流出する褐色乳液を乾燥したものが**アヘン**（アヘンアルカロイド）であり，アヘンには10％の**モルヒネ**，５％の**コデイン**が含まれる。一方，生体内ではエンケファリン，エンドルフィンなどの**内因性オピオイド**が神経伝達物質として働き，痛みの抑制，消化管機能の調節，ストレス応答の調節などの生理作用を発現している。モルヒネなどの麻薬を投与すると，これら内因性オピオイドの受容体（**オピオイド受容体**）に結合し，①強力な鎮痛作用，②鎮咳（ちんがい）作用，③消化管運動抑制作用，④呼吸抑制作用などを発現する。現在，アヘン由来の天然麻薬ならびに合成麻薬は，①鎮痛薬，②鎮咳薬（咳（せき）止め），③全身麻酔薬，④止瀉（ししゃ）薬（下痢（げり）止め）などに臨床応用されている。特に，麻薬は末期がん患者に対する**緩和医療***の目的で使用され，**生活の質**（quality of life；QOL）を高める鎮痛薬としてなくてはならない医薬品である。

一方，ほとんどの麻薬は使い方によっては，連用により身体依存性ならびに精神依存性を形成し，休薬による退薬症候（離脱症候，禁断症状）を示すため「**麻薬及び向精神薬取締法**」により「麻薬」に指定され，その使用が厳しく規制されている。医薬品としての使用の際には**麻薬処方箋（せん）**が必要である。なお，麻薬は**耐性**（tolerance，連用により薬理作用が減弱すること）を伴いやすく，同様な効果を得

***緩和医療**：緩和ケアともいわれる。緩和ケアは，生命を脅かす疾患による問題に直面する患者とその家族に対して，痛みやその他の身体的・心理的・社会的な問題，さらにスピリチュアル（宗教的，哲学的なこころや精神，霊魂，魂）な問題を早期に発見し，的確な評価と処置を行うことによって，苦痛を予防したり和らげることで，QOLを改善する行為である（世界保健機関（WHO），2002）。

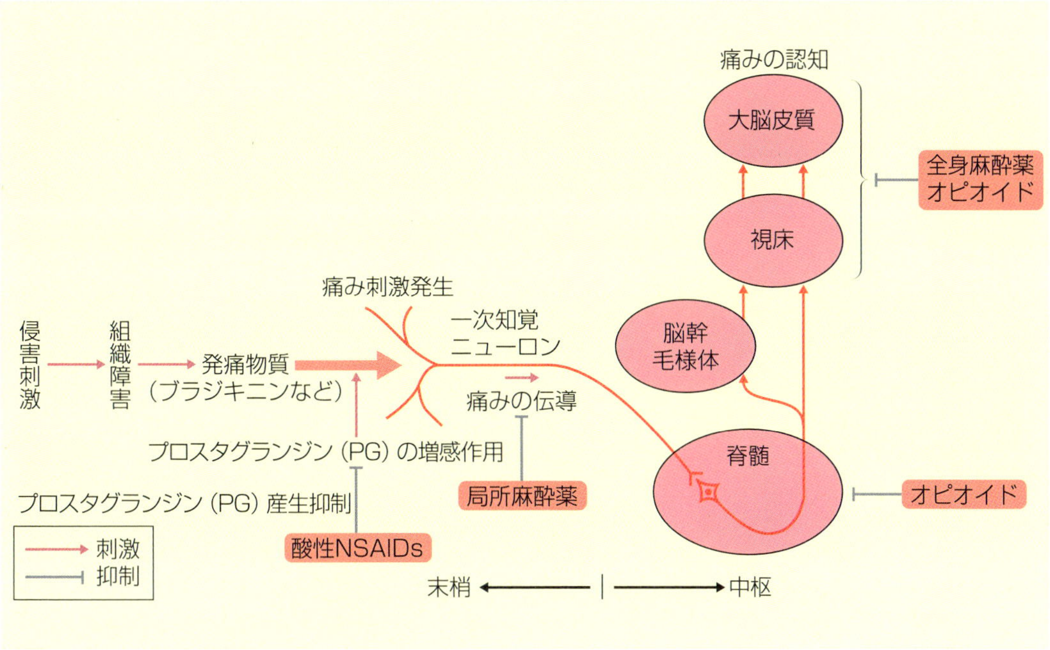

図2-3●痛みの発生機構とその抑制薬の作用点

るためには薬物の増量が必要となる。

A 強力鎮痛薬（オピオイド鎮痛薬）

アスピリンに代表される非ステロイド性抗炎症薬（non-steroidal anti-inflammatory drugs；NSAIDs）は炎症性の疼痛，歯痛などいわゆる軽度な痛みに対しては効果を示すが，がん性疼痛，内臓痛，骨折痛などの激しい痛みに対してはさほどの効果を示さない。こういった痛みに対しては麻薬性鎮痛薬が著効する。これはアスピリンが末梢の炎症部位で痛みの発生・増強作用を抑制するのに対し，麻薬は発生した痛みの伝導経路，認知部位である脊髄，大脳皮質などの中枢に直接作用し，オピオイド受容体に作用することにより，これらの機能を抑制し，強力な鎮痛効果を発現すると考えられていることによる（図2-3）。オピオイド受容体に結合し，鎮痛効果を示すものはすべて強力な鎮痛効果を示し，強力鎮痛薬あるいは**オピオイド鎮痛薬**と称する。

1. モルヒネ

最も基本的な麻薬である。投与により軽い眠気をもたらし，**痛み刺激に鈍感**となる。同時に痛みに対する不安・緊張も取り除く。陶酔感をもたらすこともあり，これが依存性の原因ともなる。**悪心・嘔吐**は，鎮痛作用量よりも低用量で出現するた

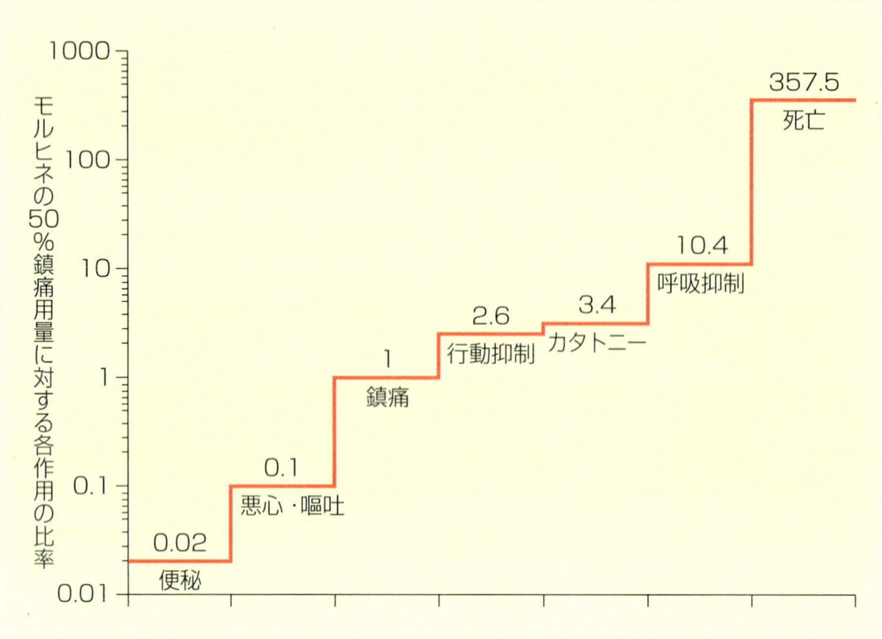

図2-4● モルヒネの主な薬理作用の50％有効用量の比較（動物実験による）：鎮痛作用を1とした場合

め発現頻度は高い。投与初期や増量直後にしばしば出現するが，比較的耐性が形成されやすく，経過観察により短期間に消失することが多い。**便秘**はモルヒネの最も頻度の高い有害作用である。末梢性に消化管の緊張性が亢進（こうしん）するために発現するもので，鎮痛作用量よりもかなり低い投与量で発現し，連用するほぼすべての患者の有害作用となる。この対処としてセンナ製剤などの緩下剤の併用が重要となる。増量により呼吸抑制作用をもたらすため，使用には注意が必要である（図2-4）。

2．コデイン

鎮痛効果はモルヒネより劣るが，鎮咳（ちんがい）作用が比較的強力であり，依存性，便秘作用など有害作用が軽微なため，ジヒドロコデインとともに咳（せき）止めとして用いられる。含有量が1/100以下の製剤は非麻薬として取り扱うことができ，大衆薬（OTC）*としても販売される。

3．フェンタニル

合成麻薬である。注射薬（フェンタニル®）は麻酔用鎮痛薬として，ドロペリドールとの合剤（タラモナール®）はNLA（neuroleptoanalgesia；神経遮断性鎮痛）

＊**大衆薬（OTC）**：over the counter drugのことで，処方箋がなくても購入できる一般医薬品。処方箋が必要な医療用薬がOTCとして販売されるようになることもある。これをスイッチ薬と呼ぶ。イブ®，ガスター10®など。

として使用される。また，貼付薬（デュロテップMT®）はがん性疼痛に使用される。便秘作用が弱いという特徴をもつ。

4．がん性疼痛治療に用いるオピオイド製剤

がん患者の疼痛緩和にはオピオイド製剤が広く用いられ，がん患者のQOLの向上に貢献している。従来，麻薬の経口投与は吸収が悪いとされたが，持続性を高めるために開発された**徐放性製剤***は経口投与にても十分な鎮痛効果を発揮する。

- **モルヒネ硫酸塩徐放性製剤**　**MSコンチン錠**®がこの種の徐放性製剤第１号として臨床使用されるようになり，がん性疼痛管理が格段に向上した。即効性には劣るが，効果持続時間が長く，長期反復投与に適する。咀嚼や，分割しての服用は血中濃度の急激な上昇を招く。このほかに**カディアン**®，**モルペス細粒**®などがある。
- **オキシコドン徐放性製剤（オキシコンチン錠®）**　作用発現が速く，持続性にも優れる。
- **フェンタニル貼付薬（デュロテップMT®）**　皮膚から吸収ができるため，内服できない患者にも使用可能である。効果発現までに12～24時間必要であるが，３日間効果が持続する。便秘を引き起こしにくい。
- **モルヒネ塩酸塩坐薬（アンペック®）**　経口投与に比べると吸収は速やかで，吸収効率もよく，持続性にも優れている。頓服としても使用する。ただし，堅固な便秘状態の患者への投与は吸収が悪くなることもある。
- **塩酸モルヒネ注射薬**　経口投与ができない患者に，あるいは急速に鎮痛薬を増量したいときの**レスキュー製剤**として持続静脈注射，持続皮下注射にて投与する。
- **モルヒネ塩酸塩徐放性カプセル（パシーフ®）**　即効性粒と徐放性粒を配合したカプセルで，効果発現が速く，持続性も高い。

なお，オピオイドによるがん性疼痛治療時，有害作用により痛みに応じた増量ができない場合などは，ほかのオピオイドに変更して治療を継続する。これを**オピオイドローテーション**とよぶ。

B　非麻薬性強力鎮痛薬

オピオイド受容体に対し，一部拮抗性も示す作用薬である。強力な鎮痛効果を示すが，依存性が弱いため，法律上麻薬に指定されていない。**ペンタゾシン**（ペンタジン®，ソセゴン®），**ブトルファノール**（スタドール®），**ブプレノルフィン**（レペタン®）などがある。近年開発されたトラマドール塩酸塩（トラマール®）は弱いオピオイド性に加え，ノルアドレナリン取り込み阻害作用，セロトニン取り込み阻害作用によるモノアミン増強作用により中枢性鎮痛効果を発揮し，がん性疼痛治療薬として使用される。

＊**徐放性製剤**：製剤からの有効成分の放出を遅くすることにより，血中の有効成分濃度を一定に長時間保ち，服用回数を減らすことができる。

C 麻薬拮抗薬

オピオイド受容体拮抗薬の**ナロキソン**（ナロキソン®）はオピオイドの薬理作用を消失させることができ，麻薬による呼吸抑制作用の回復，解毒に用いる。

◉看護の視点から

- 麻薬性鎮痛薬はがん患者にとって，ほかにはない除痛効果をもたらしてくれる。
- 便秘，悪心・嘔吐などの有害作用発現に留意し，対策を講じる。
- 麻薬，およびその類似薬は医療目的外使用（薬物乱用）のターゲットとなりうるので，保管に注意し，患者への適切な服薬指導が望まれる。

V 抗てんかん薬

てんかんとは脳の特定の場所が過剰に興奮し，反復性の痙攣発作と意識消失をきたす慢性脳疾患である。脳のどの部位が過剰に興奮するかにより，痙攣を伴わない，意識障害，知覚障害，精神機能障害などのみを示す発作もある。発作時には特徴的な脳波異常が認められる。わが国におけるてんかんの有病率は0.5～1％で，てんかん患者は100万人と推定されている。てんかんはその90％以上が未成年時に発症する。

A てんかんの分類

過剰興奮を示す部位に基づき，部分発作，全般発作などに分類するてんかん発作の国際分類が一般的であるが，括弧内に示す分類も抗てんかん薬選択のための病型分類として用いられている。

●**部分（焦点・局所）発作**　過剰興奮が大脳の片側の一部から始まる。

・単純部分発作：意識消失がなく，運動，知覚などに発作が起こる。

・複雑部分発作：意識障害を伴う部分発作（≒精神運動発作）。

・２次性全般化発作：２次的に全般発作に進展する。

●**全般発作**　過剰興奮が大脳の両側に発現，意識障害をきたす。

・欠神発作：数秒間の意識障害のみをきたす（≒小発作）。

・ミオクローヌス発作：上下肢の筋肉の痙攣（≒ミオクローヌスてんかん）。

・強直間代性発作：意識消失とともに強直性痙攣，引き続き間代性痙攣を発現する（≒大発作）

・脱力発作：筋緊張の低下をきたす。

B てんかんの薬物療法の原則

発作の予防が第一の目標となる。

①てんかん発作の型により有効な薬物が異なるため，発作の型を見きわめることが大切である。

②基本的に単剤療法を行う。多剤併用療法は有害作用発現時に原因薬物の特定が困難となる。

表2-5● 主な抗てんかん薬

薬剤名（商品名）	薬 効	有害作用	作用機序，その他
フェニトイン（アレビアチン）	・眠気を催さない用量で発作を予防 ・強直間代性発作と部分発作に効果あり ・欠神発作には効果がない	・運動失調，眼振，歯肉肥厚，多毛	・GABA受容体機能の亢進
カルバマゼピン（テグレトール）	・欠神発作以外に有効 ・複雑部分発作（精神運動発作）の第１選択薬	・運動失調，再生不良性貧血	・GABA受容体機能の亢進 ・三叉神経痛，躁うつ病などにも有効
フェノバルビタール（フェノバール）	・強直間代性発作と部分発作に有効	・眠気，精神活動の鈍麻	・GABA受容体機能の亢進
バルプロ酸ナトリウム（デパケン）	・すべてのタイプの発作に有効 ・欠神発作の第１選択薬	・まれに重篤な肝障害	・GABAトランスアミナーゼ酵素阻害
エトスクシミド（ザロンチン）	・欠神発作の第１選択薬 ・強直間代性発作と部分発作に効果なし	・食欲不振，運動失調	・Ca^{2+}チャネルに作用
ジアゼパム（セルシン）	・静注によりてんかん重積症の第１選択薬	・過度の鎮静，筋緊張の低下	・ベンゾジアゼピン誘導体
クロナゼパム（リボトリール）	・ミオクローヌス発作，欠神発作に有効	・過度の鎮静，筋緊張の低下	・ベンゾジアゼピン誘導体
クロバザム（マイスタン）	・すべての部分発作とほとんどの全般発作に有効	・薬剤耐性を生じやすい	・ベンゾジアゼピン誘導体
ゾニサミド（エクセグラン）	・ミオクローヌス発作，欠神発作など一部を除く発作全般に有効	・食欲不振，意欲低下，肝障害	・発作の伝搬経路の抑制
ガバペンチン（ガバペン）	・他の抗てんかん薬で十分な効果が認められない部分発作（２次性全般化発作を含む）に対し抗てんかん薬と併用	・傾眠，めまい，運動失調，倦怠感	・GABAの誘導体．カルシウムの流入を抑制
レベチラセタム（イーケプラ）	・部分発作に対する併用療法	・眠気，めまい 下痢，便秘	・シナプス小胞たんぱく2A（SV2A）と特異的に結合

③長期間にわたって連用するため，有害作用防止の観点からもTDM（血中薬物濃度のモニタリング）を行う。

④発作が完全にコントロールできるまで投与を中止しない。最後の発作が起きてから２年間は投与を続ける。

C 抗てんかん薬の種類

抗てんかん薬はそのほとんどがGABA受容体系に作用しその効果を発揮する。主な抗てんかん薬の特徴を表2-5にまとめて示す。

◉看護の視点から
- 基本的に長期の連用が原則である。
- TDMを行い，有効性，有害作用，薬物相互作用の状況を把握する。
- 最近の発作発現状況，有害作用を十分把握する。

Ⅵ パーキンソン症候群治療薬

パーキンソン病は，振戦（しんせん），筋固縮（こしゅく），無動，仮面様顔貌（がんぼう）など錐体（すいたい）外路機能の異常を主症状とする疾患で，50歳以上の発症が多い。病態は何らかの原因により，黒質-線条体の**ドパミン作動性神経**が変性し，神経終末からのドパミン放出量の減少とそれに伴うドパミン作動性神経に拮抗する**コリン作動性神経**の相対的過剰刺激によると考えられている。したがってパーキンソン病の薬物治療は，ドパミン作動性神経の活性を高めるか，あるいはコリン作動性神経の活性を低下させるなどの対症的な方法が用いられる。ドパミン作動性神経の活性を高める方法として，ドパミンの補充，末梢（まっしょう）でのドパミンへの代謝阻害，ドパミン受容体作用薬，神経終末からのドパミン放出（遊離）促進，中枢でのドパミン代謝の阻害などが，コリン作動性神経の活性を低下させる方法として中枢性抗コリン作動薬などが臨床的に用いられている。神経変性の原因は明らかではないが，環境中の神経毒が脳内に蓄積することなどが推定されている。他方，若年性パーキンソン病のように遺伝的要素が大きく，原因遺伝子が明らかになったものもある。また，クロルプロマジンなどの抗精神病薬やドンペリドン（ナウゼリン®）などの消化器用薬はドパミン受容体遮断作用をもち，中枢ドパミン活性を低下させ，パーキンソン病と同様の症状を伴うことがあるので注意が必要である（**薬物誘発性パーキンソン症候群**）。

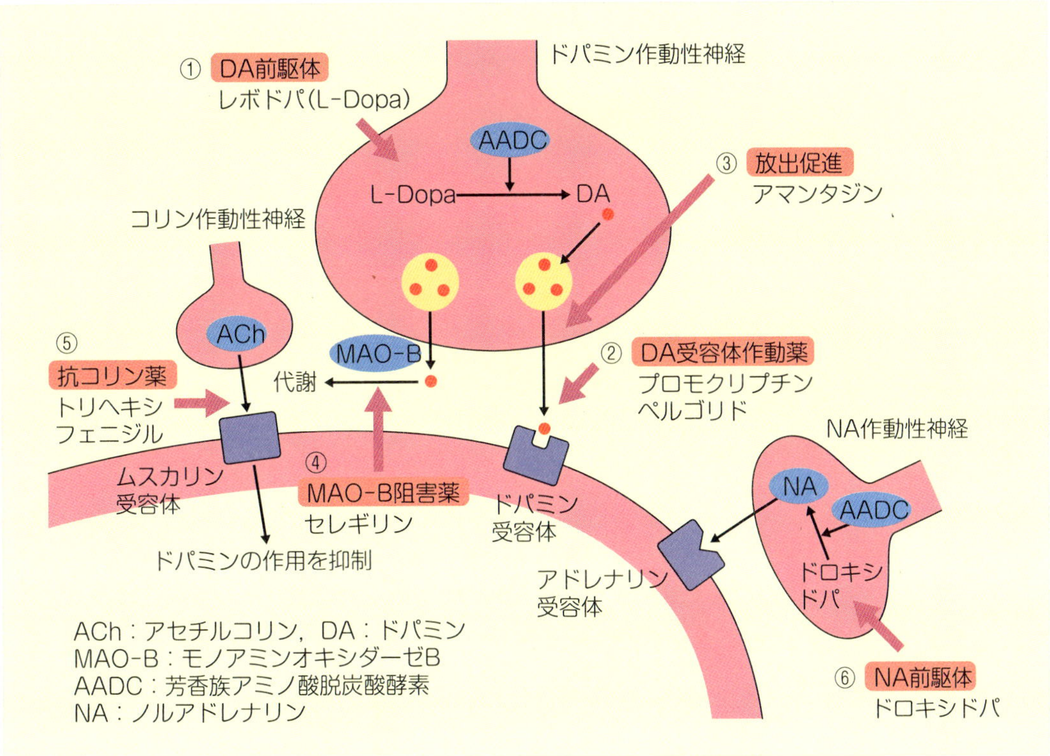

図2-5●パーキンソン病治療薬の作用点

A　ドパミン補充療法に用いる薬物

1．レボドパ（L-dopa，ドパストン®など）

シナプスへのドパミン補充の目的で投与する。ドパミンは水溶性が高く，投与しても血液-脳関門が通過できず，中枢には移行しない。そこで，より移行性の高い前駆物質であるレボドパを投与すると，レボドパは中枢に移行し，**芳香族アミノ酸脱炭酸酵素**（**ドパ脱炭酸酵素**，**AADC**）によりドパミンに代謝され効果を発現する（図2-5①）。パーキンソン病治療の基本薬である。

レボドパは長期間投与による効果持続時間の短縮（**wearing-off現象**）や，服用時間に関係なく症状が良くなったり悪くなったりする現象（**on-off現象**），**ジスキネジア**（不随意運動）が現れたりする。

2．レボドパ代謝阻害薬

このカテゴリーの薬物は中枢への移行性がきわめて悪く，末梢でのレボドパの代謝を阻害することにより，相対的にレボドパの中枢への移行性を高め，レボドパの

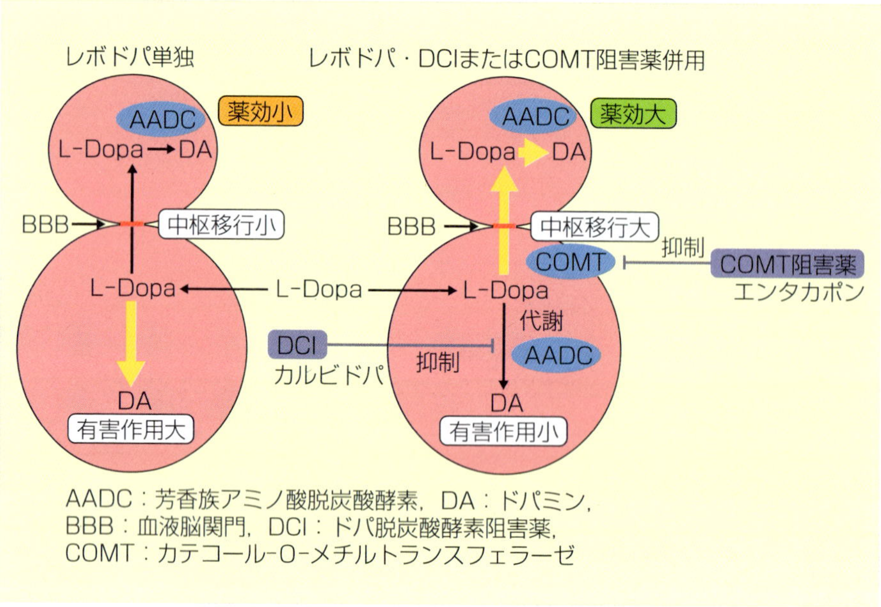

図2-6● レボドパ単独投与とDCIまたはCOMT阻害薬併用の違い

薬効を増強する目的で使用される。したがって単独で用いるのではなく，レボドパなどのドパミン製剤と併用する。

- **ドパ脱炭酸酵素阻害薬（(DCI) カルビドパ，ベンセラジド）** AADCは中枢のみならず末梢にも広く分布し，レボドパは末梢においても代謝・消費されるため，全身投与されたレボドパの5％以下しか中枢に移行しない。また末梢（まっしょう）で生成されたドパミンは起立性低血圧，不整脈，悪心（おしん）などの有害作用を示す。そこで末梢での代謝を抑制し，中枢移行性を高めるため，ドパ脱炭酸酵素阻害薬が併用される。これらドパ脱炭酸酵素阻害薬は血液-脳関門を通過しないため，中枢でのAADC活性には影響しない（図2-6）。ドパ脱炭酸酵素阻害薬はレボドパなどドパミン製剤との併用によりその治療効果を増強する。
- **カテコール-O-メチルトランスフェラーゼ（COMT）阻害薬（エンタカポン（コムタン®））** エンタカポンはドパ脱炭酸酵素阻害薬と同様に，末梢におけるレボドパの代謝酵素であるCOMTを阻害し，末梢におけるレボドパの代謝を阻害することで，レボドパの脳内移行を高め作用を増強し，また同時にレボドパの使用量を減らすことができる（図2-6）。エンタカポンはレボドパ長期投与に伴うwearing-off現象の改善が期待できる。

B　ドパミン受容体作動薬（アゴニスト）

麦角アルカロイド型の**ブロモクリプチン**（パーロデル®），**ペルゴリド**（ペルマックス®），**カベルゴリン**（カバサール®），非麦角アルカロイド系の**タリペキソール**

（ドミン®），**プラミペキソール**（ビ・シフロール®）はいずれもドパミン受容体作動薬（アゴニスト）であり，中枢性のドパミン受容体に直接作用し，パーキンソン症状を改善する（図2-5②）。抗パーキンソン効果はレボドパより弱く，レボドパとの併用の場合も多い。併用はレボドパの投与量減少につながり，有害作用軽減からも有益である。

C 神経終末からのドパミン放出促進

アマンタジン（シンメトレル®）はA型インフルエンザの予防薬としても知られるが，ドパミン作動性神経の終末に作用し，ドパミン放出を促進することにより作用を発揮する（図2-5③）。抗パーキンソン効果は他剤より弱く，レボドパと併用することも多い。

D ドパミンの代謝酵素阻害（モノアミン酸化酵素（MAO-B）阻害薬）

神経終末から放出されたドパミンの多くは**モノアミン酸化酵素**（MAO-B）により代謝され，受容体への結合能を失う。**セレギリン**（エフピー®）は中枢でのMAO-Bを選択的に抑制し，シナプス間隙（かんげき）でのドパミン濃度を上昇させ，ドパミン神経系を活性化する（図2-5④）。

E 中枢性抗コリン作動薬（ムスカリン性アセチルコリン受容体拮抗薬）

ドパミン活性の低下に伴い相対的に亢進状態となっているコリン作動性神経の活性を低下させる目的で，抗コリン作動薬を投与する（図2-5⑤）。めまい，口渇など副交感神経遮断に伴う有害作用発現が比較的軽度である**トリヘキシフェニジル**（アーテン®）などが用いられる。最近はドパミン補充療法が主流ではあるが，軽症パーキンソン病の初期治療薬として使用され，薬物誘発性パーキンソン症候群に有効な数少ない薬物として欠かせない。抗コリン薬の投与は認知症の助長にもつながり，慎重な投与が望まれる（本章Ⅶ「抗認知症薬，脳循環・代謝改善薬」参照）。

F ノルアドレナリンの補充

パーキンソン病では中脳青斑核のノルアドレナリン作動性神経も障害され，ノルアドレナリンの作用低下を伴う。そこでノルアドレナリンの前駆物質である**ドロキ**

シドパ（ドプス®）を投与し，すくみ足，たちくらみの症状を改善する（図2-5⑥）。

G その他

抗てんかん薬の**ゾニサミド**にパーキンソン病に対する改善効果があることがわかり，2009（平成21）年に追加承認された（トレリーフ®）。レボドパ含有製剤に他の抗パーキンソン病薬を使用しても十分に効果が得られなかった場合，レボドパ含有製剤に併用する。作用機序はよくわかっていないが，MAO-Bの阻害効果も有している。

VII 抗認知症薬，脳循環・代謝改善薬

認知症とは脳や身体の疾患を原因として，記憶・判断力などの障害が起こり，普通の社会生活が送れなくなった状態と定義される病気である。原因によりアルツハイマー型認知症（アルツハイマー病）と脳血管性認知症に大別できる。また薬物投与に伴い認知症状態を発現することもある。従来は脳血管性認知症の割合が高かったが（認知症の20～30％），高齢化に伴い近年はアルツハイマー病（同50～60％）の増加が顕著である。

A 抗認知症薬（アルツハイマー型認知症治療薬）

アルツハイマー病は，大脳皮質が萎縮（いしゅく）性変化を生じ，物忘れ，記銘力（短時間記憶）低下，うつ状態，判断力・理解力の低下，徘徊（はいかい）などの症状を伴う進行性の疾患である。脳内にアミロイドたんぱくの沈着などが認められるが，その発症原因は不明である。アルツハイマー型認知症ではコリン作動性神経の機能低下（アセチルコリン合成酵素の減少）が顕著であり，脳内アセチルコリン濃度の増加による症状改善が期待される。最近新たなアルツハイマー型認知症治療薬が相次いで開発され，その効果が期待される（表2-6）。なお，認知症に伴う周辺症状（behavioral and psychological symptoms of dementia；BPSD）には漢方薬の抑肝散（よくかんさん）が用いられることも多い（本編第13章「漢方薬」参照）。

1．中枢性コリンエステラーゼ阻害薬

● **ドネペジル（アリセプト®）**　コリンエステラーゼ（アセチルコリン分解酵素）を特異的に阻害し，シナプスで減少したアセチルコリン濃度を増加させ，中枢性のコ

表2-6●アルツハイマー型認知症治療薬

	コリンエステラーゼ阻害薬			NMDA 受容体拮抗薬
一般名	ドネペジル	ガランタミン	リバスチグミン	メマンチン
商品名	アリセプト	レミニール	イクセロンパッチ	メマリー
形　状	経口薬	経口薬	貼付薬	経口薬
主な副作用	悪心・興奮	悪心・嘔吐	皮膚のかぶれ，嘔吐	めまい，便秘
国内発売年月	1999.11	2011.3	2011.7	2011.6

リン作動性神経を賦活する。軽度・中等度のアルツハイマー病患者に投与すると知的機能改善や症状の進行を遅らせることが期待できるが，病気そのものの進行は抑制しない。中枢への移行に優れ，末梢性のコリン作用による有害作用が少ない。

● **ガランタミン（レミニール®）** ドネペジル同様のコリンエステラーゼ阻害作用に加え，ニコチン性アセチルコリン受容体の感受性亢進能を有する。2011（平成23）年３月に認可された。

● **リバスチグミン（イクセロンパッチ®）** 2011（平成23）年７月に認可された。ガランタミンが経口剤であるのに対し，本剤は貼付薬である。１日１回の貼付でよく，また貼付薬に投与日を記載することができ，介護負担の軽減や服薬管理の改善が期待できる。

2．N-methyl-D-aspartate（NMDA）受容体非競合的拮抗薬（メマンチン塩酸塩（メマリー®））

脳細胞のＮＭＤＡ型グルタミン酸受容体に対し，非競合的拮抗薬として結合することによりカルシウムの細胞内流入を抑制し，脳活動の異常を軽減する。グルタミン酸は過剰に作用すると神経細胞に障害性をもたらす神経伝達物質である。

B 脳循環・代謝改善薬

脳血管障害後遺症や多発梗塞性認知症患者の意欲低下，行動異常など，随伴する身体症状や精神症状を改善するために用いるものであり，認知症そのものに対する効果は期待できない。

1．循環改善薬

脳血管拡張作用，血小板凝集抑制作用などにより脳循環を改善し，２次的に脳機能の改善を期待する薬物である。

●**イフェンプロジル（セロクラール®），ニセルゴリン（サアミオン®），イブジラスト**

（ケタス®）など 慢性脳循環障害などに用いられる。

- ニゾフェノン（エコナール®），ファスジル（エリル®） クモ膜下出血後の急性期の脳虚血症状改善に用いる。

2．脳エネルギー賦活薬

脳内エネルギー代謝系を賦活（ふかつ）することにより，急性期ならびに後遺症治療に使用される。

C 薬物性認知症

中枢神経系に作用する薬は，認知症様症状を発現することがあるので注意を要する。特に高齢者ではその頻度が高くなる。抗コリン性パーキンソン病治療薬，ベンゾジアゼピン系抗不安薬・催眠薬，抗精神病薬，抗うつ薬などの中枢作用薬に加え，抗ヒスタミン薬，NSAIDs，降圧薬，抗菌薬などでも症状を発現することがある。投与の中止により回復する。

Ⅷ 向精神薬

向精神薬とは，身体機能を抑制しないで精神機能に影響を与える薬物と定義でき，抗精神病薬（統合失調症治療薬），抗不安薬，抗うつ薬，抗躁（そう）薬，異常精神発現薬に分類される。

A 抗精神病薬

統合失調症の治療薬である。統合失調症は遺伝的な素因も関連する精神疾患であり，100人に約1人の頻度で発症する。妄想，幻覚，支離滅裂な会話などの**陽性症状**と感情の平板化などの**陰性症状**を示す。発現の機序は明らかではないが，ドパミン作動性神経やセロトニン作動性神経の亢進（こうしん）が関与していると考えられる。従来用いられてきた**定型抗精神病薬（ドパミンD_2受容体遮断薬）**の**クロルプロマジン**（ウインタミン®），ハロペリドール（セレネース®）などは陽性症状を改善するが，陰性症状には効果がない。近年開発されたセロトニン受容体遮断作用も示す**リスペリドン**（リスパダール®）などの**非定型抗精神病薬**は陰性症状にも改善効果を示す。

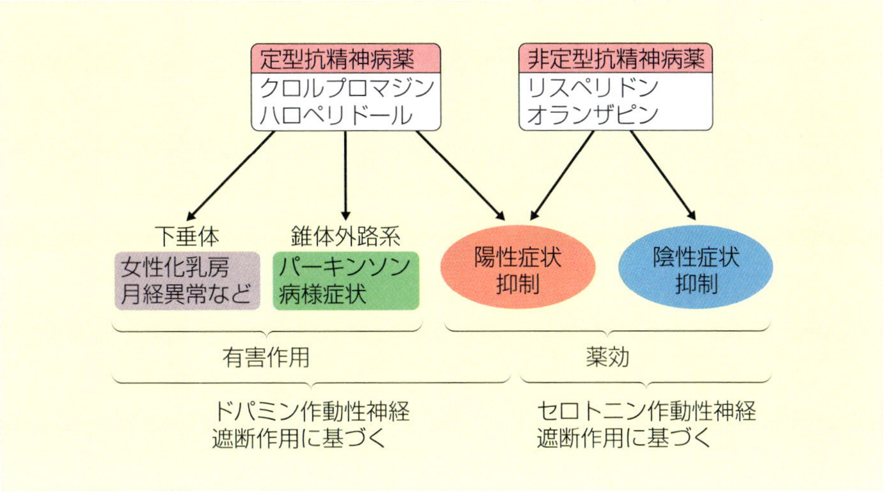

図2-7 ● 抗精神病薬

1．定型抗精神病薬

クロルプロマジン，**ハロペリドール**，**スルピリド**（ドグマチール®）などはドパミンD_2受容体の拮抗薬であり，中脳から前頭葉・辺縁系に伸びるドパミン作動性神経の抑制により作用し陽性症状の発現を抑制する。有害作用として錐体外路系への作用によるパーキンソン病様症状を示す頻度が高い（図2-7）。投与中止が困難なときにはムスカリン受容体遮断薬のトリヘキシフェニジルなどを併用する。なお，薬物誘発性パーキンソン症候群にはレボドパなどドパミン作動性神経活動の亢進薬の投与では効果が期待できない。

2．非定型抗精神病薬

リスペリドン，**オランザピン**（ジプレキサ®）などは主にセロトニン受容体拮抗作用により陽性症状のみならず陰性症状改善にも効果を示すと考えられる。

抗精神病薬はドパミン受容体，セロトニン受容体のみならず，ヒスタミン受容体，α受容体などに遮断薬として作用するものが多く，これに基づく口渇，起立性低血圧などの有害作用を発現する。まれに高熱，筋固縮，昏睡，呼吸困難などの症状を示す**悪性症候群**を発現することが知られる。**ダントロレン**などにより治療する。

◉看護の視点から

- ふらつきなど鎮静効果発現が強い。
- 薬物誘発性パーキンソン症候群の発現に留意する。

表2-7●主な抗不安薬

	タイプ （作用持続時間）	力　価	薬剤名	商品名
ベンゾジアゼピン系	短期作用型 （6時間以内）	高 低	エチゾラム クロチアゼパム	デパス リーゼ
	中期作用型 （12～24時間）	高 高 中	ロラゼパム アルプラゾラム ブロマゼパム	ワイパックス コンスタン セニラン
	長期作用型 （24時間以上）	高 中 中 低 低	メキサゾラム ジアゼパム クロキサゾラム オキサゾラム クロルジアゼポキシド	メレックス セルシン セパゾン セレナール コントール
非ベンゾジアゼピン系			タンドスピロン	セディール

B 抗不安薬

抗不安薬は，脳神経に作用し，不安（恐怖）・緊張などの症状を緩和させる作用があり，パニック障害，不安障害，ストレス障害（心的外傷後ストレス障害；PTSD，急性ストレス障害）など不安を伴う疾患に多く利用される。この目的で**ベンゾジアゼピン系**の薬物が多く用いられ，抗不安作用以外に，催眠作用，筋弛緩作用，抗痙攣作用を有し，催眠薬，手術の麻酔前与薬，抗てんかん薬などにも使用される（作用機序，有害作用などは「催眠薬」の項を参照）。非ベンゾジアゼピン系抗不安薬として，**5-HT$_{1A}$作用薬**（セロトニン作用薬）の**タンドスピロン**（セディール®）があり，ベンゾジアゼピン系薬物に共通の催眠作用，筋弛緩作用，短期記憶障害が発現しない特徴を示す。選択的セロトニン再取り込み阻害薬（selective serotonin reuptake inhibitor；SSRI）系抗うつ薬の**フルボキサミン**（デプロメール®）はパニック障害に有効とされる。主な抗不安薬を表2-7に示す。

◉看護の視点から

- 催眠薬と質的に共通の薬物が用いられる。したがってふらつきによる転倒に留意する。
- 薬物乱用に使用されるものがあり，「麻薬及び向精神薬取締法」の対象となっている。

C 抗うつ薬

うつ病とは**気分障害**の一種であり，抑うつ状態が過度に出現する病態で，その他に不安･焦燥，精神活動の低下，食欲低下，不眠などを特徴とする精神疾患である。生涯罹患率が10％ともいわれ発症頻度は高い。放置すると自殺の危険性が少なからずあるため，治療が必要となる。病因は脳内モノアミン系神経（ノルアドレナリン作動性神経，セロトニン作動性神経）の機能低下によると考えられ，この機能を高める薬物が抗うつ薬として治療に用いられる。抗うつ薬にはムスカリン，α_1，H_1などの受容体に対し阻害作用をもつものが多く，それに伴って，口渇，低血圧，眠気が起こる。

1．モノアミン再取り込み阻害薬

ノルアドレナリン作動性神経終末，あるいはセロトニン作動性神経終末のトランスポーターを阻害し，再取り込みを抑制することで，シナプスでこれら神経伝達物質濃度が高まることにより，うつ状態が改善される。投与開始後抗うつ効果発現までに２～３週間かかるものが多い。

- **イミプラミン（トフラニール®），アミトリプチリン（トリプタノール®），マプロチリン（ルジオミール®）**　ノルアドレナリン神経終末，セロトニン神経終末の両トランスポーターに作用し，抗うつ効果を示す。またムスカリン，α_1，H_1などの受容体に対して遮断作用を示し，それぞれで低血圧，口渇，眠気などの有害作用を示す。構造上イミプラミン，アミトリプチリンは三環系抗うつ薬，マプロチリンは四環系抗うつ薬に分類される（図2-8①）。
- **フルボキサミン（デプロメール®），パロキセチン（パキシル®）**　セロトニン神経に対して選択的に作用し，セロトニンの再取り込みを阻害する。選択的セロトニン再取り込み阻害薬（SSRI）に分類される。α_1，ムスカリン受容体への親和性が低く，有害作用は比較的弱い。うつ病治療の第１選択薬として使用される（図2-8②）。
- **ミルナシプラン（トレドミン®）**　セロトニン神経，ノルアドレナリン作動性神経に選択的に作用し，各種受容体への親和性は弱く有害作用は軽度である。セロトニン・ノルアドレナリン再取り込み阻害薬（serotonin-noradrenaline reuptake inhibitor；SNRI）に分類される（図2-8③）。

2．シナプス前α_2アドレナリン受容体阻害薬（図2-8④）

- **ミアンセリン（テトラミド®），セチプチリン（テシプール®）**　再取り込み阻害作用は弱いが，アドレナリン神経のシナプス前α_2受容体遮断作用により，ノルアドレナリンの遊離増大作用により抗うつ効果を現す。効果発現が速い。H_1受容体遮断作用が比較的強く，眠気をもたらす。

三環系抗うつ薬はムスカリン，α_1，H_1などの受容体に対し阻害作用をもつも

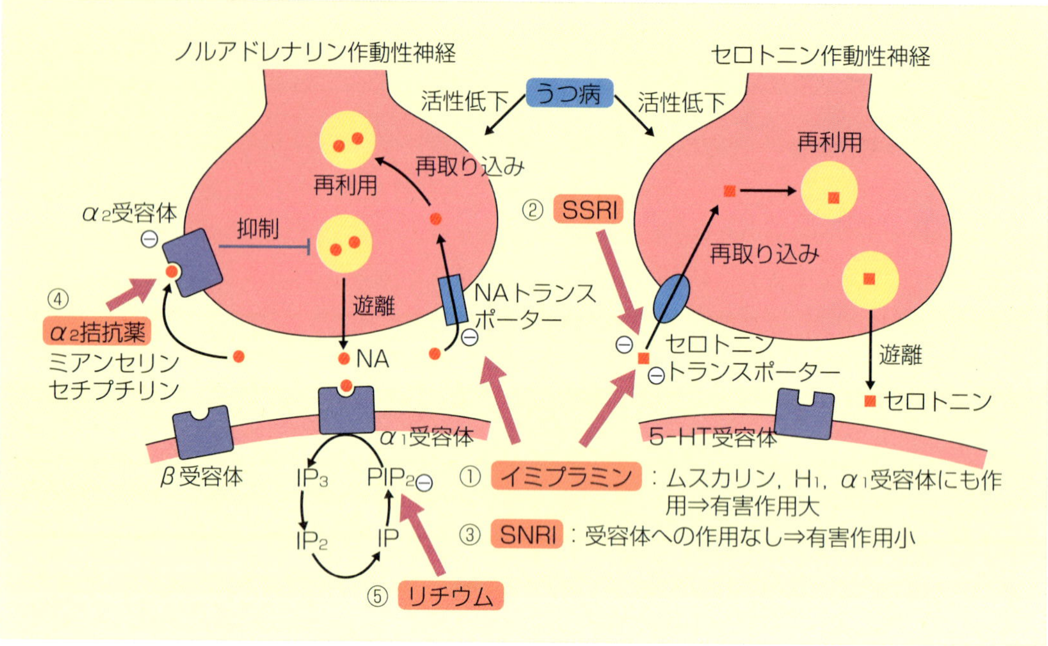

図2-8● 抗うつ薬，抗躁薬の作用点

のが多く，それに伴う口渇，低血圧，眠気などの有害作用を示すことが多い。また，痙攣（けいれん），昏睡（こんすい）など重篤な有害作用も起きる場合がある。

◉看護の視点から
- 投与開始から薬効の発現までに数週間を要し，継続した服用が重要である。

D 抗躁薬

いわゆる**気分障害**には，うつ状態だけが現れる，うつ状態と躁（そう）状態を繰り返す（双極性障害），躁状態のみが現れる，の３つに分類できる。抗躁薬は躁状態の患者に投与し，過度な精神運動機能亢進（こうしん）状態を改善する。気分安定薬ともいう。

●**炭酸リチウム（リーマス®）**　躁うつ病の躁状態に投与すると症状の改善が認められ，長期間投与により再発予防効果も期待できる。作用機序は仮説の域を出ないが，セカンドメッセンジャーの一つのイノシトール三リン酸産生経路（PI代謝回転）を抑制することによると考えられている（図2-8⑤）。神経障害，腎障害など重篤な有害作用を発現するため，リチウムの血中濃度モニタリング（TDM）は重要である。

●**抗てんかん薬バルプロ酸（デパケン®），カルバマゼピン（テグレトール®）**などこれらを用いることもある。

IX 中枢神経興奮薬

中枢神経興奮薬とは中枢神経の精神機能や運動機能に影響を与え，機能亢進させる薬物である。作用部位から以下の3種に分類される。

①大脳皮質を刺激：カフェイン，コカイン，覚醒アミン
②延髄の呼吸中枢・血管中枢を刺激：ジモルホラミン，ニケタミド
③脊髄の反射機能を亢進：ストリキニーネ

臨床で使用されるのはカフェイン，ジモルホラミンなどごく一部である。

●**カフェイン** テオフィリン，テオブロミンなどとともにお茶，コーヒー，ココアなどに含まれるキサンチン誘導体の一つで，中枢興奮作用，強心作用，血管や気管支平滑筋弛緩作用，利尿作用などを示す。作用機序はcAMPの代謝酵素のホスホジエステラーゼ（PDE）の非選択的な阻害作用，アデノシン受容体遮断作用などと考えられる。医薬品として眠気，倦怠感の改善，頭痛薬，かぜ薬などに配合される。

●**テオフィリン（テオドール®）** 気管支拡張薬。喘息治療に用いられる。

●**ジモルホラミン（テラプチク®）** 延髄の呼吸中枢に作用し，呼吸量の増大を図る。同時に交感神経興奮作用も示す。

●**コカイン** 局所麻酔薬の一種であるが，ドパミン作動性神経終末のトランスポーターを抑制し，ドパミン機能を亢進させ，中枢興奮作用を示す。

●**メタンフェタミン（ヒロポン®）** トランスポーター抑制作用に加え，ドパミンの遊離促進作用を示し，興奮作用を示す。

コカイン，メタンフェミンはいずれも精神依存性形成作用が強く，それぞれ麻薬，覚醒剤に指定され，医薬品としての使用はきわめてまれである。

X 頭痛治療薬

頭痛は原因別に，基礎疾患がない片頭痛，緊張性頭痛などの機能性頭痛（1次性頭痛）とクモ膜下出血，髄膜炎などの原因疾患がある症候性頭痛（2次性頭痛）に分類できる。症候性頭痛は原疾患の治療が最優先されるが，機能性頭痛の場合にはいわゆる頭痛薬を投与する。

A 緊張性頭痛

精神的・身体的ストレスや筋肉の緊張などによる。治療には緊張の原因の除去が

序 薬理学とは
1 薬に関する基礎知識
2 生体機能と薬
1 末梢神経系作用薬
2 中枢神経系作用薬
3 心・血管系作用薬
4
5 呼吸器系作用薬
6 消化器系作用薬
7 内分泌・代謝系作用薬
8 抗感染症薬
9 抗腫瘍薬・抗がん剤
10
11
12 救急時の薬物
13 漢方薬
14 その他の薬剤

一番であるが，NSAIDs，**解熱鎮痛薬**を服用することが多い。筋弛緩薬，抗不安薬も用いる。

B 片頭痛

頭痛の10%を占め，男性よりも女性の発症率が3～4倍高い。片頭痛は，なまあくび，目がちかちかするなどの前駆症状を示すことが多く，動けなくなるほど激しい頭痛発作を示す。通常は片側性である。痛みはストレス・緊張などにより脳が刺激を受けると脳血管内の血小板からセロトニン（5-HT）が大量に放出され，血管が収縮することで起こる。時間の経過とともにセロトニンが分解・排泄され枯渇すると，一度収縮した**血管が拡張**し，侵害受容器を刺激して痛みを発現すると考えられている。

1．発作の治療

1 トリプタン系

スマトリプタン（イミグラン®），**ゾルミトリプタン**（ゾーミッグ®）などのトリプタン系薬は**5-HT**$_{1B/1D}$受容体に選択的に作用し，頭蓋内血管の収縮作用と血管作動性神経ペプチドの遊離抑制作用により片頭痛発作に著効する。

2 麦角アルカロイド

古くから片頭痛治療に用いられてきた**エルゴタミン**（クリアミン®などカフェインとの配合剤），**ジヒドロエルゴタミン**（ジヒデルゴット®）などの麦角アルカロイド製剤は各種5-HT受容体に非選択的に作用するだけでなく，ドパミン受容体，アドレナリン受容体にも作用するため有害作用が多く，また片頭痛の初期に投与した場合にのみ有効である。

2．発作の予防薬

カルシウム拮抗薬が予防薬として用いられる。血管平滑筋収縮を抑制することにより，片頭痛の初期に起こる「血管収縮過程」を阻止する。そのほか，β遮断薬，NSAIDs，抗うつ薬なども用いられる。

●主な中枢神経作用薬一覧

薬剤名	欧文表記	商品名	用法・用量	禁 忌
セボフルラン	sevoflurane	セボフレン	最小麻酔濃度:1.7%	ハロゲン化麻酔薬で黄疸，原因不明の発熱の既往歴，本剤に過敏症
亜酸化窒素	N_2O			
プロポフォール	propofol	ディプリバン	0.5mg/kg/10秒	本剤に過敏症，妊産婦，小児

薬剤名	欧文表記	商品名	用法・用量	禁　忌
レミフェンタニル塩酸塩	remifentanyl hydrochloride	アルチバ	0.5μg/kg/分	本剤またはフェンタニル系に過敏症
トリアゾラム	triazolam	ハルシオン	1日0.125～0.25mg，経口	本剤に過敏症，急性狭隅角緑内障，重症筋無力症。次の薬剤との併用：イトラコナゾール，フルコナゾール，ホスフルコナゾール，ボリコナゾール，ミコナゾール，HIVプロテアーゼ阻害薬，エファビレンツ
フルマゼニル	flumazenyl	アネキセート	初回0.2mg，静注	本剤およびベンゾジアゼピン系薬剤に過敏症，長期間ベンゾジアゼピン系薬剤を投与されているてんかん患者
ゾピクロン	zopiclone	アモバン	就寝前7.5～10mg，経口	本剤に過敏症，重症筋無力症，急性狭隅角緑内障の患者
ラメルテオン	ramelteon	ロゼレム	8mgを就寝前に経口投与	本剤に過敏症，肝機能障害患者，フルボキサミンとの併用
フェンタニル	fentanyl	デュロテップMT	2.1mg（12.μg/時）～12.6mg（75μg/時）	本剤に過敏症のある患者
モルヒネ硫酸塩水和物	morphine sulfate hydrate	MSコンチン	1日20～120mgを2回に分割，経口	細菌性下痢症
ブプレノルフィン	buprenorphine	レペタン	1回0.2mg～0.3mgを筋注	重篤な呼吸抑制および肺機能障害など
ナロキソン塩酸塩	naloxone hydrochloride	ナロキソン塩酸塩	1回0.2mg，静注	非麻薬性中枢神経抑制剤または病的原因による呼吸抑制のある患者
バルプロ酸ナトリウム	valproic acid	デパケン	1日400～1200mg	重篤な肝障害，カルバペネム系抗生物質の併用，尿素サイクル異常症
フェニトイン	phenytoin	アレビアチン	1日200～300mg	本剤またはヒダントイン系化合物に過敏症，タダラフィル（アドシルカ®）との併用
レベチラセタム	levetiracetam	イーケプラ	1日1000mg，経口	本剤またはピロリドン誘導体に過敏症

薬剤名	欧文表記	商品名	用法・用量	禁　忌
レボドパ	levodopa	ドパストン	1回100～125mg，1日100～300mgより開始，経口	閉塞隅角緑内障，本剤に過敏症の患者，非選択的MAO阻害薬との併用
タリペキソール塩酸塩	talipexole hydrochloride	ドミン	1日0.2mgまたは0.4mgから開始，維持量1日1.2mg～3.6mg，経口	妊婦または妊娠している可能性のある女性，本剤またはクロニジン過敏症
アマンタジン塩酸塩	amantadine hydrochloride	シンメトレル	初期量1日100mg，維持量1日200mg，経口	重篤な腎障害，本剤に過敏症
トリヘキシフェニジル塩酸塩	trihexyphenidyl hydrochloride	アーテン	1日量2～10mg，経口	緑内障，本剤に過敏症，重症筋無力症
ゾニサミド	zonisamide	エクセグラン（抗てんかん薬）	1日100～200mgを1～3回に分割経口投与	本剤に過敏症
		トレリーフ（パーキンソン病治療薬）	1日1回25mgを経口投与	妊婦または妊娠している可能性のある女性，本剤に過敏症
ドネペジル塩酸塩	donepezil hydrochloride	アリセプト	1日3mgから開始し，1～2週間後に5mgに増量，経口	本剤またはピペリジン誘導体に過敏症
リバスチグミン	rivastigmine	イクセロンパッチ	1日1回4.5mgパッチから開始。4週ごとに4.5mgずつ増量。維持量1日1回18mg	本剤またはカルバメート系誘導体に過敏症
メマンチン塩酸塩	memantine hydrochloride	メマリー	1日1回5mgから開始1週間に5mgずつ増量。維持量1日1回20mg，経口	本剤に過敏症
クロルプロマジン	chrolpromazine	コントミン	1日30～100mg分割経口。精神科領域では1日50～450mgを分割経口	昏睡状態，循環虚脱状態，中枢神経抑制剤の強い影響下にある患者アドレナリンを投与中の患者，フェノチアジン系化合物に過敏症
オランザピン	olanzapine	ジプレキサ	1日5～10mgより開始，維持量1日10mg，経口	昏睡状態，中枢神経抑制剤の強い影響下にある患者，本剤に過敏症，アドレナリン投与中，糖尿病患者，糖尿病の既往歴

演習課題

1 中枢神経系の障害で現れる疾患にはどのようなものがあるか話し合ってみよう。

2 主な中枢神経系作用薬の分類をあげてみよう。

3 吸入麻酔を行った際の有害作用で特に注意すべきものをあげてみよう。

4 理想的な催眠薬の要件を表にしてみよう。

5 緩和医療で用いられる麻薬および類似薬は，どのような効果を期待されているか話し合ってみよう。

6 抗てんかん薬を用いるときの原則をまとめてみよう。

7 パーキンソン症候群治療薬のうちレボドパを長期間投与したときに現れる現象を３つあげてみよう。

8 認知症様症状が発現しやすくなる薬物にはどのようなものがあるか５つ以上あげ，対処法を述べてみよう。

9 向精神薬の種類を４つあげ，服用している場合の注意点を話し合ってみよう。

10 中枢神経興奮薬を作用部位から３つに分類してみよう。

11 頭痛にはどのようなタイプがあり，それぞれどのような薬剤を用いるか，その目的を述べてみよう。

第3章
心・血管系作用薬

この章では

- 心・血管系作用薬が必要となる循環障害の病態を知り，最も治療しなければならない点を理解する。
- 心・血管系作用薬の働きと6つの種類，それぞれの特徴と用いかたを理解する。

I 循環障害と疾患

日本人の３大死因は，①悪性新生物（がん），②心臓疾患，③脳疾患である。これをみると，確かにがんが日本人の死の一番大きな原因となる疾患には違いない。しかし，頭のてっぺんから足の先まで，からだ中の臓器のがんも血液のがんも，すべてを含めてひとくくりにしたがんである。それに対して，二番目と三番目は心臓，脳というそれぞれ単一の臓器の疾患が原因となる死である。そしてその内容をみてみると，虚血性疾患，つまり循環障害による疾患が原因となっている場合が多い。循環障害を起こす最大の原因は，動脈硬化によって動脈が細くなったり，血栓ができやすくなったりして，動脈が詰まりやすくなることである。

循環は，心臓が休むことなく規則正しく収縮と弛緩（しかん）（拍動）を繰り返して，血液を全身に送り出すことによって維持されている。その心臓の収縮力が障害された状態が**心不全**で，その規則性（リズム）の異常が**不整脈**であり，それらが循環を乱すこと（循環障害）の原因となる。また，拍動というたいへん大きな仕事を支える活発なエネルギー代謝のため，常に心臓には酸素と栄養の供給が不可欠であり，分厚く発達した心筋に酸素と栄養を供給するために冠（かん）（状（じょう））動脈という独自の栄養血管が発達している。その冠動脈の，主に動脈硬化に起因する循環障害によって，心筋が酸素不足（虚血）となり強い痛みを感じるのが**狭心症**（きょうしんしょう）であり，その酸素不足が持続して心筋に不可逆的な壊死（えし）が生じるのが**心筋梗塞**（こうそく）である。そして不整脈についても心筋の虚血が原因である場合が多い。さらに言えば，脂質異常症とともに動脈硬化の原因として重要なものが**高血圧**であり，心臓・脳の疾患による死を予防するためには，何よりもまず血圧を適正にコントロールする必要がある。

II 心・血管系作用薬とは

心臓は常に拍動を繰り返して，たいへん大きな仕事を心臓自ら（能動的に）していると直感できる。しかし心臓の機能の面からみてみると，心臓の筋肉（心筋）は引き伸ばされると引き伸ばされた程度に応じて収縮力を発揮して（フランク-スターリングの法則という），受動的に血液を送り出しているにすぎないともいえる。すなわち，静脈側から戻ってくる血液の量に応じて心筋が引き伸ばされ，その引き伸ばされた程度に応じた収縮力を出して，動脈側に血液を送り出している。言葉を替えると，心臓へ戻ってくる血液量が多ければ多いほど強い力を出して，戻ってきた血液量をそのまま動脈側へ送り出すのである。

● **前負荷と後負荷** この静脈から戻ってくる血液の量（静脈還流量）を心臓にかかる

負荷ととらえ，心臓の前からかかる負荷なので「前負荷」という。もちろんこの戻ってきた血液を送り出す先は，高い血圧･高い血管抵抗を有する動脈側であるので，この動脈側の負荷も心臓にとって大きなものである。これは心臓から先（後ろ）に位置するので「後負荷」という。この前負荷も後負荷も，それぞれ静脈系，動脈系の，血管の収縮・弛緩状態が決めている。したがって，心臓が疲れてきて収縮力が低下した病態（心不全）に対する薬物療法では，心臓に直接作用する薬物とともに前後の負荷を減らすため，血管に作用する薬物や体液量を下げて負荷を減らす利尿薬が処方される。動脈硬化の主因の一つである高血圧症についても，降圧薬が血圧を下げる目的で使われるが，その作用機序としては心臓に作用するもの，血管に作用するもの，その両者に作用するものがあることが理解できるであろう。

Ⅲ 降圧薬

血圧は血液が血管壁を押す圧力である。高血圧の診断基準は，収縮期140mmHg以上かつ／または拡張期90mmHg以上である（表3-1）。高血圧が持続すると心臓や血管に負荷がかかり，心不全，動脈硬化，腎障害，脳血管障害などの**重篤な合併症**を招くため，血圧を正常範囲まで下げて合併症の発症を予防する目的で使用されるのが降圧薬である。高血圧患者の降圧目標は，75歳以上の高齢者では140/90 mmHg未満，75歳未満の成人では130/80mmHg未満であり，糖尿病，慢性腎疾患，心筋梗塞後などを有するハイリスク群では130/80mmHg未満とされている。

血圧は心拍出量×末梢（まっしょう）血管抵抗で表される。**心拍出量**は心機能と体内の水分量（体液量）に依存する。**末梢血管抵抗**の大部分は血管径数十μm以下の細動脈の収縮・弛緩状態によって規定される。その細動脈は交感神経の分布の密な部位で，主にα受容体刺激によって収縮する方向にコントロールする力が強い。したがって，血圧を下げるには，心機能・体液量を下げるか（心拍出量↓），末梢血管抵抗を下

表3-1●成人における血圧値の分類（診察室血圧）

分類	収縮期血圧（mmHg）		拡張期血圧(mmHg)
正常血圧	＜120	かつ	＜80
正常高値血圧	120～129	かつ	＜80
高値血圧	130～139	かつ／または	80～89
Ⅰ度高血圧	140～159	かつ／または	90～99
Ⅱ度高血圧	160～179	かつ／または	100～109
Ⅲ度高血圧	≧180	かつ／または	≧110
（孤立性）収縮期高血圧	≧140	かつ	＜90

出典／日本高血圧学会高血圧治療ガイドライン作成委員会編：高血圧治療ガイドライン2019，ライフサイエンス出版，2019，p.18.

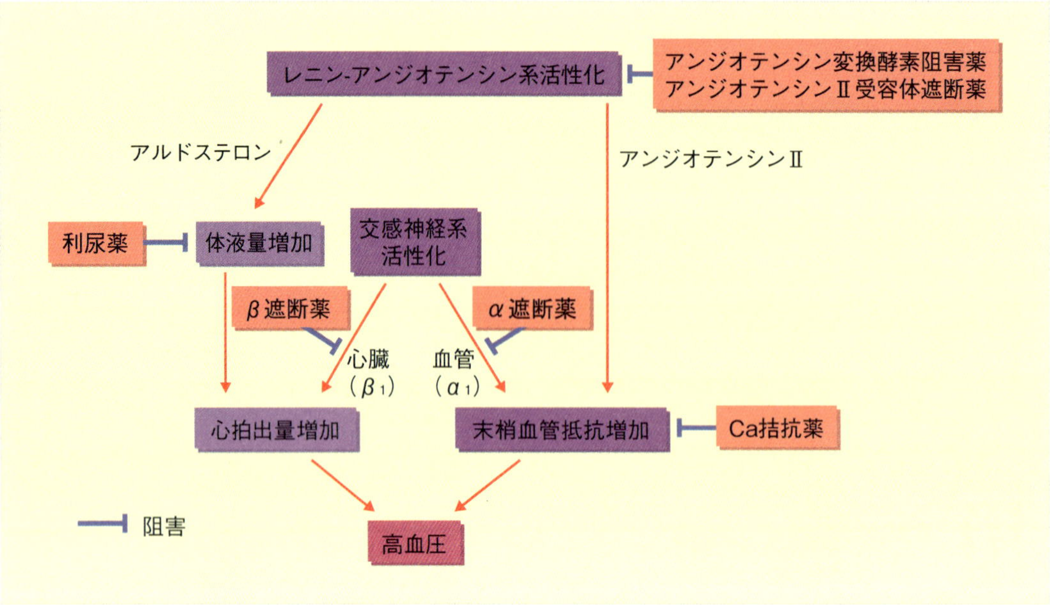

図3-1● 高血圧の病態と代表的治療薬の作用点

げるか（末梢血管抵抗↓），その両者を下げる必要がある。降圧薬の作用機序は正にそれであり，β遮断薬は心機能を抑制することにより，利尿薬は体液量を減少させることにより，その他は直接的あるいは間接的に細動脈の平滑筋(へいかつきん)を弛緩(しかん)させて末梢(まっしょう)血管抵抗を減弱させることにより，血圧を下げる（図3-1）。

1．薬物治療の基本

薬物治療の前に，あるいは薬物治療と併行して**生活習慣の改善**，すなわち非薬物療法を正しく行うことが重要である（表3-2）。一般に，非薬物療法で降圧が得られない場合に薬物療法を選択することとなる（表3-3）。その際に，血圧を下げる効果が得られれば，種類は問わず薬物の選択をしてかまわない。ただし，たとえば左室肥大のある患者ではカルシウム（Ca）拮抗薬やアンジオテンシン変換酵素（ACE）阻害薬/アンジオテンシンⅡ受容体拮抗薬（ARB）に肥大抑制効果があるとか，腎臓病患者ではACE阻害薬/ARBにはたんぱく尿抑制効果があるなど，ある種の薬物が特定の患者群で他の薬剤より優れているというものもある。一方，妊婦にACE

表3-2● 高血圧症の非薬物療法（生活習慣の是正）

食塩制限	1日摂取量を6g以下にする
食事療法	カロリー過剰に注意し，バランスのとれた食事を配慮する。アルコールの大量摂取もカロリー過多になりがちなので，注意が必要である
運動療法	適度の運動は血圧の下降に有効であり，食事療法と相まって，適正体重（BMI（体重（kg）÷身長（m）^{2}）25未満）の維持が高血圧症によい影響を与える
その他	禁煙

表3-3 ● 降圧薬の分類

分類		代表的薬剤名（商品名）
降圧利尿薬	チアジド系利尿薬	ヒドロクロロチアジド（ニュートライド），トリクロルメチアジド（フルイトラン）など
	ループ利尿薬	フロセミド（ラシックス）
	カリウム保持性利尿薬	スピロノラクトン（アルダクトンA），エプレレノン（セララ），トリアムテレン（トリテレン）
交感神経抑制薬	α遮断薬	プラゾシン（ミニプレス），ブナゾシン（デタントール）など
	β遮断薬	アテノロール（テノーミン），プロプラノロール（インデラル）など
	α・β遮断薬	ラベタロール（トランデート），アロチノロール（アルマール）など
	中枢性降圧薬	メチルドパ（アルドメット），クロニジン（カタプレス），グアナベンズ（ワイテンス）
	末梢性降圧薬	レセルピン（アポプロン）
カルシウム拮抗薬	ジヒドロピリジン系	ニフェジピン（アダラートL），ニカルジピン（ペルジピン），アムロジピン（アムロジン）など
	非ジヒドロピリジン系	ジルチアゼム（ヘルベッサー）
レニン-アンジオテンシン系抑制薬	アンジオテンシン変換酵素阻害薬	カプトプリル（カプトリル），エナラプリル（レニベース）など
	アンジオテンシンⅡ受容体拮抗薬	ロサルタン（ニューロタン），カンデサルタン（ブロプレス）など
	レニン阻害薬	アリスキレン（ラジレス）
血管拡張薬		ヒドララジン（アプレゾリン），ブドララジン（ブテラジン）

表3-4 ● 主要降圧薬の積極的な適応と禁忌

種類	積極的な適応	禁忌	慎重投与
カルシウム（Ca）拮抗薬	脳血管疾患後，狭心症，左室肥大，糖尿病，高齢者	房室ブロック（非DHP*の場合）	心不全
アンジオテンシンⅡ受容体拮抗薬（ARB）	脳血管疾患後，心不全，心筋梗塞後，左室肥大，腎障害，糖尿病，高齢者	妊娠，高カリウム血症	腎動脈狭窄
アンジオテンシン変換酵素（ACE）阻害薬	脳血管疾患後，心不全，心筋梗塞後，左室肥大，腎障害，糖尿病，高齢者	妊娠，高カリウム血症，血管神経性浮腫	腎動脈狭窄
利尿薬	脳血管疾患後，心不全，腎不全（ループ利尿薬），高齢者	痛風，低カリウム血症	妊娠，耐糖能異常
β遮断薬	狭心症，心筋梗塞後，頻脈，心不全	喘息，房室ブロック，末梢神経障害	耐糖能異常，閉塞性肺疾患，末梢動脈閉鎖
α遮断薬	高脂血症，前立腺肥大	起立性低血圧	

＊化学構造にジヒドロピリジン（DHP）構造をもつCa拮抗薬をDHP系，もたないCa拮抗薬を非DHP系という。DHP系は血管選択性が高いが，非DHP系は心臓にも作用することから抗不整脈薬としても使用される。なお，DHP系薬物は一般名の末尾が「ジピン」で表されている。

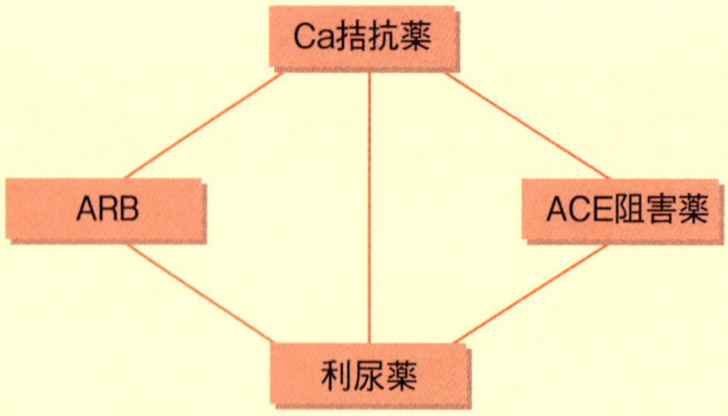

出典／日本高血圧学会高血圧治療ガイドライン作成委員会編：高血圧治療ガイドライン2019, ライフサイエンス出版, 2019, p.79.

図3-2● 主要降圧薬の2剤併用

阻害薬/ARBは禁忌であるなど，注意すべき点もある（表3-4）。

いずれの薬物も目標血圧に向けて少量投与から開始して緩徐な降圧を図るが，リスクが高い患者では数週以内に降圧を得られるようにする。最終的には多くの患者において2，3剤あるいはそれ以上の併用療法を必要とする。また，降圧効果だけでなく生活の質（QOL）についても十分に配慮する。たとえば耐糖能異常のある患者に降圧利尿薬を投与すると糖尿病が顕在化する可能性があり，投与は控えるべきである。さらに，併用する場合には，可能な限り相乗効果が期待でき，互いの欠点を相殺し合うような組み合わせが望ましい（図3-2）。

A 降圧利尿薬

腎尿細管におけるNa^+の再吸収を抑制するとともに水の再吸収を抑制し，体液量を減少させることにより降圧作用を示す（詳細は本章Ⅶ「利尿薬」を参照）。

1. チアジド系薬

利尿作用は中程度だが，血管平滑筋に直接作用して血管を拡張する作用があるため，利尿薬のなかで最も降圧作用が強い。長期間投与すると糖・脂質代謝への悪影響があり，小量（1/4～半錠/回）を使用する。食塩摂取量の多い患者では特に有用である。腎障害症例（血清クレアチニン2.0mg/dL以上）では無効であり使用を避ける。

副作用には，低カリウム血症，低ナトリウム血症，低マグネシウム血症，高尿酸血症，耐糖能低下，光線過敏症，脂質代謝障害がある。低カリウム血症にはカリウム（K）製剤（スローケー®），K保持性利尿薬などを併用し，K含量の多い柑橘（かんきつ）類などの摂取を指導する。高尿酸血症にはアロプリノール（ザイロリック®）を併用する。

2．ループ利尿薬

利尿作用は強いが降圧効果は弱いため，高血圧症に単独で用いられることは少ない。しかし，腎機能を悪化させないので腎機能障害，特にクレアチニン2 mg/dL以上を呈する高血圧症，うっ血性心不全に用いる。

副作用はチアジド系薬に準ずる。

3．K保持性利尿薬

鉱質コルチコイドであるアルドステロンに拮抗してNa再吸収抑制，K排泄抑制を示す抗アルドステロン薬のスピロノラクトン（アルダクトンA®），エプレレノン（セララ®）と，アルドステロンと関係なく同様な効果を示すトリアムテレン（トリテレン®）がある。降圧作用は強くない。しかし，低カリウム血症をきたすチアジド系薬と好んで併用される。一方，ACE阻害薬との併用では高カリウム血症を生ずるので注意する。尿酸値に影響せず高尿酸血症にも使用できる。また，抗アルドステロン薬にはアンジオテンシン系抑制薬にみられる臓器保護作用がある。

B 交感神経抑制薬

1．β遮断薬

降圧作用は，主に心臓のβ_1受容体遮断による心拍出量低下による。その他，腎のβ_1受容体遮断によるレニン分泌抑制も関与する。労作性狭心症，不整脈，頻脈合併例，甲状腺機能亢進症などを含む高心拍出型症例などに適応がある。心不全，気管支喘息，徐脈，レイノー症状，脂質代謝への悪影響などに注意が必要である。急に中止すると血圧が上昇したり，狭心症を誘発する離脱症候群の恐れがある。

2．α遮断薬

血管平滑筋のα_1受容体を遮断して，末梢血管を拡張する。前立腺肥大症に伴う排尿障害を合併する高血圧に特に適応がある。その他，褐色細胞腫では手術前の血圧のコントロールに用いられる。一般に脂質代謝に対し好影響を有する（コレステロールや中性脂肪の低下，HDLコレステロールの上昇）。副作用として起立性低血圧によるめまい，動悸，失神がある。

3．α，β遮断薬

α，β両方の遮断作用のある薬物で，その効果比は薬物で異なり，ラベタロールはβ：α＝5：1，アロチノロール，カルベジロール（アーチスト®）はβ：α＝8：1，アモスラロール（ローガン®）はβ：α＝1：1である。β遮断薬にみられる脂質代謝への悪影響も少ない。一方でβおよびα遮断薬の両方の副作用が出現しうる。

4．中枢性交感神経抑制薬

血管運動中枢のα_2受容体を刺激することによって交感神経活動を抑制し，降圧を示す。メチルドパは妊娠高血圧に使用される。突然中止すると離脱症候群が出現することがある。副作用として眠気，口渇，レイノー様症状などがみられることがある。

5．末梢性交感神経抑制薬

レセルピンは交感神経末梢（まっしょう）に貯蔵されているノルアドレナリンを枯渇させる。降圧効果は良いが副作用が多いので使用される頻度は低い。レセルピンの重要な副作用は抑うつ症状とパーキンソン症候群である。

C カルシウム（Ca）拮抗薬

血管平滑筋（へいかつきん）の**Ca^{2+}チャネル**を遮断して細胞内へのCa^{2+}の流入を抑制することにより細動脈を拡張し，末梢血管抵抗を減じる。強力な降圧効果を有し軽症から重症高血圧まで，単独または他剤との併用で有用である。脳，心，腎などの主要臓器への血流が保たれるため，各種臓器障害合併例，高齢者でもよい適応となり，多くの症例で第1選択薬として利用できる。糖，脂質，電解質代謝にも悪影響はない。副作用として頻脈・動悸（どうき），潮紅，頭痛や血圧の急激な低下に基づく反射性交感神経刺激作用があるが，長時間作用型の薬剤では比較的少ない。妊婦には禁忌である。

D レニン-アンジオテンシン系抑制薬

アンジオテンシンⅡはAT_1受容体に結合して，血管収縮作用，体液貯留作用（アルドステロン産生による），交感神経亢進（こうしん）作用を示す強力な昇圧因子である。レニン-アンジオテンシン系を抑制する薬物には，ACE阻害薬，ARB，レニン阻害薬がある。いずれも妊婦には禁忌である。

1．アンジオテンシン変換酵素（ACE）阻害薬

ACEを阻害することにより，アンジオテンシンⅡの生成を阻害するACE阻害薬は，降圧作用だけでなく，心臓の負荷軽減作用，心肥大や血管肥厚抑制作用，腎保護作用，インスリン抵抗性改善作用などを有する。このような作用によって**臓器障害の改善や進展予防**が期待できることから，心不全や腎障害，糖尿病などを合併する高血圧症には積極的に使用される。

副作用として空咳，高カリウム血症，血管浮腫などがみられる。最も多い空咳は，ACE阻害薬がブラジキニンの分解を阻害し，その作用を増強することと関連している。

2．アンジオテンシンⅡ受容体拮抗薬（ARB）

アンジオテンシンⅡ受容体に特異的に結合し，アンジオテンシンⅡの昇圧作用を抑制する。ARBの効果および副作用はACE阻害薬と同じであるが，ACE阻害薬と異なり，ブラジキンの分解を阻害する作用がないため，空咳の頻度は低い。

3．レニン阻害薬

レニンを直接阻害して，アンジオテンシンⅡの生成を阻害する。ACE阻害薬とARBはレニン分泌を亢進させその結果，血中アンジオテンシンⅠ濃度を増加させる。ARBでは，加えてアンジオテンシンⅡ濃度も増加させる。これに対し，レニン阻害薬はアンジオテンシンⅠとⅡの濃度を低下させる。

E　血管拡張薬

直接血管平滑筋に作用して血管を拡張させる。副作用が多いことから使用頻度は低く，他の降圧薬に抵抗性を示す難治性高血圧症，妊娠高血圧症，高血圧緊急症に用いられる。

◉看護の視点から

- 薬物療法に先行して，その後は薬物療法と併行して非薬物療法（生活習慣の改善）を行う。
- 家庭での血圧測定，特に起床後，活動する前の血圧値が血圧コントロールの指標として有用であることを説明し，測定を促す。
- 一度服薬を開始すると一生やめられないとの理由で服薬に躊躇する場合があるが，降圧が得られれば減量・減薬，場合によっては服薬をやめる場合もありうること，まず血圧を正常化することが必要であることを説明し，アドヒアランスを高めることが大事である。
- 現在多くの種類の降圧薬が開発されており，単に血圧を下げるという観点からすれば，多くの薬物が有効性を示すことができる。したがってその取捨選択にあたっては，薬物のQOLへの影響・効果を評価することが重要である。

Ⅳ 抗不整脈薬

心臓は，まず心房が収縮して，そして引き続き心室が収縮するという運動を規則正しく繰り返して血液の循環を維持している。そのリズムは右心房の洞房結節というところが歩調取りの信号を常に規則正しく発生していること，その信号が刺激伝導系という特殊に発達した心筋の伝導経路（房室結節，ヒス束，脚，プルキンエ線維）を速く伝わって心室の筋肉を同期して一気に収縮させて，血液を効率よく全身に送り出すことが重要である。心筋細胞は自発的興奮または刺激によって興奮するときに脱分極が生じ，その大きさが閾値を超えると活動電位が発生する。図3-3に洞房結節と心室筋での活動電位と各イオンの流れを示す。

1 不整脈とは

不整脈は，その発生起源から**心室性不整脈**と**上室性**（心室より上の部分すべてを含む意）**不整脈**とに分類される。また，頻脈性（100回/分以上）と徐脈性（50回/分以下）とに分けられる。**徐脈性不整脈**に対しては人工ペースメーカーの植え込みが一般的であるが，一過性の場合や緊急の場合にはアトロピンのような副交感神経遮断薬やイソプロテレノールのような交感神経刺激薬を用いて心拍を増やすことがまず試みられる。**頻脈性不整脈**や**期外収縮**では主に薬物療法が行われる。不整脈はしばしば心筋虚血に付随して起こるので，その場合には虚血を改善する治療も併せて行う。いずれにしても不整脈の治療には，①不整脈の正しい診断，②誘因と基礎

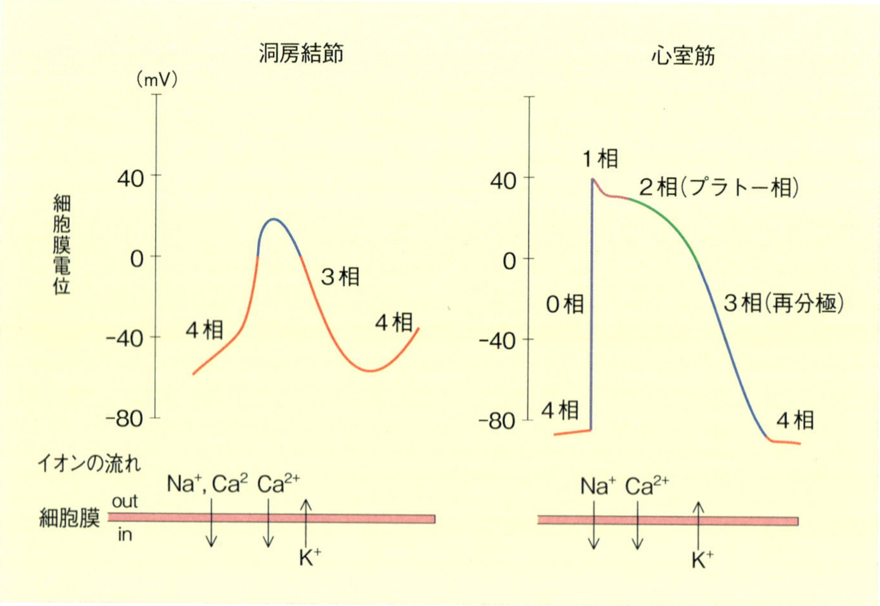

図3-3●活動電位とイオンの流れ

疾患の把握，③緊急度の診断が大切である。近年，抗不整脈薬が長期的には不整脈を悪化させて（**催不整脈作用**という），かえって患者の予後を悪くするという臨床試験結果が出ているので，漫然と投与しないような注意が必要である。

2 不整脈の発生機序と分類

不整脈の発生機序としては，洞房結節（歩調取り信号の発生場所）以外の心筋の興奮性が異常に増して，そこで異常なリズムが発生することや，リズムを伝える経路の中でリズムの伝わりかたに短絡や遅れができて興奮がグルグルと回ってしまうといったことが考えられている。したがって，その心筋の異常興奮を抑える抗不整脈薬は，作用機序によって一般的にクラスⅠ～Ⅳまでの4クラスに分類される（**ボーン・ウィリアムス（Vaughan Williams）の分類**，表3-5）。クラスⅠが心筋細胞膜に存在するNa^+チャネルを阻害する薬物，クラスⅡがβ受容体遮断薬，クラスⅢがK^+チャネルを阻害する薬物，クラスⅣがCa^{2+}チャネルを阻害する薬物（Ca拮抗薬）である。しかし薬物によっては単一作用ではなく他の作用も併せもっており，たとえばベプリジルは程度の差はあるもののクラスⅠ，Ⅲ，Ⅳの作用を併せもっているなど，単純ではない。その後1991年に提唱された「シシリアンガンビット」の作用機序別分類が主に用いられている。しかしあまりに複雑になるのでここでは従来のクラスⅠ～Ⅳの分類で話を進める。

●**クラスⅠ**　キニジンは伝導障害や心不全の増悪（ぞうあく）など副作用が強いため，ほとんど用

表3-5●抗不整脈薬の分類

分類		活動電位持続時間	Na^+チャネル/結合解離	薬剤名（商品名）	適応不整脈
Ⅰ Na^+チャネル遮断薬	a	延長	中間	キニジン（キニジン） ジソピラミド（リスモダン） プロカインアミド（アミサリン） アジマリン（アジマリン） シベンゾリン（シベノール） ピルメノール（ピメノール）	（1）上室期外収縮，心室期外収縮 （2）心房細（粗）動 （3）上室頻拍 （4）心室頻拍
	b	不変 短縮	速い	アプリンジン（アスペノン） リドカイン（キシロカイン） メキシレチン（メキシチール） フェニトイン（アレビアチン）	（1）心室期外収縮 （2）心室頻拍
	c	不変	遅い	プロパフェノン（プロノン） フレカイニド（タンボコール） ピルジカイニド（サンリズム）	＊Ⅰaと同じ
Ⅱ 交感神経遮断薬（β遮断薬）				プロプラノロール（インデラル） メトプロロール（セロケン） アテノロール（テノーミン）	洞性頻脈，上室頻拍，心室期外収縮，心室頻拍，心房細（粗）動の心拍数の調節
Ⅲ K^+チャネル遮断薬（活動電位持続時間延長）				アミオダロン（アンカロン） ソタロール（ソタコール） ニフェカラント（シンビット）	心房細動（肥大型心筋症合併例），心室頻拍，心室細動（致死的，再発性，他剤無効例）
Ⅳ Ca拮抗薬				ベラパミル（ワソラン） ジルチアゼム（ヘルベッサー） ベプリジル（ベプリコール）	（1）上室頻拍 （2）ある種の心室頻拍 （3）心房細（粗）動の心拍数の調節

いられない。アジマリンは上室性頻拍に注射剤で用いられる。ジソピラミドは適応範囲が広く副作用も比較的少ないが，アトロピン様作用（尿閉など）に注意が必要である。リドカインは心筋梗塞（こうそく）に合併する不整脈のコントロールに注射剤として頻用されるが，経口投与では大部分が腸内で分解されてしまうため，リドカインに似ており経口投与が可能なメキシレチンやそれに類似した薬の開発が行われた。

●**クラスⅡ** β受容体遮断薬は交感神経遮断作用により心筋の被刺激性（興奮しやすさ）を減じるとともに，プロプラノロールのように心筋細胞自体の興奮性を減じる作用（膜安定化作用）を併せもっているものもある（表3-5）。

●**クラスⅢ** アミオダロンは頻拍性不整脈に有効率が高い。同じクラスのソタロールはβ受容体遮断作用を併せもつ。

●**クラスⅣ** Ca拮抗薬は心臓への臓器選択性が高い非DHP系で，ベラパミルは上室性不整脈に効果が大きい。

また，クラスⅠ～Ⅳには分類されないが，アデノシンは発作性上室性頻拍発作の停止に注射で用いられ有効である。

◉看護の視点から

- 不整脈の正しい診断が不整脈治療の第一歩である。不整脈が発作性か，恒常性か，いかなる状況で，どのくらいの頻度で発生するかを正しく把握し，緊急性の有無を判断する。
- 不整脈治療が必ずしも予後改善につながらないこと，場合によっては催不整脈作用により予後を悪化させる可能性があることを理解する。
- 心房細動は心房内に血栓を生じやすく，脳塞栓（そくせん）を起こす危険性が高く，抗血液凝固療法を併せて行う必要がある。発症後間もない場合は洞調律に戻すよう治療を行うべきである。

V 抗狭心症薬

狭心症（きょうしんしょう）は，労作時に突然生じる前胸部の「しめつけられるような」，あるいは「圧迫されるような」痛みを訴える臨床病態（**労作性狭心症**）をいうが，まれに安静時に生ずるものもある（**安静時狭心症**あるいは**異型狭心症**）。発生機序は，心筋の酸素需要と供給のバランスの破綻（はたん）にあり，一過性に心筋が**酸素不足**（**虚血**）に陥ることが原因となる病態である。心筋酸素不足が恒常的となれば，心筋の壊死（えし）をきたし，**心筋梗塞**とよばれる病態となる。原因としては，冠動脈硬化症によって冠動脈が狭くなる器質的変化に伴うものと，冠動脈が一時的に痙攣（けいれん）様に収縮すること（「攣縮（れんしゅく）」という）による機能的なもの，およびその両者がある。安静時狭心症には攣縮の要素が強いと考えられている。典型的な労作性狭心症発作は，運動・精神的なストレスがきっかけとなり発症し，安静とニトログリセリンの投与で軽快する。

表3-6 ● 抗狭心症薬

代表的薬剤名（商品名）		抗狭心作用	
		酸素消費抑制	酸素供給増加
硝酸薬	ニトログリセリン（ニトロペン；舌下） （ミオコール；スプレー，注） （ニトロダームTTS；テープ） 硝酸イソソルビド（ニトロール；錠，注，スプレー） （フランドル；錠，テープ）	＋	＋＋
β遮断薬	β_1選択性：アテノロール（テノーミン）など 非選択性：ピンドロール（カルビスケン）など	＋＋	−
Ca拮抗薬	DHP系：アムロジピン（アムロジン）など 非DHP系：ベラパミル（ワソラン）など	＋	＋
その他の冠拡張薬	ニコランジル（シグマート） ジピリダモール（ペルサンチン） ジラゼプ（コメリアン） トラピジル（ロコルナール）	−	＋

心電図では，STの下降，T波の平低化または逆転が認められる。異型狭心症では心筋梗塞のときのように心電図上STの上昇がみられることがある。薬物が心筋虚血を改善して抗狭心症作用を有するためには，心筋の酸素需要を減少させながら心筋への血流を増加させる必要がある。治療薬は大別すると，①硝酸薬（しょうさん），②β遮断薬，③Ca拮抗薬，④その他の冠動脈拡張薬に分類できる（表3-6）。

1．硝酸薬

硝酸薬は狭心症治療の基本薬で，体内で**一酸化窒素**（**NO**）を遊離して，血管を拡張する。すなわち，冠動脈を拡張して虚血部分への血流を改善することによる酸素供給の増加作用と，全身の静脈を拡張して心臓へ戻る静脈還流量を減少させて心臓の前負荷を軽減することによる心筋酸素消費の抑制作用がある。使用目的により異なる剤形が用意されている。狭心痛発作寛解（かんかい）には，即効性を期待して舌下錠，スプレー剤が用いられる。口腔（こうくう）内粘膜から速やかに吸収されるため，投与後1～2分で効果が発現し，30分ほど持続する。その他，点滴静注が行われる。なお，効果が得られないときは，心筋梗塞を疑ったほうがよい。一方，発作予防目的には効果の持続を目的とした経皮吸収型貼付（ちょうふ）剤や徐放剤が用いられている。

2．β遮断薬

心臓のβ_1受容体遮断効果により心臓の仕事量を減らし，心筋酸素消費を抑制する。労作性狭心症に有効である。なお，血管拡張性に作用するβ_2受容体遮断による冠動脈攣縮の危険性があるため，安静時狭心症には単剤では使用しない。β遮断薬には内因性交感神経刺激作用（ISA）や，心臓（β_1）選択性が異なる薬剤があり，病態により薬剤を選択する。

3．カルシウム（Ca）拮抗薬

強力な血管拡張作用があるCa拮抗薬は，冠動脈拡張による酸素供給増加作用があり，安静時狭心症の予防に有効である。また，末梢血管拡張による降圧作用は心臓の後負荷を軽減し，心筋酸素消費を抑制することから労作性狭心症にも効果がある。なお，血管選択性の高いDHP系薬はβ遮断薬と併用すると降圧による反射性頻脈を抑制できる利点がある。心抑制作用がある非DPH系Ca拮抗薬は，単剤で心筋酸素消費の抑制が期待できる。

4．その他の冠拡張薬

ニコランジル（シグマート®）は硝酸薬とATP感受性K^+チャネル開口薬の作用を併せもち，冠動脈拡張作用と虚血心筋保護作用がある。他の狭心症治療薬と併用で投与される。アデノシン増強作用薬のジピリダモール（ペルサンチン®）は血小板凝集抑制作用を併せもち，冠動脈内での血栓の発生が原因と考えられる狭心症の予防に有効である。

◉看護の視点から

- 硝酸薬の舌下投与が狭心症発作の寛解に有用であり，常に携行することを促す。
- 硝酸薬は光に不安定であるものが多いので，保管方法に注意する。
- 発作時は，硝酸薬を5～10分おきに服用させ，20分を超えて胸痛が持続する場合は心筋梗塞を疑い，直ちに医師に連絡するよう促すか受診を勧める。
- 発作がなくても，薬物治療を継続する必要があること，血圧，脂質異常，糖尿病などの治療が併せて必要であることなど理解させる。

Ⅵ 強心薬

心筋の収縮力を高め，心臓のポンプ機能（心拍出量）を亢進させる薬物で，心不全やショックの治療に用いられる。異なる作用機序を図3-4に示す。

1．ジギタリス製剤

心筋の収縮力は筋細胞内のカルシウム（Ca^{2+}）濃度が上昇するのに応じて高まる。ジギタリスは心筋細胞膜のナトリウムポンプ（Na^+-K^+ATPase）を阻害する。その結果，細胞内ナトリウム（Na^+）濃度が上昇することにより，Na^+-Ca^{2+}交換機構*を

*Na^+-Ca^{2+}**交換機構**：細胞内Ca^{2+}と細胞外Na^+を交換する順交換と，その反対の逆交換がある。細胞内Na^+濃度が増加すると，順交換（Ca^{2+}の排出）の抑制や逆交換（Ca^{2+}の流入）の促進によって細胞内Ca^{2+}濃度が上昇する。

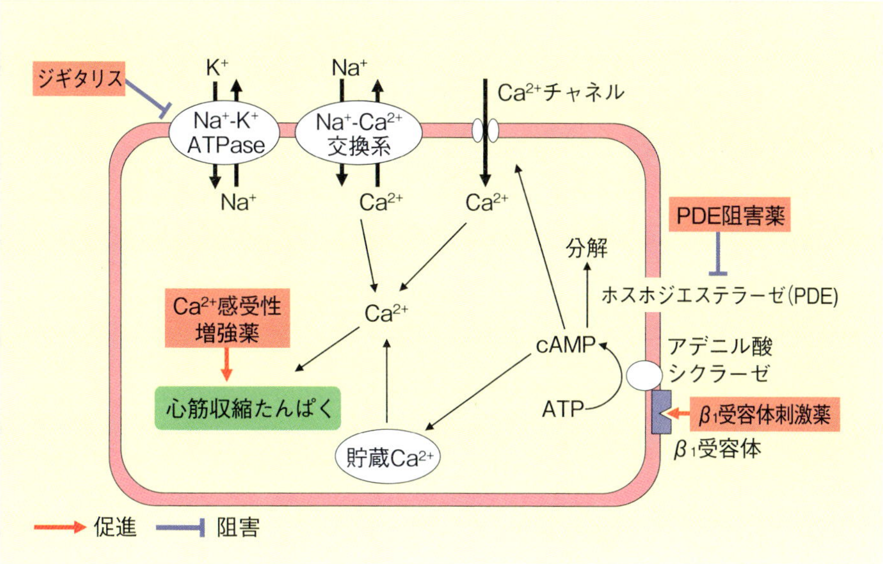

図3-4● 強心薬の作用点

表3-7● ジギタリスの薬理作用

1. 心筋収縮力増強作用
2. 徐脈作用(心筋の興奮伝導系を抑える直接作用と迷走神経を刺激した間接作用の両者による)
3. 心筋自動能亢進作用，異所性興奮発生（不整脈を起こしやすい）
4. 利尿作用（腎臓に対する直接作用は弱く，心不全を改善し，うっ血を除き，腎臓の血流を増やしたことによる間接作用が主である）

表3-8● ジギタリスの中毒症状

心臓症状	a．徐脈：洞性徐脈，洞停止 b．刺激性の亢進：心室性期外収縮，発作性心室頻拍，心室細動など c．伝導障害：房室ブロックなど
消化器症状	食欲不振，悪心・嘔吐，下痢，腹痛，便秘など
神経症状	頭痛，めまい，不眠，抑うつ症状，眼症状（視力障害，黄視，暗点など），錯乱，痙攣など

介して細胞内Ca^{2+}濃度が上昇して収縮力が増強すると考えられている。

強心薬は心筋の収縮力を増強するが，その際同時に心拍数が増加すると心筋の酸素需要が格段に増加してしまい心筋を疲れ果てさせてしまうので，心拍数は増やさないことが望ましい。ジギタリス製剤は，心筋の収縮力を増し，反対に心拍数はむしろ減らすので，強心薬として望ましい性質を有している。ジギタリスの薬理作用を表3-7にまとめた。最も多用されている**ジゴキシン**（ジゴシン®）とジゴキシンの吸収を高めた**メチルジゴキシン**（ラニラピッド®）はいずれも腎排泄(はいせつ)型で，半減期は約1～1.5日である。ジゴキシンは治療域が狭く（1～2 ng/mL），ジギタリス中毒といわれる副作用を起こしやすい（表3-8）ため，血中薬物濃度を測定し個別処

表3-9●ジギタリスと他の薬剤との重要な薬物相互作用

薬 剤	薬物相互作用
カルシウム製剤	相乗作用により中毒を起こしやすい
利尿薬	低カリウム血症を生じるとジギタリス中毒を起こしやすくなる
心筋酸素消費率を増大させる薬物	アミノフィリンの併用時に作用が強く現れる
ジギタリスの吸収率に影響を与える薬物	コレスチラミン，非吸収性制酸薬，ネオマイシンなどを併用するとジギタリスの吸収が阻害される
肝臓での代謝に影響を与える薬物	フェノバルビタールなど薬物分解酵素を誘導するものと併用するとジギタリスの分解が早くなる
抗アルドステロン薬	ジゴキシンと併用するとジゴキシンの排泄が抑制され中毒を起こしやすい

方設計を行うTDM対象薬である。また，他の薬物との相互作用にも注意が必要である（表3-9）。低カリウム血症があるとジギタリスの作用が増強され，血中濃度が治療域でも中毒を起こしやすくなる。特に利尿薬併用時，ステロイドや炭水化物の大量投与時は低カリウム血症を増強するので注意する。

2．カテコラミン製剤

カテコラミン製剤は，心臓のβ_1受容体を刺激することにより，細胞内cAMP濃度を増加し，筋小胞体からのCa^{2+}遊離や，細胞外からのCa^{2+}の流入を促進して心筋収縮を引き起こす。

●**ドパミン（イノバン®）** 低用量でドパミン受容体を刺激し，腎動脈血流を増加して利尿作用を示す。さらに用量を増やすと心筋収縮力増大，心拍数増加などがみられ，それ以上ではα受容体刺激作用のため末梢（まっしょう）小動脈の収縮，腎血管の収縮，血圧上昇をきたす。したがって低～中用量で，利尿作用と心筋収縮力増加を期待して心不全治療に用いられる。

●**ドブタミン（ドブトレックス®）** 強い強心作用をもつが，末梢血管収縮作用はなく，むしろ拡張させ，心拍数もあまり増大しない。つまりドパミン受容体刺激作用はなく，β_1作用が中心となる。ドブタミンの心筋収縮増大作用は用量依存性であり，ドパミンの4倍であるのに対し，心拍数増大作用はドパミンの1/8といわれている。ドパミン，ドブタミンともに非経口（持続静注）で用いる。

●**ドカルパミン（タナドーパ®）** ドパミンのプロドラッグであり，内服すると生体内で加水分解を受けてドパミンに転換される。ドパミン，ドブタミンなどカテコラミンの持続静注からの離脱を目的として開発された薬剤である。

●**アドレナリン（ボスミン®）** 心筋収縮力を増加させるが，同じ用量で心拍数も増加させるため，弱った心筋の仕事量を急激に増加させてしまうので，心不全治療には不適格で，ショック治療に使用する。

3．その他の強心薬

- **デノパミン（カルグート®）** カテコール構造をもたないβ_1受容体選択的刺激薬で，作用はドブタミンに類似している。
- **ミルリノン（ミルリーラ®）** cAMPを分解するホスホジエステラーゼ（PDE）を阻害して，細胞内cAMP濃度を上昇させて，収縮力を増加させる薬物である。
- **ピモベンダン（アカルディ®）** 心筋収縮たんぱく（トロポニン）のCa^{2+}感受性増強薬で，同じCa^{2+}濃度でも強い収縮を引き起こす。経口投与でも急性効果としてドブタミンと同程度の効果が得られている。

4．その他の心不全治療薬

うっ血を取り心臓に対する前負荷（静脈還流量）を軽減する利尿薬と，降圧により後負荷（血圧）を軽減するACE阻害薬，ARBが用いられる。特に，**ACE阻害薬**，**ARB**は，後負荷軽減だけでなく，前負荷軽減，心肥大抑制作用があり，心不全の悪循環を断ち切ることにより，予後改善効果が認められている。心房性ナトリウム利尿ペプチド（ANP）製剤カルペリチド（ハンプ®）は，強力なNa利尿と血管拡張作用があり，急性期または急性増悪期に用いられる。

心抑制作用があるβ遮断薬は心不全治療に一般的には禁忌と考えられているが，交感神経活動を弱めることにより，拡張型心筋症や陳旧性心筋梗塞後の心不全では少量より用いることで運動能力や心機能の改善を認めることがある。現在，カルベジロール，メトプロロール，ビソプロロールの３剤が適用承認を取っている。

かつてはジギタリスと利尿薬との併用が心不全治療の中心であった。しかし，ジギタリスは頻脈性心房細動を合併した慢性心不全には有効であるが，洞調律の心不全に対しては死亡率を減らし長期予後を改善することを示すデータは大規模な臨床試験で得られていない。近年，急性心不全時，あるいは慢性心不全の急性増悪時にはカテコラミンおよびその関連薬が，慢性心不全の治療にはACE阻害薬，ARBなどが中心となってきた。

◉看護の視点から

- 急性心不全の治療ではジギタリス，カテコラミンなど強心薬とうっ血を是正する利尿薬が主となる。慢性心不全では心臓への負担を減らして生命予後を改善するACE阻害薬，ARB，時にβ遮断薬が用いられる。
- 体内水分量の増加を防ぐため，水分摂取，食塩摂取を制限する。
- 特に高齢者では心不全の悪化を予防するためには服薬アドヒアランスが重要であり，チーム医療が重要である。

Ⅶ 利尿薬

腎臓に作用して尿量を増加させる薬物を利尿薬とよぶ。利尿薬の多くは腎尿細管においてナトリウムの再吸収を抑制し，ナトリウムの排泄に伴って受動的に水の排泄を促進させる。糸球体で濾過される血漿は健康な成人で毎分約100mL以上あり，そのうち尿として生成されるのは毎分1mLにすぎない。すなわち，99％以上の水分が尿細管を通る間に再吸収を受ける。したがって，再吸収される率が1％減少しただけで尿量は2倍に増える計算となることから，尿量を増加させる作用の強い薬物ほど，尿細管での再吸収を抑制する作用が強い。主にうっ血性心不全，腎疾患，肝硬変などの浮腫を伴う疾患，高血圧症に適応される。利尿薬の作用部位を図3-5に，作用機序を表3-10に示す。

うっ血性心不全では従来はジギタリスをまず投与していたが，最近ではまず利尿薬を単独で使用する。心不全が比較的軽症であればチアジド系利尿薬を，中等症以上にはループ利尿薬を用いるが，連用によって効果が減弱すること，および低カリウム血症をきたしてジギタリス中毒を起こしやすくなる点に注意が必要であり，カリウム保持性利尿薬の併用が薦められる。

高血圧症に対しては，チアジド系利尿薬が広く用いられているが，チアジド系利尿薬は腎血流量を減少させるため，慢性腎不全の高血圧にはループ利尿薬を使用する。急性腎不全に対しては，ループ利尿薬で乏尿・高尿素血症が改善されることが

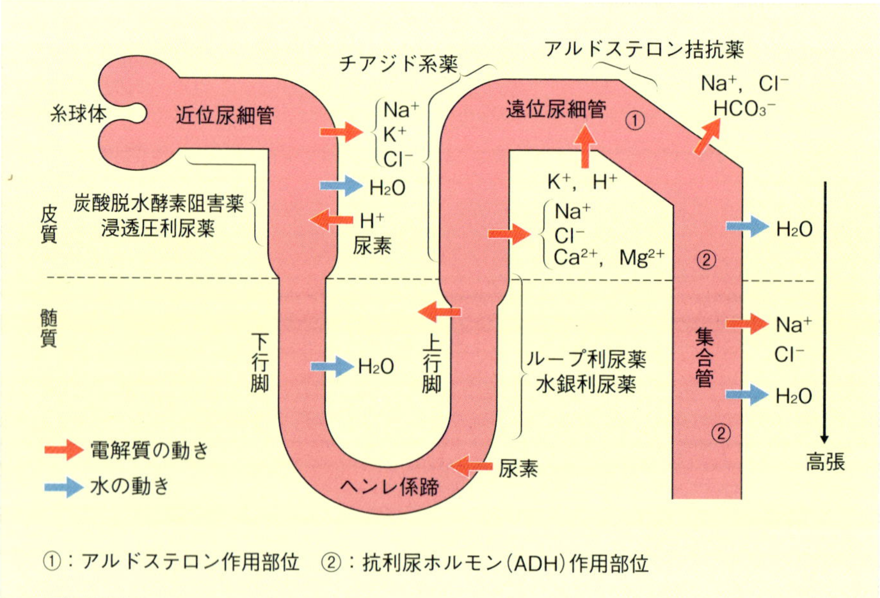

図3-5● 利尿薬の作用部位（模式図）

表3-10● 利尿薬の種類

種類	作用	代表的薬剤名（商品名）
チアジド系利尿薬	遠位尿細管におけるNa^+-Cl^-共輸送体を抑制し，Na^+，水の再吸収を抑制する。中等度の利尿作用に加えて，直接血管を拡張する作用があるため，降圧作用が強い。腎機能低下に注意 有害作用：低カリウム血症，高尿酸血症，耐糖能異常（高血糖），脂質異常症，光線過敏症	ヒドロクロロチアジド（ニュートライド） トリクロルメチアジド（フルイトラン） ベンチルヒドロクロロチアジド(ベハイド)
ループ利尿薬	ヘンレ係蹄上行脚におけるNa^+-K^+-$2Cl^-$共輸送体を抑制し，Na^+，水の再吸収を抑制する。作用発現は速く，強力であるが，作用持続は短い。降圧作用は弱い 有害作用：チアジド系と同じ	フロセミド（ラシックス） ブメタニド（ルネトロン） トラセミド（ルプラック）
カリウム保持性利尿薬	遠位尿細管から集合管におけるNa^+-K^+交換系を抑制し，Na^+，水の再吸収を抑制，K^+の排泄を抑制する。利尿作用は弱く，発現も遅い。主にチアジド系利尿薬などによる低K血症の軽減目的で併用される。アルドステロンに拮抗して本作用を現す薬物を抗アルドステロン薬という 有害作用：高カリウム血症，女性化乳房（スピロノラクトン）	抗アルドステロン薬 スピロノラクトン(アルダクトンA) エプレレノン（セララ） トリアムテレン（トリテレン）
炭酸脱水酵素阻害薬	近位尿細管の炭酸脱水酵素（CA)を阻害し，Na^+，水の再吸収を抑制する。利尿作用は弱い。主に，眼のCA阻害をして眼圧を下げる作用を利用した緑内障治療やてんかんに使用される 有害作用：低カリウム血症，代謝性アシドーシス	アセタゾラミド（ダイアモックス）
浸透圧利尿薬	糸球体で濾過され再吸収されないため，尿細管腔内の浸透圧が上がることにより，Na^+，水の再吸収を抑制する。主に眼内圧，脳圧の減少を目的に使用される 有害作用：うっ血性心不全	イソソルビド（イソバイド） D-マンニトール（マンニゲン）

あるが，電解質バランスが崩れることがあるため，注意して使用する。

ネフローゼ症候群の浮腫に対してはループ利尿薬と抗アルドステロン薬を少量より使用する。副腎皮質ステロイド薬，免疫抑制剤による治療を併行して行う。

肝硬変での浮腫は腹水として認められることが多い。その原因の一つとして，肝臓でアルドステロンが分解されにくくなり，結果的にナトリウム，水分を保持するアルドステロンの抗利尿作用が高まることがある。したがって，肝硬変の浮腫には抗アルドステロン薬を用いることが多い。なお肝硬変では，急激な利尿が肝臓の血流量を低下させ肝性昏睡（こんすい）を誘発するなどして病態を悪化させることがあるので，利尿は緩徐に行う必要がある。

◉看護の視点から

- 腎不全・心不全時の水分排泄障害時に利尿薬は電解質・水分の排泄を促進することにより速やかに病態改善を図ることができ，また，安価である。
- その使用に伴い，水・電解質のバランスを崩す可能性があり，血液検査を行いながら適正な用量を決定する。
- 服用後1～2時間は作用が強く出て尿量が増えるため，通勤時間や車の運転などトイレへ行きにくい時間（行動）を避ける必要がある。
- 夕刻の服用は夜間にトイレへ行く回数が増えて不眠の原因となる可能性があり，午前中，昼食後の服用が薦められる。

Ⅷ 末梢血管拡張薬

末梢循環障害に基づく疾患には閉塞性動脈硬化症，バージャー病，糖尿病性細小血管障害などがある。血管機能障害に由来すると考えられるレイノー病，手足の冷え症や深部静脈血栓症，リンパ浮腫などの病態もあり，いずれも各病態に即した適切な治療が必要である。

1．プロスタグランジン（PG）製剤

PGE_1とPGI_2は強力な血管拡張物質であり，血小板凝集抑制作用も有する。PGE_1製剤には注射薬（アルプロスタジル（プロスタンディン®））と経口薬（リマプロスト（オパルモン®））があり，慢性動脈閉塞疾患などに用いられる。PGI_2製剤（ベラプロスト（ドルナー®））は，原発性肺高血圧症に用いられる。

2．エンドセリン受容体拮抗薬

強力な血管収縮作用を有する体内物質エンドセリンが，原発性肺高血圧症や膠原病に伴う肺高血圧症にかかわっていることが知られている。その受容体拮抗薬ボセンタン（トラクリア®）は，本症の治療に有効である。

3．その他

弱い血管拡張作用を有するニコチン酸誘導体（ヘプロニカート），末梢・脳血流の増加作用を有するビタミンE系薬のニコチン酸トコフェロール（ユベラN®）などが多用されている。勃起不全治療薬でもあるシルデナフィル（レバチオ®）はcAMP分解を阻害することにより血管を拡張する。特に肺動脈性肺高血圧に有効である。

◉看護の視点から

- 末梢循環障害改善に運動療法が有効であり，薬物療法とともに患者の運動療法へのモチベーションを高めるような励ましが有用である。
- 重症の下肢切断にまで至るきっかけは，水虫からの感染であったり，些細な爪切りの際の傷からの感染であったりするので，常にフットケアが重要である。
- 治療上禁煙は重要であり，特にバージャー病は喫煙との関係が濃厚である。

●主な末梢神経作用薬一覧

薬剤名	欧文表記	商品名	用法・用量	禁　忌
プロプラノロール塩酸塩	propranolol hydrochloride	インデラル	1回10mg，1日3回，高血圧症には1日120mgまで，狭心症・不整脈には1日90mgまで増減可	気管支喘息，高度な徐脈，高度の房室・洞房ブロック，うっ血性心不全，異型狭心症など
プラゾシン塩酸塩	prazosin hydrochloride	ミニプレス	1回0.5～2mg，1日2～3回	
アロチノロール塩酸塩	arotinolol hydrochloride	アルマール	1回10mg，1日2回	気管支喘息，高度な徐脈，高度の房室・洞房ブロック，うっ血性心不全，妊婦など
メチルドパ水和物	methyldopa hydrate	アルドメッド	1日250～2000mg，1～3回分服	肝炎，肝硬変の活動期など
アムロジピンベシル酸塩	amlodipine besilate	アムロジン	高血圧症：1日1回2.5～5mg 狭心症：1日1回5mg	妊婦
エナラプリルマレイン酸塩	enalapril maleate	レニベース	1日1回5～10 mg	血管浮腫，アフェレーシス施工中，妊婦など
カンデサルタン シレキセチル	candesartan cilexetil	ブロプレス	1日1回4～8mg	妊婦
ジソピラミド	disopyramide	リスモダン	1回10mg，1日3回	高度の房室・洞房ブロック，うっ血性心不全，緑内障，尿貯留傾向など
メキシレチン塩酸塩	mexiletine hydrochloride	メキシチール	1回100～150 mg，1日3回	重篤な刺激伝導障害
アミオダロン塩酸塩	amiodarone hydrochloride	アンカロン	1日200mg，1日1～2回分服	重篤な洞不全症候群，房室ブロック，QT延長の恐れがある薬物投与中
ベラパミル塩酸塩	verapamil hydrochloride	ワソラン	1回40～80mg，1日3回	重篤なうっ血性心不全，重度な房室・洞房ブロック，妊婦
ニトログリセリン	nitroglycerin	ニトロペン	1回0.3～0.6mg舌下	閉塞隅角緑内障，頭部外傷または脳出血，高度な貧血など
		ニトロダームTTS	1日1回1枚（25mg）貼付	

薬剤名	欧文表記	商品名	用法・用量	禁 忌
硝酸イソソルビド	isosorbide dinitrate (ISDN)	フランドル	1回20mg，1日2回	
ジゴキシン	digoxin	ジゴシン	1日0.25～0.5mg	房室・洞房ブロック，閉塞性心筋症など
ドブタミン塩酸塩	dobutamine hydrochloride	ドブトレックス	1～5μg/kg/分で点滴静注	肥大型閉塞性心筋症
ミルリノン	milrinone	ミルリーラ	50μg/kgを10分かけ静注	肥大型閉塞性心筋症
ヒドロクロロチアジド	hydrochloro-thiazide	ニュートライド	1回25～100mg，1日1～2回分服	無尿，急性腎不全，ナトリウム・カリウム減少症
フロセミド	furosemide	ラシックス	1日1回40～80mg	無尿，肝性昏睡，ナトリウム・カリウム減少症
エプレレノン	eplerenone	セララ	1日1回50mg	高カリウム血症，微量アルブミン尿・蛋白尿を伴う糖尿病患者など

演習課題

1 循環障害の最大の原因と，心臓・脳疾患による死亡を予防するためにはまず何をコントロールするか述べてみよう。

2 成人における血圧値の分類を表にしてみよう。

3 降圧薬の分類とそれぞれの注意点をあげてみよう。

4 不整脈のタイプはどのように分けられているか述べてみよう。

5 狭心症のある患者に確実に薬物療法を行ってもらうための注意点などについて，その説明方法を話し合ってみよう。

6 強心薬を2つ以上あげ，それぞれの特徴と注意点を述べてみよう。

7 利尿薬服用についての注意を説明できるようにしよう。

8 末梢血管拡張薬を用いるような患者には他にどのような療法を勧めたらよいか，注意事項を合わせてまとめてみよう。

第4章
血液作用薬（血液製剤を含む）

この章では

- 血液の働きとともに血液と血管に起こる病態を理解する。
- 血液および血管の疾患に対する薬物の種類とその特徴を理解する。
- ヒトの血液から作られる製剤の種類とその目的を理解する。

血液は血球成分（赤血球，白血球，血小板）と血漿(けっしょう)成分から成り，血管内を循環し，①全身の組織への酸素や栄養の供給，②生理活性物質や代謝産物などの運搬，③生体防御（免疫(めんえき)機構，止血機構）などの役割を担っている。

Ⅰ 造血薬

血液成分の産生を促進する造血薬には，赤血球の産生を促進する**貧血治療薬**と**白血球減少症治療薬**，**血小板減少症治療薬**がある。

A 貧血治療薬

貧血とは，赤血球数および赤血球中のヘモグロビン量が減少している状態で，組織へ供給される酸素不足により動悸(どうき)や易(い)疲労感など様々な症状を呈する。その原因は，赤血球の分化・増殖過程における必須物質の欠乏などによる産生低下（鉄欠乏性貧血，巨赤芽球性貧血，腎性貧血，再生不良性貧血）と，赤血球の破壊亢進(こうしん)（溶血性貧血）および損失（出血性貧血）に大別され，貧血の種類により治療薬が異なる（図4-1）。代表的な薬物を表4-1にまとめた。

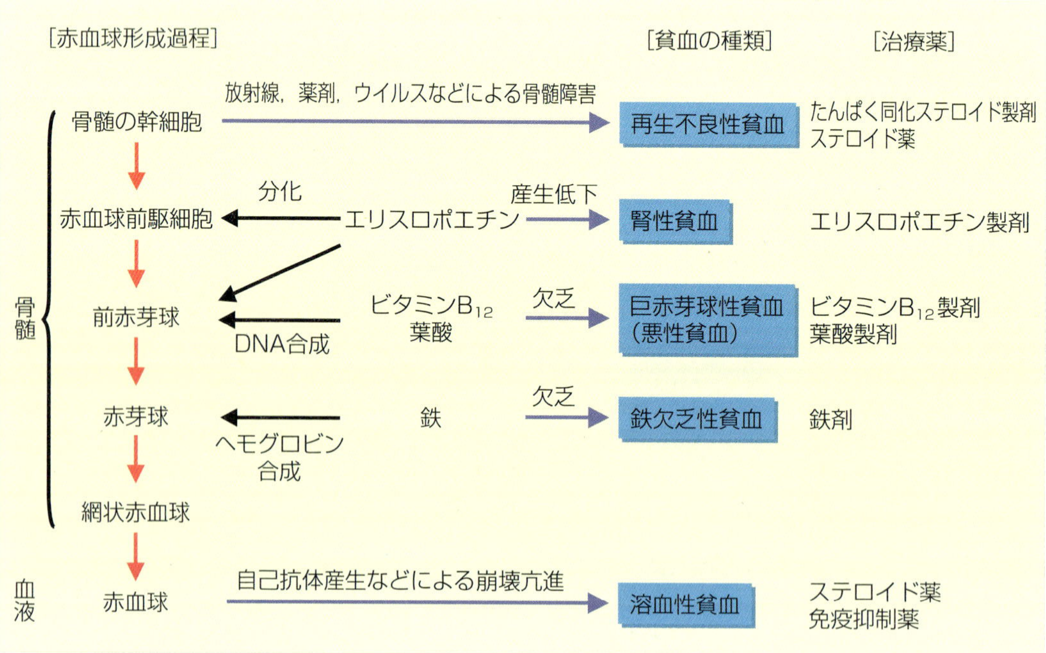

図4-1● 貧血の種類と治療薬

表4-1● 造血薬の種類

薬剤名		適用	投与法	注意点
鉄剤	**硫酸鉄** **フマル酸鉄**	鉄欠乏性貧血	経口	消化器系有害作用が多い（軽減のため食後に服用） 便が黒くなる 制酸剤との併用で吸収低下 併用投与でテトラサイクリン系薬，ニューキノロン系薬などの吸収阻害
	含糖酸化鉄		静注	ショック（時間をかけて投与する） 過剰投与で鉄の蓄積による組織障害が起きる（事前に必要量を計算する）
ビタミンB_{12}製剤	**シアノコバラミン**	巨赤芽球性貧血	経口	悪性貧血には非経口投与（筋注）
エリスロポエチン製剤	**エポエチン（α，β）**	腎性貧血	静注・皮下注	ショック，血圧上昇
G-CSF製剤	**フィルグラスチム** **レノグラスチム** **ナルトグラスチム**	白血球減少症	静注・皮下注	ショック

1．鉄　剤

酸素を運搬するヘモグロビンの合成に必要な鉄が不足することによって生じる**鉄欠乏性貧血**は，全貧血の60～80%を占める。体内に吸収された鉄は，貯蔵鉄，血清鉄，組織鉄として存在する。鉄欠乏時には貯蔵鉄→血清鉄→組織鉄の順で減少し，回復はこの逆となる。したがって，鉄剤の投与で貧血症状は数週間で改善するが，貯蔵鉄の回復までには，なお3～6か月間の投与が必要である。原則として経口剤を用いるが，①有害作用の悪心（おしん）・嘔吐（おうと），下痢（げり）などの消化器症状が強く，経口投与が困難な場合，②経口剤で増悪（ぞうあく）する疾患（消化性潰瘍（かいよう）など）がある場合，③急速に貧血を改善する必要がある場合には注射剤が用いられる。

2．ビタミンB_{12}製剤と葉酸製剤

核酸合成の補酵素として働く**ビタミンB_{12}や葉酸が欠乏する**とDNA合成が阻害され，細胞分裂に支障をきたす。そのため，大型で特異な核構造をもった巨赤芽球となり，正常な赤血球が産生されない。ビタミンB_{12}の欠乏は末梢（まっしょう）神経障害を伴う。巨赤芽球性貧血のうち，ビタミンB_{12}の吸収に必要な胃壁から分泌（ぶんぴつ）される**内因子**の欠損による場合を悪性貧血という。**悪性貧血**では，ビタミンB_{12}製剤は経口では吸収されにくいため，筋注で投与する。

葉酸製剤の投与により造血機能が亢進すると，ビタミンB_{12}の消費が高まり末梢

神経症状が悪化する。そのため，一般に葉酸製剤はビタミンB_{12}製剤と併用する。

3．エリスロポエチン製剤

エリスロポエチンは，赤血球の前駆細胞に作用して赤血球への分化・増殖を促進させる造血因子で，腎臓で産生・分泌（ぶんぴつ）される。腎機能が低下した腎不全患者などでみられる**腎性貧血**には，エリスロポエチン製剤はたいへん有効である。貧血以外にも，手術前の自己血貯血のために用いられる。

B 白血球減少症治療薬

白血球数の減少は易（い）感染性を起こす。骨髄（こつずい）移植後，がんの化学療法や放射線療法後，再生不良性貧血時に伴う白血球減少に対して，白血球の産生を促進する造血因子の**顆粒（かりゅう）球コロニー刺激因子（G-CSF）製剤**や**マクロファージコロニー刺激因子（M-CSF）製剤**が用いられる。

C 血小板減少症治療薬

エルトロンボパグは血小板の造血因子トロンボポエチンが結合する受容体に作用して，血小板産生を亢進（こうしん）させる。エリスロポエチンなどの注射で用いる造血因子製剤と異なり，受容体作動薬のエルトロンボパグは経口剤で，患者にとって利便性が高い。

◉看護の視点から

- 溶血性貧血や白血球減少症，血小板減少性紫斑（しはん）病は，服用している薬剤が原因で引き起こされることがある。そのため，症状が出た場合はまず疑わしい薬剤の服用を中止する。

II 抗血栓薬

血管壁が損傷し出血が起こると，止血機構が活性化され**血栓**が形成される。止血は生理的な生体防御反応であるが，出血がなくても血管壁の傷害部位で血栓が形成され，血管が閉塞（へいそく）される病的現象を血栓症という。代表的な血栓症に**心筋梗塞（こうそく）**と**脳梗塞**がある。

血栓の形成は，血管内皮が損傷し内皮下組織が露出することから始まる。この部

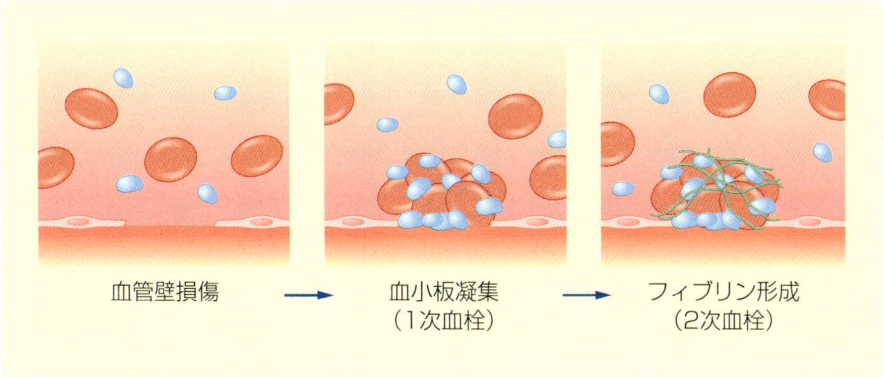

図4-2● 血栓形成・止血の過程

位に血小板が粘着することにより活性化され，アデノシン二リン酸（ADP）やトロンボキサンA_2（TXA_2），セロトニンなどの血小板凝集を惹起する物質を放出して，血小板凝集塊（1次血栓）を形成する。血小板凝集に併行して血液凝固反応が活性化され，最終的にはフィブリン網を形成し，強固な血栓（2次血栓）が完成する（図4-2）。

血栓症の予防と治療に用いられる抗血栓薬は，血栓形成を阻害する**抗血小板薬**，**抗凝固薬**と，血栓を溶解する**血栓溶解薬**に分類される。一般に心筋梗塞などの**動脈血栓**の予防には抗血小板薬を，静脈血栓や脳梗塞などの塞栓症には抗凝固薬を用いる。抗血栓薬使用時には有害作用の出血に注意する。

A　抗血小板薬

抗血小板薬は，主に強力な血小板凝集作用をもつTXA_2の産生阻害または血小板内cAMP濃度の増加により，血小板内カルシウム（Ca^{2+}）濃度の増加を抑制して血小板凝集を阻害する（図4-3）。

1．アスピリン・ダイアルミネート（バファリン®）

アスピリンは血小板のシクロオキシゲナーゼ（COX）を阻害して，TXA_2の産生を抑制する。しかし，抗炎症・解熱鎮痛薬として使用するときの1回300mg以上の用量では，血管内皮細胞のCOXも阻害することで強力な血小板凝集抑制作用をもつプロスタグランジンI_2（PGI_2）の産生をも阻害し，血栓形成阻害効果が不十分となるアスピリンジレンマを生じる。そこで，抗血小板薬として使用するときは，1日1回80～100 mgの低用量で用いる。

2．チクロピジン（パナルジン®），クロピドグレル（プラビックス®）

血小板膜ADP受容体に結合し，ADPのアデニル酸シクラーゼ抑制機構を阻害し

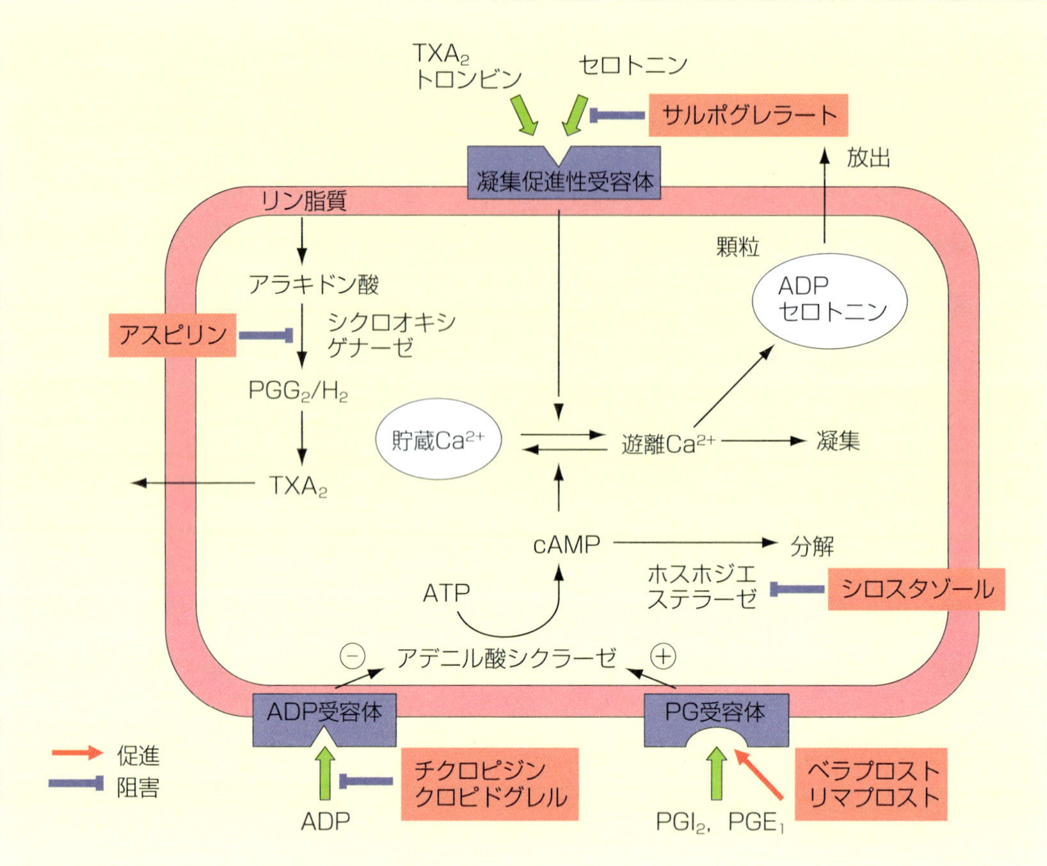

図4-3● 血小板凝集と抗血小板薬の作用点

て，cAMP濃度を増加させる。まれに，重大な有害作用として肝障害，無顆粒球症を起こすため，定期的な血液検査が必要である。

3．シロスタゾール（プレタール®）

血小板に存在するcAMPを分解するホスホジエステラーゼⅢを選択的に阻害し，cAMP濃度を増加させる。

4．ベラプロスト（ドルナー®），リマプロスト（プロレナール®）

血小板内cAMP濃度を増加させて血小板凝集を抑制するPGI_2またはPGE_1の誘導体で，末梢血管拡張作用を併せもつ。

5．サルポグレラート（アンプラーグ®）

セロトニン5-HT_2受容体遮断薬で，セロトニンによる血小板凝集と血管収縮を抑制する。

B 抗凝固薬

血液凝固は，種々の凝固因子が次々に活性化される連鎖反応（カスケード）を経て，最終的にはトロンビンによりフィブリノーゲンからフィブリンが形成されて起こる。この凝固反応は，血管壁傷害後速やか（約10秒）に進行する外因系と，ゆっくり（15～20分）進行する内因系の２経路から成り立っている（図4-4）。抗凝固薬は，凝固因子の生成阻害または凝固因子の活性阻害により，凝固反応を阻害する。

1．ワルファリン（ワーファリン®）

凝固因子のうち，プロトロンビン（第Ⅱ），第Ⅶ，第Ⅸ，第Ⅹ因子は，肝臓で生成されるときにビタミンKが必要である。ワルファリンはビタミンKに構造が類似しており，ビタミンK依存性の凝固因子の生合成を拮抗的に阻害する。血液中の凝固因子には直接作用しないため，作用の発現は遅い（表4-2）。効果は個人差が大きく，過剰投与は出血の危険があるため，血液凝固能検査（プロトロンビン時間）により効果を評価しながら至適投与量を個別に決定する必要がある。ワルファリンの作用は併用薬物によって影響を受けやすく，またビタミンKを多く含む食物(納豆，緑黄色野菜)の摂取によっても作用が減弱するため，相互作用に注意が必要である。

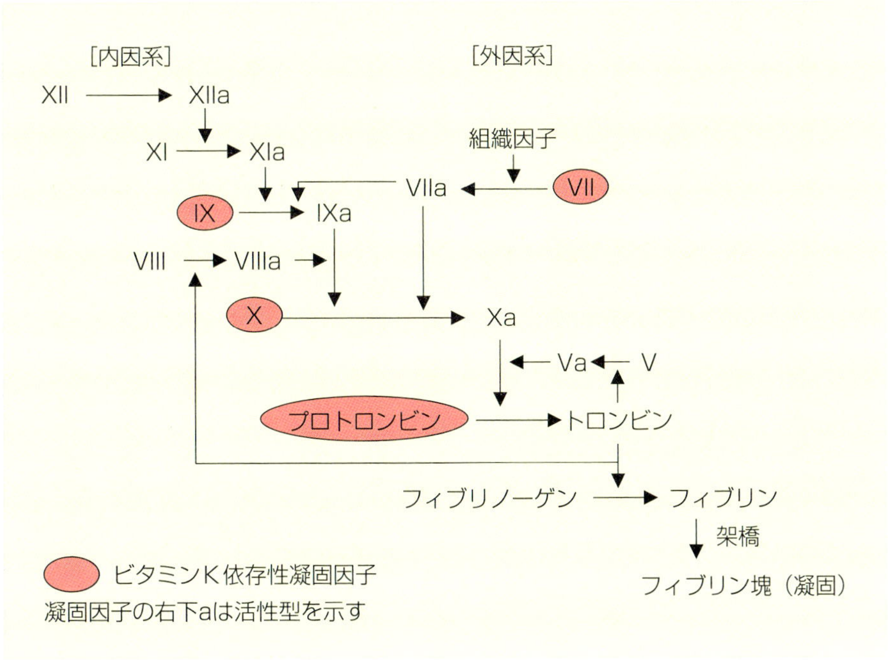

図4-4 血液凝固カスケード

表4-2●ワルファリンとヘパリンの作用比較

	ワルファリン	ヘパリン
作用機序	ビタミンK依存性凝固因子の肝での生合成を阻害 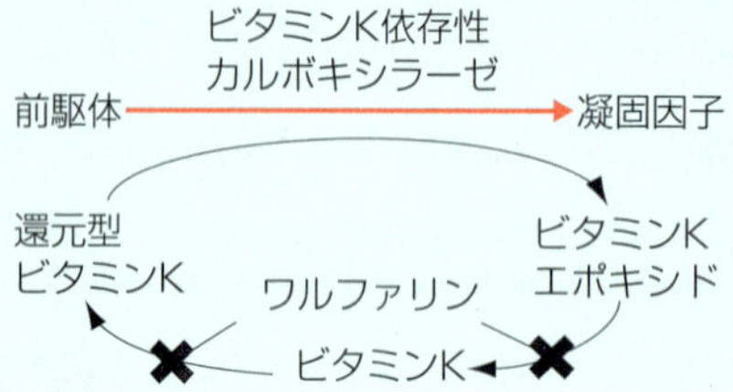	アンチトロンビンⅢと結合して，トロンビンの活性を阻害 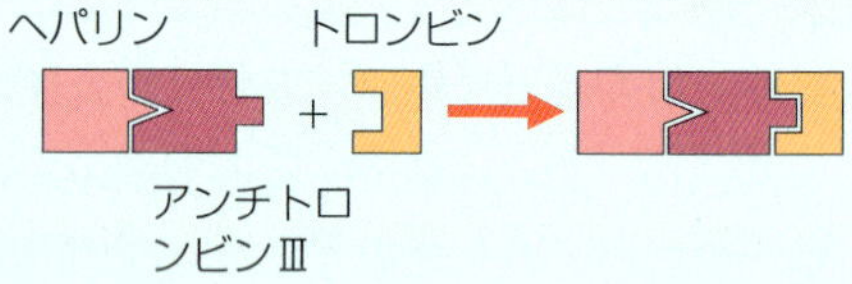
投与方法	経口	静注，筋注
作用発現	遅い（12～24時間後）	速効
作用持続	2～3日	2～3時間（静注），6～8時間（筋注）
拮抗薬	ビタミンK	プロタミン
その他	体内投与時のみ有効	体内，体外共に有効

2．ヘパリン

ヘパリンは，生体内の多糖類硫酸エステルで，血液中の凝固阻害因子の**アンチトロンビンⅢ**と複合体を形成して，主にトロンビンの作用を阻害する。非経口投与で使用され，作用は速効性であるが，数時間しか持続しない（表4-2）。心臓手術などの体外循環装置使用時の血液凝固防止や静脈内留置ルートの確保に欠かせない薬剤であり，播種性血管内凝固症候群（DIC）に対しても重要な治療薬である。過剰投与時には，プロタミンが拮抗薬として用いられる。

3．抗トロンビン薬

トロンビンの活性部位に選択的に結合して，抗凝固作用および抗血小板作用を示す。ヘパリンと異なり，作用発現にアンチトロンビンⅢを必要としない。アルガトロバン（ノバスタン®）は注射剤，**ダビガトラン**（プラザキサ®）は経口剤である。

C 血栓溶解薬

止血後血管が修復されると，フィブリンが線溶系のプラスミンによって溶解され，血栓は除去される。血栓溶解薬は，プラスミンを活性化する**プラスミノーゲン活性化因子作用**をもつ。血管を閉塞する血栓を溶解し血流を再開させる目的で，心筋梗塞，脳梗塞，肺塞栓症の初期治療などに用いられる。

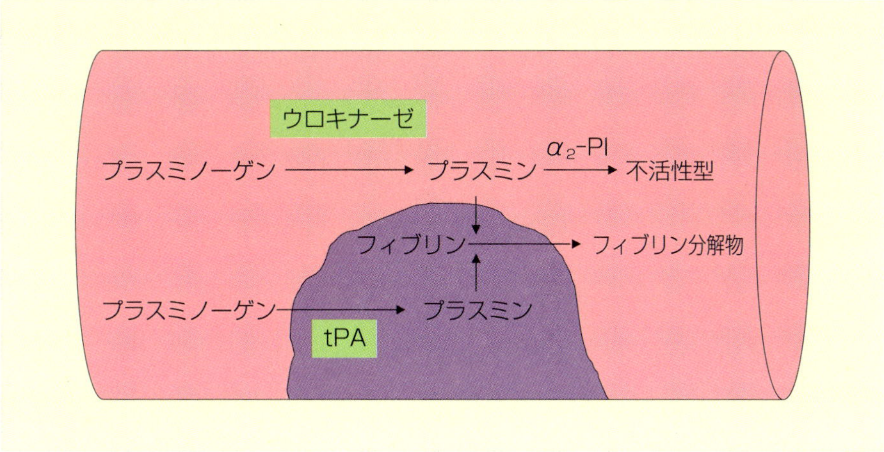

図4-5● 血栓溶解薬の作用点

ウロキナーゼはフィブリンに対する親和性が低く，血漿中でプラスミノーゲンをプラスミンに変換し，血栓のフィブリンを溶解する。しかし，血漿中のプラスミンはα_2-プラスミンインヒビター（α_2-PI）により速やかに不活性化されるため，効果を現すには大量の投与が必要となり，有害作用の出血が問題となる（図4-5）。

一方，血管内皮細胞で産生される**組織プラスミノーゲンアクチベーター**（**tPA**）はフィブリン親和性が高く，血栓中のフィブリン上でプラスミンに変換するため，α_2-PIによる不活性化を受けることなくフィブリンを分解することができる。そのため，ウロキナーゼに比べて出血の危険性は低い。

◉看護の視点から

- 抗血小板薬や抗凝固薬は，手術や抜歯前に投与を中止する必要がある。投与中止期間は，アスピリンは7～10日，チクロピジンは10～14日，ワルファリンは5日と，薬物により異なる。
- これまで唯一の経口抗凝固薬であったワルファリンは，効果に優れているが，厳格な服用管理が必要で使用しにくい面がある。そこに新しい経口抗凝固薬として，ダビガトランが登場した。ダビガトランは，作用発現が速く，治療域が広いことから血中モニタリングの必要がない。また，薬物相互作用も少ないなど，ワルファリンに比べ使用性が改善されたことから一般クリニックでも使用が可能となり，抗凝固療法の選択肢が広まった。

Ⅲ 止血薬

止血薬とは，各種疾患あるいは血管損傷による出血や出血傾向を防止または予防する薬である。出血は通常自然に止まるが，血管壁の異常（脆弱化），血小板の減少や機能異常，凝固系の機能低下，線溶系の異常亢進などの**出血性素因**があり十分な止血が得られない場合や，内臓出血が予想される場合に，止血薬が用いられる。止血薬は作用機序から，凝固促進薬，抗線溶系薬，血管強化薬などに分類される。

A 凝固促進薬

胆道系疾患によるビタミンK欠乏やワルファリン投与などにより，ビタミンK依存性凝固因子の生成が低下すると出血傾向を示す。このような場合にビタミンK製剤が用いられる。ただし，これら薬物の作用発現は12～14時間と遅いため，緊急時には他の薬物を併用する。

B 抗線溶系薬

トラネキサム酸（トランサミン®）は抗プラスミン薬で，プラスミンによるフィブリン分解を抑制する。線溶亢進による異常出血に有用である。

C 血管強化薬

カルバゾクロム（アドナ®）は毛細血管の抵抗性を増大させて，止血作用を示す。各種出血や紫斑病などに対して用いられる。尿がだいだい色に着色する。

D その他

ゼラチン，アルギン酸ナトリウムは外用止血薬として，細小血管からの出血抑制や手術時の止血に用いられる。アドレナリンは血管収縮作用を利用して局所止血に用いられる。

Ⅳ 血液製剤

血液製剤の種類を図4-6に示す。全血製剤のほか，血液の各成分を分離した血液成分製剤，血漿たんぱくを分離精製した血漿分画製剤がある。遺伝子組換え型の製剤もあるが，多くはヒトの血液からつくられており，近年，非加熱製剤の使用によ

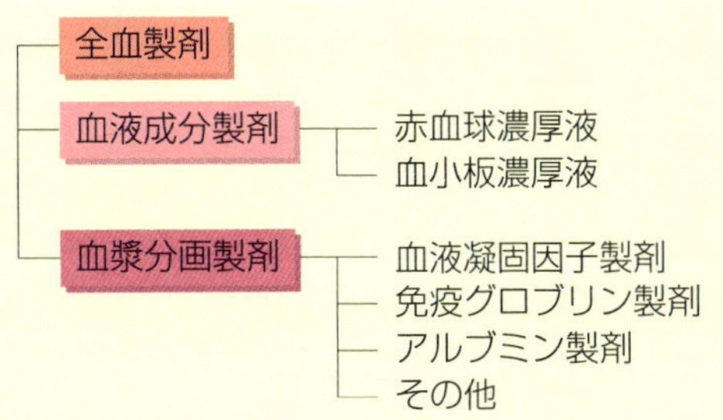

図4-6● 血液製剤の種類

るヒト免疫不全ウィルス（HIV）やC型肝炎ウイルスによる感染が社会問題となった。

A 血液凝固因子製剤

血友病Aおよび血友病Bには，それぞれ欠損している血液凝固因子の**第Ⅷまたは第Ⅸ因子製剤**が投与される。在宅治療として自己注射（静注）が認められている。そのほかの薬剤は，主に手術中や手術後の出血対策，および予防に用いられることが多い。トロンビン製剤を上部消化管出血に経口投与で用いる場合，胃酸で失活しないように緩衝液または牛乳で中和してから投与する。トロンビン製剤の注射は，致死的な血液凝固やアナフィラキシー症状を起こすため禁忌である。

なお，アンチトロンビンⅢ製剤は抗凝固を目的に用いられる。

B 免疫グロブリン製剤

低γグロブリン血症や重症感染症に用いられる。

C アルブミン製剤

低たんぱく血症による病態の改善に用いられる。

◉看護の視点から

- ヒト血液を原料としているため対策は講じているが，感染リスクは完全には排除できないことから，取り扱いには十分注意する。
- 免疫グロブリン製剤は，投与時にショックを起こすことがある。

● 血液作用薬一覧

薬剤名	欧文表記	商品名	用法・用量	禁　忌
フマル酸第一鉄	ferrous fumarate	フェルム	1日1回 鉄として100mg	鉄欠乏状態にない患者
エポエチンアルファ	epoetin alfa	エスポー	1回3000IU，週2回，静注	エリスロポエチン製剤過敏症
アスピリン・ダイアルミネート	aspirin dialuminate	バファリン	1日1回81mg	アスピリン喘息，妊娠後期，消化性潰瘍など
チクロピジン塩酸塩	ticlopidine hydrochloride	パナルジン	1日200～300mg，2～3回分服	出血，重篤な肝障害，白血球減少症
シロスタゾール	cilostazol	プレタール	1回100mg，1日2回	出血，妊婦，うっ血性心不全
ベラプロストナトリウム	beraprost sodium	ドルナー	1回40μg，1日3回	出血，妊婦
サルポグレラート塩酸塩	sarpogrelate hydrochloride	アンプラーグ	1回100mg，1日3回	出血，妊婦
ワルファリンカリウム	warfarin potassium	ワーファリン	1日1回1～5mg	出血，重篤な肝障害，妊婦など
ダビガトランエキシラートメタンスルホン酸塩	dabigatran etexilate methanesulfonate	プラザキサ	1回150mg，1日2回	出血，重篤な腎障害など
カルバゾクロムスルホン酸ナトリウム水和物	carbazochrome sodium sulfonate hydrate	アドナ	1日30～90mg，3回分服	

演習課題

1 血液の成分には何があり，それぞれどんな役割を担っているか話し合ってみよう。

2 貧血の種類を2つあげ，それぞれに対する代表的な薬剤名を述べてみよう。

3 抗血栓薬が必要となる代表的疾患を2つあげてみよう。

4 抗凝固薬のワルファリン服用時の注意事項を述べてみよう。

5 血液製剤の主な種類3つをあげてみよう。

第5章 呼吸器系作用薬

この章では

- 呼吸器系の疾患や症状に対応する薬の種類を理解する。
- 各薬剤の種類，特徴，副作用などを理解する。

呼吸器系は，大気中の酸素を取り込み，二酸化炭素を排出する外呼吸を営む器官で，空気を導く気道と，ガス交換を行う肺から構成されている。

I　気管支拡張薬

気管支拡張薬は，気管支平滑筋（へいかつきん）の異常収縮による気道狭窄（きょうさく）がある場合に，その拡張を目的に用いられる。気管支平滑筋を直接拡張する作用をもつ**β_2刺激薬**，**キサンチン誘導体**，副交感神経興奮による気管支収縮を遮断する**抗コリン薬**の3種類がある（表5-1）。主に，気管支喘息（ぜんそく）と慢性閉塞性（へいそくせい）肺疾患（COPD）に対して用いられる。

表5-1●気管支拡張薬

β_2刺激薬	第1世代（$\beta_2 \fallingdotseq \beta_1$）メチルエフェドリン（メチエフ®），イソプロテレノール（プロタノール®） 第2世代（$\beta_2 > \beta_1$）サルブタモール（ベネトリン®），テルブタリン（ブリカニール®） 第3世代（$\beta_2 \gg \beta_1$）プロカテロール（メプチン®），フェノテロール（ベロテック®），ツロブテロール（ホクナリン®）
キサンチン誘導体	テオフィリン（テオドール®），アミノフィリン（ネオフィリン®），ジプロフィリン（コルフィリン®）
吸入抗コリン薬	イプラトロピウム（アトロベント®），オキシトロピウム（テルシガン®），チオトロピウム（スピリーバ®）

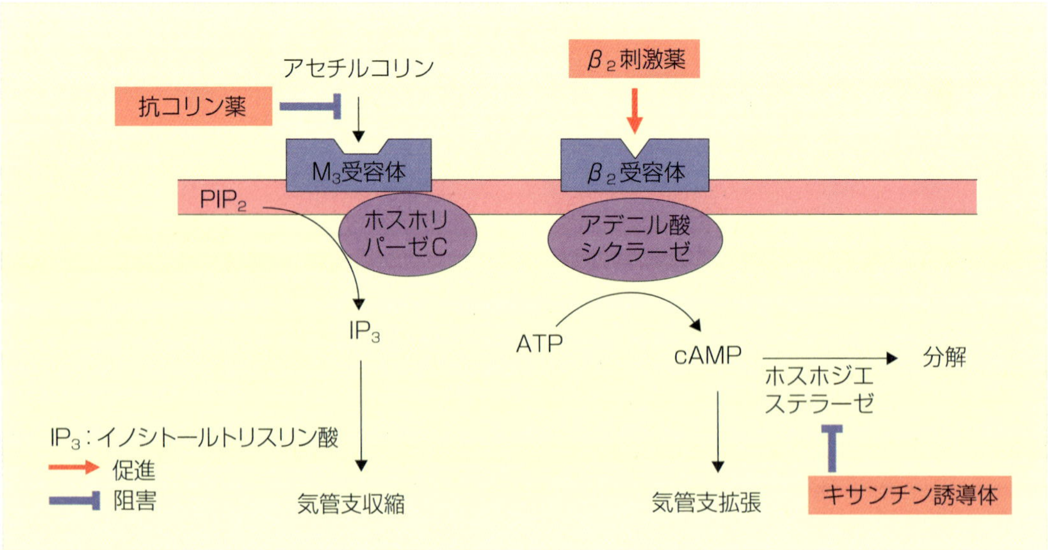

図5-1●気管支拡張薬の作用点

A β_2刺激薬

気管支平滑筋のアドレナリンβ_2受容体を刺激するとアデニル酸シクラーゼが活性化され，細胞内cAMPが増加することにより気管支平滑筋は拡張する（図5-1）。β_2刺激薬の気管支拡張作用は，速効性かつ強力である。β_2受容体に高い選択性がある**プロカテロール**などの第3世代のβ_2刺激薬が頻用されているが，β_1受容体刺激による心臓興奮や不整脈などの有害作用が現れることがあるため，特に，高血圧，心疾患，甲状腺機能亢進症，糖尿病の患者への投与は慎重を要する。

気管支喘息の発作寛解には短時間作用型の吸入薬が，発作予防には長時間作用型の経口剤や貼付剤が用いられる。

B キサンチン誘導体

キサンチン誘導体はcAMPを分解するホスホジエステラーゼを阻害して，細胞内のcAMP濃度を増加させる（図5-1）。また，アデニル酸シクラーゼを抑制するアデノシンA_1受容体を遮断し，cAMP濃度を増加させる作用もある。

テオフィリンには徐放経口剤と注射剤（アミノフィリン；テオフィリンのエチレンジアミン塩）がある。テオフィリンは有効血中濃度域が10～20 μg/mLと狭く，それを超えると悪心・嘔吐，さらに痙攣を起こして死亡にまで至る場合もある。血中薬物濃度は個人間でばらつきが大きく，併用薬物や喫煙によっても変動するため，血中薬物濃度をモニタリング（TDM）しながら，個々に至適投与量を決める。テオフィリンには，気道炎症に対する抗炎症作用もある。

C 抗コリン薬

気道は副交感神経（ムスカリンM_3受容体）の刺激によって収縮する。M_3受容体を遮断する抗コリン薬は，それ自体には平滑筋拡張作用はないが，副交感神経亢進による気道収縮を抑制する（図5-1）。副交感神経の関与が大きい高齢者の気管支喘息やCOPDで優れた効果を示す。吸入薬であるが，有害作用として眼圧亢進，排尿困難などがあり，緑内障や前立腺肥大症の患者には禁忌である。

Ⅱ 気管支喘息治療薬

気管支喘息は，可逆的な気道狭窄によって起こる発作性の呼吸困難を繰り返す疾患である。主な原因はIgE抗体が関与するⅠ型アレルギー反応で，気道粘膜の慢性炎症とそれに伴う反応性の亢進（過敏性）による。治療には気道炎症を抑制する**抗炎症薬**（ステロイド薬と抗アレルギー薬）と**気管支拡張薬**が用いられる（図5-2）。

使用目的によって，**長期管理薬**（**コントローラー**）と**発作治療薬**（**リリーバー**）に分かれる。長期管理薬は症状の増悪を予防する目的で長期間にわたり継続的に使用される薬剤で，発作治療薬は発作寛解を目的に短期的に使用される（表5-2）。

A ステロイド薬

強力な抗炎症作用をもつステロイドの**吸入薬**（ベクロメタゾン（キュバール®），フルチカゾン（フルタイド®）など）は，長期管理薬として最も重要であり，効果を得るには毎日の規則的な服用が大切である。なお，喘息発作が起きているときに

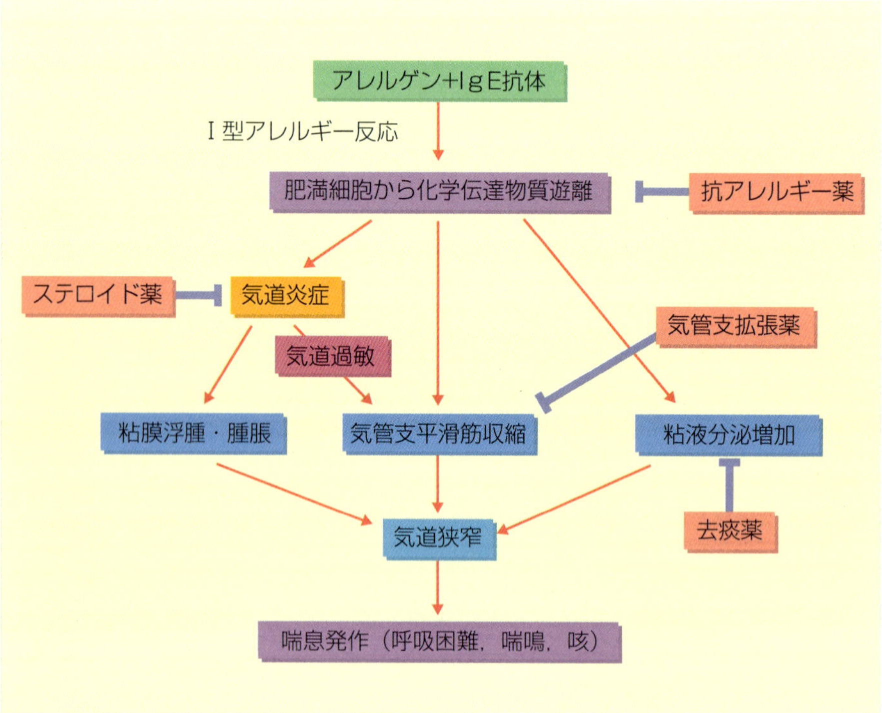

図5-2● 気管支喘息の病態と治療薬の作用点

表5-2●長期管理薬と発作治療薬

	長期管理薬	発作治療薬
抗炎症薬	吸入ステロイド薬 抗アレルギー薬	ステロイド薬
気管支拡張薬	**長時間作用型** 徐放性キサンチン誘導体 β_2刺激薬 吸入抗コリン薬	**短時間作用型** 吸入β_2刺激薬 キサンチン誘導体

吸入すると，気道を刺激して，逆に発作が重篤になるため，β_2刺激薬で発作を抑えてから吸入する。全身性の有害作用は少ないが，口腔・咽頭カンジダ症などの局所的有害作用を防ぐために，吸入後に必ずうがいをする。

重症な喘息発作には，経口剤（プレドニゾロンなど）や注射剤（メチルプレドニゾロンなど）が用いられる。

B 抗アレルギー薬

抗アレルギー薬には，Ⅰ型アレルギー反応に関与する化学伝達物質の肥満細胞からの遊離を抑制する薬物に加えて，種々の化学伝達物質に対する受容体遮断薬やサイトカイン産生阻害薬が含まれる。いずれも予防を目的とした長期管理薬であり，生じた発作に対しては効果がない。効果発現までには数週間かかるため，毎日規則的に服用することが重要である。抗アレルギー薬の詳細は本編第11章「抗アレルギー薬・免疫抑制剤」を参照のこと。

1．クロモグリク酸（インタール®）

肥満細胞からのロイコトリエンやヒスタミンなどの化学伝達物質の遊離を抑制することにより，喘息発作を予防する。特に小児における予防に推奨されており，吸入で用いる。

2．ロイコトリエン受容体拮抗薬

ロイコトリエンは，強力な気管支平滑筋収縮作用に加え，気道過敏性の亢進，粘膜浮腫，粘液過分泌を起こすことから，気管支喘息の病態に深く関与している。プランルカスト（オノン®）などのロイコトリエン受容体拮抗薬は，吸入ステロイド薬との併用で，優れた喘息発作予防効果が立証されている。

3．抗トロンボキサン薬

気管支平滑筋収縮作用をもつトロンボキサンA_2（TXA_2）の産生を阻害する

TXA_2合成酵素阻害薬（オザグレル（ベガ®））と，TXA_2受容体拮抗薬（セラトロダスト（ブロニカ®））がある。

4．Th_2サイトカイン阻害薬

スプラタスト（アイピーディ®）は，気管支喘息で誘導されるヘルパーT細胞（Th_2）でのサイトカイン（IL-4，IL-5）の産生を抑制することにより，IgE抗体の産生と遅発型反応に関与する好酸球の浸潤を抑制する。

5．抗ヒスタミン薬

ヒスタミンH_1受容体遮断作用に加えて，化学伝達物質遊離抑制作用をもつアゼラスチン（アゼプチン®）などの第2世代の抗ヒスタミン薬が予防薬として用いられる。

◉看護の視点から

- 吸入薬は，使用する吸入器のタイプにより吸入の方法が異なり，適切に使用しないと効果が十分に期待できない。加圧ガス式による定量噴霧タイプでは，口で息を吸うタイミングに合わせて薬液を噴霧し，気道の奥まで薬が到達するように，ゆっくり吸い込む。うまく使えない場合には，吸入補助具（スペーサー）を用い，薬をスペーサー内に噴霧した後に，ゆっくり吸い込むとよい。ドライパウダータイプでは，粉末状の薬を勢いよく一気に吸い込む。どちらも，吸い込んだ後，5～10秒程度息を止め，鼻から息を出す。このほか，ネブライザーを用いて吸入する方法がある。吸入後には，口腔粘膜に付着した薬を除去するために，うがいをする。また，2種類以上の吸入薬を使用する場合には，気管支拡張作用がある薬を先に使用すると，その後の薬が気道の奥まで到達しやすくなる。
- 吸入β_2刺激薬を過剰使用すると気道炎症や気道過敏症が悪化し，さらには喘息死を増やすことが指摘されている。1日の使用回数が5回を超える場合は，吸入ステロイド薬の増量など，長期管理薬による治療のステップアップを考慮する。

III 呼吸促進薬

呼吸促進薬は，ショックや麻酔，睡眠薬中毒などによる過度の呼吸抑制に対して，呼吸中枢を直接あるいは間接的に刺激して**換気量を増加**させる。

A ドキサプラム（ドプラム®）

末梢化学受容器を介して，間接的に呼吸中枢を刺激する。特徴として，安全域が広く，作用の発現は速やかで，持続時間が短い。交感神経刺激様作用により，血圧上昇を起こす。

B ジモルホラミン（テラプチク®）

呼吸中枢を直接刺激する。また，血管運動中枢を刺激し血圧上昇を起こす。安全域が広く，作用持続時間が長い。

C その他

オピオイド受容体遮断薬であるナロキソン（ナロキソン®）とレバロルファン（ロルファン®）は，モルヒネなどの麻薬鎮痛薬の過剰投与による呼吸抑制の治療に用いられる。ベンゾジアゼピン受容体遮断薬フルマゼニル（アネキセート®）は，抗不安薬，催眠薬として用いられるベンゾジアゼピン系薬物による呼吸抑制を改善する（本編第２章「中枢神経系作用薬」参照）。

Ⅳ 鎮咳薬

咳は気道内の異物や分泌物を除去するための生体防御反応である。しかし，持続的な咳により体力の消耗や睡眠障害，呼吸障害など生体機能に影響を与える場合には，鎮咳薬を用いて咳発作を抑制する必要がある。咳には痰を伴う湿性咳と伴わない乾性咳があるが，湿性咳に用いる場合，単独では痰の喀出を妨げて窒息の原因になるため，必ず去痰薬と併用する。

A 麻薬性鎮咳薬

コデインとジヒドロコデインは，モルヒネ同様，延髄の咳中枢を抑制する。鎮咳作用はモルヒネと比べて弱いが，耐性，依存性を生じにくい。気道分泌抑制，気管支平滑筋収縮作用があるため，気管支喘息発作中は禁忌である。有害作用には，麻薬特有の便秘，悪心・嘔吐，眠気，呼吸抑制などがある。

B　非麻薬性鎮咳薬

鎮咳効果は麻薬性に比べて弱いが，鎮痛作用や呼吸抑制などの麻薬としての作用がなく，耐性，依存性も示さない。有害作用は少なく，気管支喘息にも使用可能である。デキストロメトルファン（メジコン®）や去痰作用を併せもつチペピジン（アスベリン®）などがある。

◉看護の視点から

- 喫煙は咳を誘発する原因の一つである。喫煙状況を確認し，禁煙を指導する。
- 麻薬性鎮咳薬は不適正な使用により薬物依存を生じることがあるため，指示どおりの用法・用量が守られているか注意する。

V　去痰薬

痰の気道内への貯留は，気道閉塞による呼吸困難を引き起こし，また咳や感染を誘発する。去痰薬は，気道粘液の分泌を促進して痰の粘性を低下させ，また気道粘膜を潤滑にすることにより，**痰の喀出**を容易にする。

A　気道粘液溶解薬

ブロムヘキシン（ビソルボン®）は気道の漿液性粘液の分泌を促進して，痰を溶解し粘性を低下させる。アセチルシステイン（ムコフィリン®）などのシステイン系薬物は，粘液のムコたんぱく質のジスルフィド結合（-S-S-）を解裂することにより，粘性を低下させる。

B　気道粘液修復薬

L-カルボシステイン（ムコダイン®）は痰中のシアル酸とフコースの構成比を正常化し，粘性を低下させる。フドステイン（クリアナール®）は，その他に気道分泌細胞を正常化する作用もある。

C 気道潤滑薬

肺サーファクタントは肺表面活性物質で，界面活性作用により痰と気道粘膜との粘着性を低下させる働きがある。アンブロキソール（ムコソルバン®）は肺サーファクタントの分泌を促進することにより，気道を潤滑にし，痰の喀出を容易にする。

●呼吸器作用薬一覧

薬剤名	欧文表記	商品名	用法・用量	禁　忌
プロカテロール塩酸塩水和物	procaterol hydrochloride hydrate	メプチン	内服：1回50μg，1日1～2回 吸入：1吸入10μg	
ツロブテロール	tulobuterol	ホクナリン	内服：1回1mg，1日2回 テープ：1日1回2mg	
テオフィリン	theophylline	テオドール	1回200mg，1日2回	キサンチン系薬への重篤な副作用既往歴
アミノフィリン水和物	aminophylline hydrate	ネオフィリン	1回250mg，5～10分かけ緩徐に静注または点滴静注	テオフィリンと同じ
イプラトロピウム臭化物水和物	ipratropium bromide hydrate	アトロベント	1回20～40μg吸入，1日3～4回	緑内障，前立腺肥大，アトロピン過敏症
フルチカゾンプロピオン酸エステル	fluticasone propionate	フルタイド	1回100μg吸入，1日2回	有効な抗菌薬の存在しない感染症，深在性真菌症
クロモグリク酸ナトリウム	sodium cromoglicate	インタール	1回20mg，1日3～4回内服，吸入	
プランルカスト水和物	pranlukast hydrate	オノン	1回225mg，1日2回	
オザグレル塩酸塩水和物	ozagrel hydrochloride hydrate	ベガ	1回200mg，1日2回	小児
スプラタストトシル塩酸	suplatast tosilate	アイピーディ	1回100mg，1日3回	
ジヒドロコデインリン酸	dihydrocodeine phosphate	ジヒドロコデインリン酸塩	1回10mg，1日3回	気管支喘息発作中など
デキストロメトルファン臭化水素酸塩水和物	dextromethorphan hydrobromide hydrate	メジコン	1回 15～30mg，1日1～4回	MAO阻害薬投与中
ブロムヘキシン塩酸塩	bromhexine hydrochloride	ビソルボン	1回4mg，1日3回	
L-カルボシステイン	L-carbocisteine	ムコダイン	1回500mg，1日3回	

薬剤名	欧文表記	商品名	用法・用量	禁 忌
アンブロキソール塩酸塩	ambroxol hydrochloride	ムコソルバン	1回15mg，1日3回	

演習課題

1 気管支拡張薬を用いる主な疾患名を2つあげてみよう。
2 抗コリン薬の有害作用と禁忌の例を述べてみよう。
3 気管支喘息治療薬の主な使用目的を2つ述べてみよう。
4 吸入薬の使用方法と注意事項を説明できるようにしよう。
5 湿性咳の場合，鎮咳薬と併用する薬剤は何か述べてみよう。

第6章 消化器系作用薬

この章では

- 消化器疾患に用いる薬剤の種類とその特徴を理解する。
- 各消化器系作用薬剤の適応疾患と投与法を理解する。
- 各消化器系作用薬剤の有害作用を理解する。

I　消化性潰瘍治療薬

消化性潰瘍（かいよう）とは胃潰瘍，十二指腸潰瘍の総称であり，塩酸，ペプシンにより胃粘膜，十二指腸粘膜が傷害され，びらん，潰瘍，疼痛（とうつう）などの症状を示す。消化性潰瘍の成因は，胃粘膜を傷害する攻撃因子と，それを保護する防御因子のバランスの崩れと考えられており，薬物療法としては攻撃因子を減弱する薬物と防御因子を増強する薬物が使われる。また近年，消化性潰瘍の発症・再発にはグラム陰性桿菌（かんきん）のヘリコバクター・ピロリ（*Helicobacter pylori*）が深く関与することが明らかとなり，潰瘍で菌の感染が確認された場合には除菌治療を行う（表6-1）。

A　攻撃因子抑制薬（胃酸分泌抑制薬）

“no acid, no ulcer”（酸がなければ潰瘍はできない）との言葉どおり，胃酸分泌（ぶんぴつ）の抑制は潰瘍の修復につながる。

1．プロトンポンプ阻害薬（PPI）

胃酸（HCl）は壁細胞に存在する酵素である**プロトンポンプ**（H^+-K^+-ATPase）により胃腔内に分泌される。**オメプラゾール**（オメプロトン®），**ランソプラゾール**（タケプロン®）などの**プロトンポンプ阻害薬**（PPI）はこれを阻害することにより強力な酸分泌抑制作用を発現する（図6-1①）。阻害作用は非可逆的で持続性に優れており，消化性潰瘍治療のほか，逆流性食道炎にも用いられる。有害作用は軽度で

表6-1●消化性潰瘍の治療に用いる主な薬物

攻撃因子抑制薬	1．プロトンポンプ阻害薬：オメプラゾール（オメプロトン®），ランソプラゾール（タケプロン®） 2．H_2受容体拮抗薬：ファモチジン（ガスター®），シメチジン（タガメット®），ラニチジン（ザンタック®） 3．抗コリン薬：ピレンゼピン（ガストロゼピン®） 4．抗ガストリン薬：プログルミド（プロミド®） 5．制酸薬（酸中和薬）：水酸化アルミニウムゲル・水酸化マグネシウム合剤（マーロックス®）
防御因子強化薬	1．プロスタグランジン製剤： ・PGE_1製剤：ミソプロストール（サイトテック®） ・PGE_2増強剤：レバミピド（ムコスタ®） 2．粘膜保護・組織修復促進薬：スクラルファート（アルサルミン®），ポラプレジンク（プロマック®），アズレン（アズノール®）
ヘリコバクター・ピロリ除菌薬	・アモキシシリン・クラリスロマイシン・ランソプラゾール配合剤（ランサップ®）

ある。

2．ヒスタミンH_2受容体拮抗薬（H_2ブロッカー）

各種刺激に伴うプロトンポンプの活性化により胃酸分泌が亢進（こうしん）するが，最も中心的に関与しているのが，ヒスタミンH_2受容体へのヒスタミン結合刺激である。**ファモチジン**（ガスター®），**シメチジン**（タガメット®），**ラニチジン**（ザンタック®）などのH_2受容体拮抗（きっこう）薬は選択的にヒスタミンH_2受容体を遮断し，胃酸分泌を抑制する（図6-1②）。有害作用は軽度であるが，単独投与では潰瘍の再発率が高い。

3．抗コリン薬，抗ガストリン薬

副交感神経興奮に伴うムスカリン受容体（M_3タイプ）刺激や，ガストリン産生細胞からのガストリン受容体刺激はともに胃酸分泌の促進因子として関与している。これらの情報伝達系を阻害する薬物は酸分泌抑制作用を示すが，その作用はH_2受容体拮抗薬に比べ劣る。**ピレンゼピン**（ガストロゼピン®）はM_3タイプムス

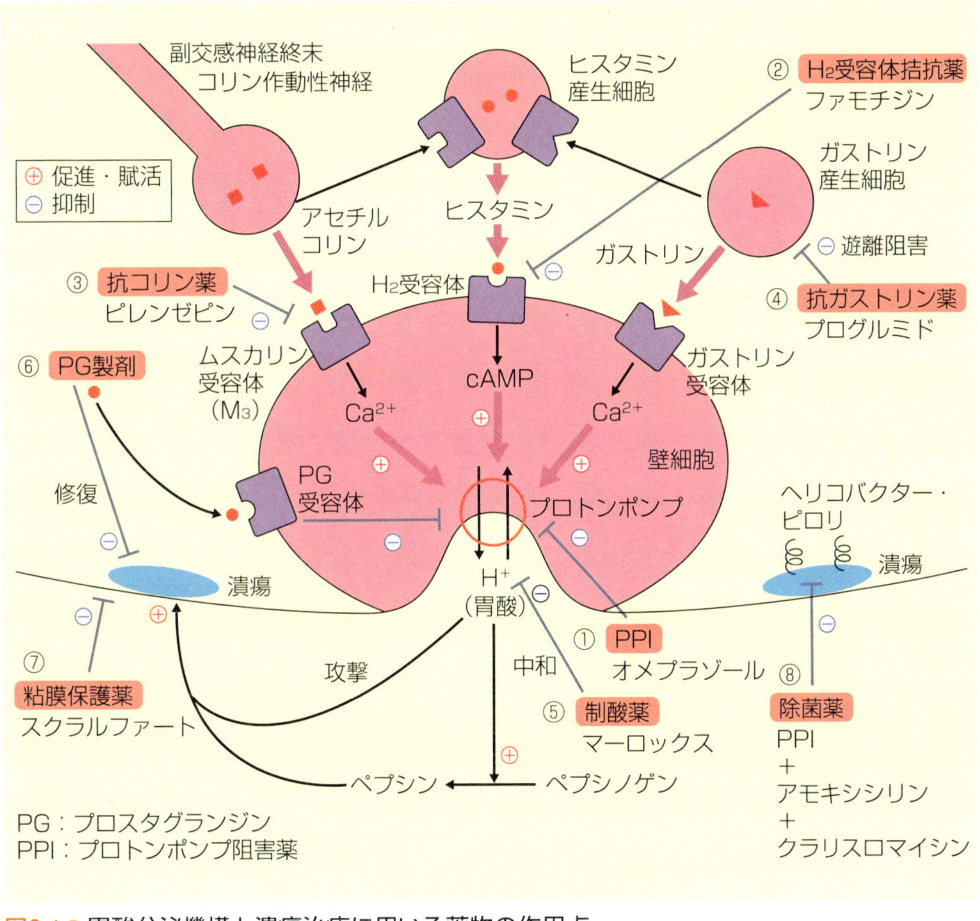

図6-1 ● 胃酸分泌機構と潰瘍治療に用いる薬物の作用点

カリン受容体の選択的阻害薬であり（図6-1③），非選択性抗コリン薬に比べ有害作用が弱い。**プログルミド**（プロミド®）は主にガストリン産生細胞からのガストリン遊離を抑制することにより効果を発揮する（図6-1④）。両薬物はともに単独で用いることは少ない。

4．制酸薬（酸中和薬）

胃酸を中和し，胃粘膜への刺激性を軽減する薬物である（図6-1⑤）。最も古くから使用されてきた抗潰瘍（かいよう）薬であるが，PPIやH_2受容体拮抗（きっこう）薬など強力な酸分泌（ぶんぴつ）抑制薬の登場により抗潰瘍薬としての使用は少なくなった。

B 防御因子強化薬（胃粘膜保護作用を示す薬）

防御因子の増強作用を示す数多くの薬物が臨床使用される。以下，代表的なものを記す。

1．プロスタグランジン（PG）関連製剤

PGは胃・十二指腸での微小循環血流量の増加作用により胃粘膜細胞の粘液分泌を促進する。非ステロイド性抗炎症薬（NSAIDs）の投与により，内因性のPG類の産生が抑制されると防御因子の減少により消化性潰瘍を誘発・悪化する。PGE_1誘導体製剤の**ミソプロストール**（サイトテック®）は消化性潰瘍を抑制する。**レバミピド**（ムコスタ®）は内因性PG産生の増加作用をもつ（図6-1⑥）。

2．粘膜保護・組織修復促進薬

スクラルファート（アルサルミン®）などがある。潰瘍部に保護層を形成することにより潰瘍治癒促進と再発予防効果を示す（図6-1⑦）。H_2受容体拮抗薬と同程度の抗潰瘍作用をもち，酸分泌抑制薬が投与できない患者には第1選択薬と考えられる。

C ヘリコバクター・ピロリ除菌薬

ヘリコバクター・ピロリは胃・十二指腸潰瘍患者の潰瘍粘膜に高率に生息し，また除菌により再発が明らかに減少することから，潰瘍発現に深く関与していると考えられる。また胃がんへの関与も疑われていることから，感染患者には除菌処置を行う。除菌にはペニシリン系抗生物質の**アモキシシリン**，マクロライド系抗生物質の**クラリスロマイシン**，PPIの**3剤併用療法**（ランサップ®）が標準的に行われる（図6-1⑧）。なお，クラリスロマイシン耐性ピロリ菌の増加などによる除菌失敗例が10

～20％存在することから，従来の３剤併用療法が不成功な場合に限り，クラリスロマイシンを抗原虫薬メトロニダゾール（フラジール®）に代えた３剤併用療法が行われる。

D 逆流性食道炎の治療薬

胃酸が食道内へ逆流すると下部食道粘膜にびらん・潰瘍などが生じる。PPI，H_2受容体拮抗薬などの胃酸分泌抑制薬による治療が基本となる。またメトクロプラミドなど胃腸機能亢進薬も補助的に用いる。

Ⅱ 健胃消化薬

健胃消化薬とは食欲不振，消化不良に用いられる薬物群である。

A 苦味・芳香健胃薬

ゲンチアナ末，センブリ末（苦味），ケイヒ末，ショウキョウ末（芳香）などの生薬を配合することにより味覚を刺激し，食欲の増進，胃酸分泌亢進などを目的として使用される。

B 消化酵素薬

消化液の分泌不足を補う目的で投与される酵素製剤で，ジアスターゼ，タカジアスターゼなどがある。

Ⅲ 胃腸機能調整薬

食欲不振，胸やけ，腹部膨満感などのいわゆる不定愁訴には胃腸機能低下などの機能異常も関与し，これらの患者には胃腸機能調整薬が汎用される。多くは胃腸機能亢進作用をもつ。

A ドパミンD2受容体遮断薬

胃腸運動は副交感神経（コリン作動性神経）刺激に伴い神経終末からアセチルコリンが遊離されムスカリン受容体に結合することにより亢進(こうしん)する。アセチルコリンの遊離はドパミンD_2受容体刺激により抑制的に調節されているため，**メトクロプラミド**（プリンペラン®），**ドンペリドン**（ナウゼリン®）などのD_2遮断薬はアセチルコリンの遊離を促進し，消化管運動を亢進する。メトクロプラミドは血液-脳関門を通過するためパーキンソン症候群を起こすことがある。ドンペリドンは通過しにくく，パーキンソン病症状など中枢神経系の有害作用を発現しにくい。両薬物は制吐薬としても使用される（本章Ⅵ「制吐薬・催吐薬」参照）。

B セロトニン受容体作動薬

セロトニン5-HT_4受容体は消化管のコリン作動性神経上に存在し，アセチルコリンの遊離を促進的に調節している。**モサプリド**（ガスモチン®）は選択的な5-HT_4部分作動薬であり，消化管運動を亢進する。まれに重症肝障害の発現があるが，他の有害作用の頻度は高くない。

C トリメブチン（セレキノン）

消化管平滑筋(へいかつきん)に対し二面性に，すなわち運動抑制に対しては促進的に，異常な興奮状態には抑制的に作用することを特徴とする。不定愁訴(しゅうそ)の改善，過敏性腸症候群に用いられる。

D コリン作動薬

消化管の運動はコリン性刺激により高められる。この目的でコリンエステラーゼ阻害薬のネオスチグミン（ワゴスチグミン®）などを用いる。手術後の腸管麻痺(まひ)の治療に用いられる（本編第1章「末梢神経系作用薬」参照）。

Ⅳ 腸疾患に作用する薬

A 下　剤

下剤は便秘患者，毒物など有害物質の排除，各種検査の前・後処置，腹部手術前の処置などに用いる。作用機序から，腸内容物の容量を増やし柔らかくして排泄を促進させる機械的下剤と，腸を直接刺激して蠕動運動を亢進させる刺激性下剤に大別される。

1．機械的下剤

穏やかな作用を示し，比較的安全性も高く，長期投与に向いている。

- **塩類下剤**　**酸化マグネシウム**，**水酸化マグネシウム**，**硫酸マグネシウム**などは消化管から吸収されず，浸透圧を高めて水分貯留作用を示し，腸管の収縮機構を刺激する。
- **膨張下剤**　**カルメロースナトリウム**（バルコーゼ®）は腸管内で水分を吸収し，膨張することにより，腸管を刺激し，蠕動（せんどう）運動を亢進する。

2．刺激性下剤

強力な作用を有し，習慣性（くせ）となることがあり，長期使用には向かない。

- **小腸刺激性下剤**　**ヒマシ油**は小腸で代謝され，代謝物が激しい下痢（げり）作用を示す。食中毒時の腸内容物の排泄（はいせつ）などに使用する。
- **大腸刺激性下剤**　ビサコジル，センナエキス，センノシドなどは，そのものあるいは代謝物が大腸を刺激し，強い下痢効果を発現する。

> **◉看護の視点から**
> ・作用発現時間の違いにより緩下剤（かんげ）と峻下剤（しゅんげ）に分類され，緩下剤は就寝前の服用で翌朝効果が発現する。

B 止瀉薬（制瀉薬，止痢薬）

下痢は中毒物や腸内の細菌などの腸内刺激性物質を速やかに排泄する生理現象であるが，その持続は栄養障害や電解質バランスの異常などをもたらすため，止瀉（ししゃ）薬により症状を寛解（かんかい）する。感染性下痢や器質的疾患による下痢の際は，原因除去が第一で，安易に止瀉薬を投与すべきではない。

止瀉薬としては，腸運動を抑制する**抗コリン薬**，腸粘膜を保護する**収斂薬**，毒物を吸着する**吸着薬**などが用いられる。**ロペラミド**（ロペミン®）は腸管のオピオイド受容体に作用し，アセチルコリン遊離を抑制することにより強力な腸管運動抑制作用をもたらし，止瀉作用を発現する。血液-脳関門の通過性が低く，中枢に作用しないため麻薬には指定されていない。

C 潰瘍性大腸炎治療薬，クローン病治療薬

潰瘍性大腸炎，クローン病はともに消化管粘膜，粘膜下層にびらん，潰瘍を形成する原因不明の慢性炎症性腸疾患である。潰瘍性大腸炎は発症部位が大腸，特に直腸に限定し，クローン病はどの部分にも起こりうる。

1．サルファ剤関連薬物

潰瘍性大腸炎やクローン病治療の基本はサルファ剤のサラゾスルファピリジン（サラゾピリン®）で，本剤は大腸内で代謝物 5-アミノサリチル酸に代謝され効果を示すが，その 5-アミノサリチル酸そのものもメサラジン（ペンタサ®）として臨床使用され，同程度の有効性と比較的軽度な有害作用を示す。

2．TNF-α関連薬

TNF-α（腫瘍壊死因子）はクローン病や関節リウマチなどの免疫・炎症性疾患の病態形成に重要な役割を果たしている。**インフリキシマブ**（レミケード®）は，免疫・炎症性疾患の治療を目的として開発された抗ヒトTNF-αモノクローナル抗体製剤であり，治療抵抗性の活動性クローン病などに対して優れた効果を示す。感染症の誘発，特に肺炎，結核など重篤な有害作用発現の可能性もあり，慎重な投与を要する，なお，TNF-αをターゲットとした**エタネルセプト**（可溶性TNF-α受容体-IgG融合たんぱく質，エンブレル®）はクローン病には無効である（本編第11章Ⅱ「抗リウマチ薬」参照）。

D 過敏性腸症候群治療薬

過敏性腸症候群とは，消化管全体の運動性障害により腹痛，便秘，下痢が起こる疾患である。多くの場合，不安や緊張などのストレスで副交感神経が過度に緊張すると，大腸が過敏に反応し発症すると考えられる。クローン病，潰瘍性大腸炎，大腸がんなどの重大な疾患に伴う症状でないことを確認したうえで，胃腸機能を調整する薬，止瀉薬，抗コリン薬，ストレスに対する向精神薬などが処方される。過敏性腸症候群治療薬としては**ポリカルボフィル**（コロネル®）が便通異常に，**メペン**

ゾラート（トランコロン®）が腸運動抑制に用いられる。

V　肝疾患・胆道疾患・膵臓疾患治療薬

A　肝疾患治療薬

肝疾患にはウイルス性・自己免疫性・薬剤性肝炎，肝硬変，脂肪肝，肝がん，アルコール性肝障害などがあり，肝炎は重症度や病期によって急性肝炎，劇症肝炎，慢性肝炎などに分類される。慢性化は，原因となるウイルス感染や自己免疫機序が持続することによる。わが国ではウイルス性肝炎（B・C型）による肝障害が多く，治療は肝機能を改善して肝炎の悪化を防ぐ対症療法（肝庇護療法）に替わり，インターフェロン（IFN）などにより肝炎ウイルスを体内から排除し完全治癒を目指す原因療法が主となっている。

1．原因療法

● **インターフェロン（IFN）**　ウイルスや腫瘍細胞など異物の侵入に反応して動物細胞が分泌するたんぱく質で，ウイルス増殖の阻止，細胞増殖の抑制，免疫系および炎症の調節などの働きを示すサイトカインの一種である。現在医薬品として，天然型IFN-α，IFN-β，遺伝子組換え型IFN-α 2a，IFN-α 2bが肝炎治療に用いられる。

わが国で感染が多いのはA・B・C型肝炎ウイルスであるが，このうち慢性に移行するのはB型とC型である。IFNはB型肝炎よりもC型肝炎により強い有効性を発現する。IFNの生体内濃度を高める目的でポリエチレングリコール（PEG）化したPEG-IFN-α 2a，PEG-IFN-α 2bや，IFN-αの遺伝子配列を改良したIFNアルファコン1はより有効性が高い（本編第8章「抗感染症薬」参照）。有害作用には，間質性肺炎，発熱，発疹，うつ状態の誘発などがある。

● **リバビリン（レベトール®）**　C型肝炎ウイルス増殖抑制作用をもつ。IFN-α 2bやPEG-IFN-α 2bの単独投与が有効でない場合のC型肝炎に対し，これらを併用する。

● **ラミブジン（ゼフィックス®）**　B型肝炎治療薬。DNAポリメラーゼ阻害作用によるウイルス増殖抑制作用を示す。ラミブジンに抵抗性を示す場合は**アデホビル　ピボキシル**（ヘプセラ®）に切り替える。

2．肝庇護薬

グリチルリチン製剤，ウルソデオキシコール酸はIFN抵抗性C型肝炎の治療薬として使用される。その他，ブドウ糖液，グルタチオン，肝抽出物，ビタミンB群・C群なども用いられる。漢方製剤の小柴胡湯(しょうさいことう)も肝炎の治療に用いるが，IFN-α，IFN-βとの併用は間質性肺炎が現れることがあるため禁忌である。

B 胆道疾患治療薬

1．胆石溶解薬

ケノデオキシコール酸（チノ®）はコレステロール合成酵素を阻害し，胆石(たんせき)形成を抑制する。**ウルソデオキシコール酸**（ウルソ®）は胆汁(たんじゅう)のコレステロール不飽和化により胆石形成を抑制する。近年は肝疾患治療薬としての使用が増えている。

2．利 胆 薬

胆汁分泌(ぶんぴつ)を促進し，胆道系疾患の症状改善をねらう薬物である。

- **排胆薬** 胆嚢(たんのう)からの胆汁排泄(はいせつ)を促進する薬で，オッディ括約筋(かつやくきん)の弛緩(しかん)作用により胆汁を排泄する。ヒメクロモン（ヒメコール®），**フロプロピオン**（コスパノン®）などを用いる。
- **催胆薬** 肝臓から胆汁分泌を促進する目的で，**ウルソデオキシコール酸**などを用いる。

C 膵臓疾患治療薬

膵臓(すいぞう)には外分泌細胞と内分泌細胞があり，外分泌細胞からはトリプシン（たんぱく分解酵素），アミラーゼ（糖質分解酵素），リパーゼ（脂質分解酵素）など多くの消化酵素を含む膵液が十二指腸に分泌され，消化に重要な役割を果たしている。内分泌細胞からはインスリン，グルカゴンなど膵臓ホルモンが分泌される。一般に膵臓疾患とは膵炎であり，膵炎には急性膵炎と慢性膵炎がある。

急性膵炎は，胆嚢結石やアルコールなどが原因となって膵臓に炎症を引き起こす病気で，トリプシンやエラスターゼが活性化され，膵臓組織を自己消化し，周囲組織にも傷害を与える。重症化すると活性化された酵素やその分解産物が全身に循環し，多臓器不全や播種性(はしゅせい)血管内凝固症候群（DIC）を引き起こす。慢性膵炎は長期間の炎症によって膵実質細胞が破壊され，膵臓の線維化が起こったもので，初期には外分泌能が障害され，末期には内分泌能の障害により糖尿病を合併することもある。なお，膵臓がんや糖尿病も膵臓の疾患であるが，他章を参照のこと（本編第7章「内分泌・代謝系作用薬」，第9章「抗腫瘍薬（抗がん剤）」参照）。

1．膵炎の治療薬

● **たんぱく分解酵素阻害薬**　逸脱した消化酵素，特にたんぱく分解酵素の活性化による組織傷害を抑制する目的で用いる。**アプロチニン**（トラジロール®），**ウリナスタチン**（ミラクリッド®），**カモスタット**（フオイパン®），**ガベキサート**（エフオーワイ®），**ナファモスタット**（フサン®）などがある。なお，カモスタットのみ経口投与が可能で，その他の薬剤は静注にて投与する。

● **外分泌阻害薬**　胃液による十二指腸内pH低下は，膵外分泌を調節するホルモンのセクレチン分泌を促す。セクレチンは重炭酸塩に富む膵液を分泌させ，胃から送り出された酸を中和することによりアミラーゼやリパーゼなどの至適pHを保つ。PPI，H_2受容体拮抗薬，抗コリン薬は酸分泌を抑制し，十二指腸のpH低下を防ぎ，セクレチン分泌を抑制する。

Ⅵ 制吐薬・催吐薬

嘔吐とは胃内容物が，口から吐き出される反射神経で，摂取した毒物に対する防御反応とも考えられる。嘔吐は，①末梢臓器に加わる機械的刺激，抗がん剤の投与や毒物摂取時などの化学的刺激が迷走神経を介し延髄網様体に存在する**嘔吐中枢**を刺激する，②乗り物酔いなどの内耳からの興奮刺激，③第４脳室に存在する化学受容器引き金帯（chemoreceptor trigger zone；CTZ）への刺激などにより引き起こされる。①にはセロトニン（5-HT_3受容体）の興奮が，②にはヒスタミン（H_1受容体）が，③にはドパミン（D_2受容体）が情報伝達物質としてそれぞれ関与していると考えられる。

● **制吐薬**　前記①の刺激に対しては，5-HT_3受容体選択的拮抗薬の，**グラニセトロン**（カイトリル®），**オンダンセトロン**（ゾフラン®）を，②にはH_1受容体拮抗薬（抗ヒスタミン薬），**ジメンヒドリナート**（ドラマミン®）を，③にはD_2受容体拮抗作用をもつ**クロルプロマジン**（コントミン®），スルピリド（ドグマチール®）などを用いる。抗腫瘍薬（抗がん剤）投与時の激しい悪心・嘔吐などの消化器症状には，オンダンセトロンなど5-HT_3受容体拮抗薬が有用であり，QOLの向上に貢献している。有害作用は頭痛などがある。レボドパ投与時の嘔吐にはドパミンD_2受容体遮断薬が用いられる。

● **催吐薬**　たばこ，医薬品などの誤飲時にはトコンが使用される。成分のエメチンが胃粘膜やCTZを刺激し，嘔吐作用を発現すると考えられている。

● 主な消化器系治療薬一覧

薬剤名	欧文表記	商品名	用法・用量	禁 忌
オメプラゾール	omeprazole	オメプロトン	1日20mg，経口	本剤に過敏症，硫酸アタザナビルとの併用
ファモチジン	famotidine	ガスター	1日40mg，経口	本剤に過敏症
ピレンゼピン塩酸塩水和物	pirenzepine hydrochloride hydrate	ガストロゼピン	1日75～100mg，経口	本剤に過敏症
ミソプロストール	misoprostol	サイトテック	1日800μg，経口	妊婦または妊娠の可能性のある女性。プロスタグランジン製剤過敏症
スクラルファート水和物	sucralfate hydrate	アルサルミン	1日30mL	透析患者
クラリスロマイシン	clarythromycin	クラリス	1日400mg	本剤に過敏症患者，ピモジド，エルゴタミン含有製剤，タダラフィルとの併用
メトクロプラミド	metoclopramide	プリンペラン	塩酸メトクロプラミドとして10mgを1日1，2回筋注，静注	本剤に過敏症，褐色細胞腫の疑いのある患者。消化管に出血，穿孔または器質的閉塞のある患者
モサプリドクエン酸塩水和物	mosapride citrate hydrate	ガスモチン	1日15mg，経口	—
ネオスチグミン	neostigmine	ワゴスチグミン	5～45mg，経口	消化管または尿路の器質的閉塞，本剤に過敏症，迷走神経緊張症の患者。脱分極性筋弛緩剤(スキサメトニウム)との併用
酸化マグネシウム	magnesium oxide	重質酸化マグネシウム	1日2g，経口	—
カルメロースナトリウム	carmellose sodium	バルコーゼ	1日300～400mg，経口	—
塩酸ロペラミド	loperamide hydrochloride	ロペミン	1日1～2mg，経口	出血性大腸炎，抗生物質の投与に伴う偽膜性大腸炎の患者。低出生体重児，新生児および6か月未満の乳児。本剤に過敏症
サラゾスルファピリジン	salazosulfa-pyridine	サラゾピリン	1日2～4g	サルファ剤またはサリチル酸製剤に対し過敏症。新生児，低出生体重児

薬剤名	欧文表記	商品名	用法・用量	禁　忌
ポリカルボフィルカルシウム	polycarbophil calcium	コロネル	1日1.5～3g，経口	急性腹部疾患，術後イレウスなどの胃腸閉塞を引き起こす恐れのある患者，高カルシウム血症，腎結石，腎不全患者。本剤に過敏症
インターフェロンα-2b	interferon alfa-2b	イントロンA	1日1回600万～1000万国際単位を週6回または週3回筋注	インターフェロン製剤に過敏症，ワクチンなど生物学的製剤に過敏，自己免疫性肝炎の患者。小柴胡湯との併用
ラミブジン	lamivudine	ゼフィックス	1日100mg	本剤に過敏症
ウルソデオキシコール酸	ursodeoxycholic acid	ウルソ	1回50mgを1日3回経口	完全胆道閉塞,劇症肝炎の患者
ナファモスタットメシル酸塩	nafamostat mesilate	ナファモスタット	10mgを5%ブドウ糖注射液500mLに溶解し，点滴静注	本剤に過敏症
グラニセトロン塩酸塩	granisetron hydrochloride	カイトリル	40μg/kgを1日1回静注または点滴静注	本剤に過敏症

演習課題

1 消化性腫瘍の治療薬を大きく3つに分け，それぞれにどのような薬剤があるか表にまとめてみよう。

2 ヘリコバクター・ピロリ除菌で標準的に行われる療法は何というか，また用いられる薬剤の一般名も述べてみよう。

3 健胃消化薬はどのようなときに用いられるものか述べてみよう。

4 胃腸機能調整薬4種の分類名を述べてみよう。

5 下剤の種類と特徴をあげ，どのような場合に用いるか話し合ってみよう。

6 下痢の際に止瀉薬を用いてはならない場合を述べてみよう。

7 肝疾患治療のうち原因療法を行う際に用いられる薬剤名を3つ述べてみよう。

8 利胆薬には2種類あるが，それぞれどこの臓器の何に働きかけるか話し合ってみよう。

9 抗腫瘍薬（抗がん剤）投与時の嘔吐に有用な薬剤名をあげてみよう。

第7章 内分泌・代謝系作用薬

この章では

- 生体の恒常性維持のために使われる各種ホルモン剤の種類と特徴，副作用などを理解する。
- 糖尿病のタイプ別の治療薬の種類を知り，効果発現時間を含め個々の薬剤の特徴と注意事項を理解する。
- 脂質異常症の種類に合わせた薬剤ごとの特徴を理解する。
- 痛風・高尿酸血症治療薬の特徴と投与に関する注意事項を理解する。

生体の恒常性を維持するとともに，成長・発達，生殖，代謝などの過程を調節する内分泌（ないぶんぴつ）ホルモンは，産生部位から血行を介して標的細胞に運ばれ，特異的な受容体に結合して生理作用を発現する。

I 女性ホルモン剤

女性ホルモンには，**卵胞（らんほう）ホルモン**（エストロゲン）と**黄体ホルモン**（プロゲステロン）がある。ホルモンの産生・分泌は，視床下部ゴナドトロピン放出因子（GnRH）の刺激により下垂体（かすいたい）から放出される性腺（せいせん）刺激ホルモン（卵胞刺激ホルモン（FSH）と黄体形成ホルモン（LH））によって調節されている。女性ホルモン剤とその関連薬を表7-1に示した。

A 卵胞ホルモン

卵巣および胎盤から分泌される。その生理作用は多彩で，女性生殖器や第2次性徴の発達，性周期の維持，子宮内膜層の増殖促進に加え，骨代謝，脂質代謝，性器がんなどにも関与している。

1．卵胞ホルモン製剤

卵胞ホルモン製剤には，天然エストロゲン製剤と合成エストロゲン製剤がある。ホルモン補充療法として卵巣機能低下による無月経や更年期障害，閉経後の骨粗鬆症（こつそしょうしょう）などに用いられるほか，抗アンドロゲン薬として前立腺がん治療に用いられる。ホルモン補充療法は，血栓性疾患，子宮内膜がん，子宮がんのリスクが高まるため，エストロゲン依存性腫瘍（しゅよう），血栓症，肝・腎障害，糖尿病の患者には禁忌である。

2．選択的エストロゲン受容体調整薬（SERM）*

エストロゲン受容体に結合し，組織によって遮断薬または作動薬として作用する。

- **タモキシフェン（ノルバデックス®）** エストロゲン依存性乳がん細胞のエストロゲン受容体を遮断することにより増殖を抑制する，乳がん治療薬である。
- **クロミフェン（クロミッド®）** 下垂体のエストロゲン受容体を遮断することにより負のフィードバックを阻害し，FSHとLHの分泌を促進し排卵を誘発する。
- **ラロキシフェン（エビスタ®）** 骨組織のエストロゲン受容体を特異的に刺激し，骨

＊SERM：selective estrogen receptor modulator

表7-1●代表的な女性ホルモン製剤と関連薬

薬剤名	適　応
1．卵胞ホルモン製剤	更年期障害，無月経，月経異常，機能性子宮出血，不妊症，骨粗鬆症，前立腺がん
天然型 エストラジオール，エストリオール	
合成型 エチニルエストラジオール，ホスフェストロール	
2．黄体ホルモン製剤	無月経，月経異常，月経困難症，不妊症，機能性子宮出血，切迫流早産，習慣性流早産，前立腺がん，前立腺肥大症
プロゲステロンとその誘導体 プロゲステロン，ジドロゲステロン，クロルマジノン	
ノルテストステロン誘導体 ノルエチステロン	
3．卵胞・黄体ホルモン配合剤	同上
4．経口避妊薬	避妊
エチニルエストラジオール・ノルエチステロン配合 エチニルエストラジオール・デソゲストレル配合 エチニルエストラジオール・レボノルゲストレル配合	
5．選択的エストロゲン受容体調整薬(SERM)	
ラロキシフェン	骨粗鬆症
タモキシフェン	乳がん
クロミフェン	排卵誘発
6．アロマターゼ阻害薬	
ファドロゾール，アナストロゾール，エキセメスタン	閉経後乳がん

吸収を抑制する，骨粗鬆症治療薬である。乳腺，子宮には遮断薬として作用する。

3．アロマターゼ阻害薬

エストロゲンの生合成に関与する酵素アロマターゼを阻害することにより，エストロゲンの産生を阻害する。閉経後乳がん治療に用いられる。

B 黄体ホルモン

性周期の後半に卵巣の黄体から分泌される。子宮内膜の分泌期化を促進し，妊娠の成立と維持に重要な働きをする。

黄体ホルモン製剤は黄体機能不全による不妊症，無月経，月経異常，機能性子宮出血や，前立腺がんの治療に用いられる。妊娠初期に用いると奇形発生率が高いので，注意が必要である。

C 経口避妊薬

経口避妊薬（ピル）は卵胞(らんほう)ホルモンと黄体ホルモンの配合剤である。プロゲステロン受容体の発現はエストロゲンにより誘導され，エストロゲン受容体の発現はプロゲステロンにより抑制される。したがって両ホルモンの併用によりプロゲステロンの作用は増強され，卵胞の発育抑制，排卵抑制が起こり，受精，着床は抑制される。

わが国ではエチニルエストラジオールの量が50μg以下の低用量ピルが承認されている。有害作用として悪心(おしん)・嘔吐(おうと)が続く場合は，異なる黄体ホルモンを含有するピルに変更するとよい。まれに血栓症，高血圧が起こる。

◉看護の視点から
- 服用により体調に変化が起こることを十分に説明する。必要に応じて精神的なケアが大切になる。
- 用量を段階的に変える使用法が多いため，正しく服用できているか注意する。

II 男性ホルモン剤

精巣(せいそう)ライディッヒ細胞から分泌(ぶんぴつ)されるテストステロンに代表される男性ホルモン（アンドロゲン）は，男性化作用とたんぱく同化作用をもつ。

A テストステロン製剤

ホルモン補充療法として，男性性腺機能不全症，男性不妊症，男性更年期障害に用いられるほか，抗エストロゲン薬として女性器がんに用いられる（表7-2）。有害作用として女性の男性化や月経異常，体液貯留，脱毛などがある。小児，妊婦，アンドロゲン依存性腫瘍(しゅよう)（前立腺がんなど）患者には禁忌である。

B たんぱく同化ステロイド薬

男性ホルモンの男性化作用を弱め，たんぱく同化作用を強めた合成ステロイド薬である。外傷，熱傷などで消耗が著しい患者の回復や，再生不良性貧血に用いられ

表7-2 ● 男性ホルモン剤

薬剤名	適応
1. テストステロン製剤 テストステロン メチルテストステロン	男性性腺機能低下症，造精機能障害による男性不妊症，末期女性性器がん
2. たんぱく同化ステロイド薬 メスタノロン メテノロン ナンドロロン	著しい消耗状態（外傷，熱傷，手術後，悪性腫瘍，慢性腎疾患など），再生不良性貧血

る（表7–2）。筋肉増強を目的に使用するドーピングがスポーツ界で問題となっている。

Ⅲ その他のホルモン剤

視床下部ホルモンは下垂体(かすいたい)前葉ホルモンの分泌を支配している。**下垂体ホルモン**には，末梢(まっしょう)組織におけるホルモン分泌を支配するものと，直接末梢効果器に作用するものとがある。視床下部および下垂体ホルモンに関連した薬物の多くは検査薬として用いられるが，治療薬としての適用を表7–3にまとめる。

下垂体GnRH受容体を持続的に刺激し続けると，受容体の数が減少する脱感作が起こり，結果ゴナドトロピンおよび性ホルモンの分泌が低下する。この機序を利用

表7-3 ● 視床下部・下垂体ホルモン関連薬

ホルモン	主な薬剤	適応
視床下部ホルモン		
成長ホルモン放出抑制ホルモン（SRIH）	オクトレオチド	消化管ホルモン産生腫瘍，先端巨大症
甲状腺刺激ホルモン放出ホルモン（TRH）	プロチレリン	遷延性意識障害
性腺刺激ホルモン放出ホルモン（GnRH（LHRH））	ブセレリン	子宮筋腫，子宮内膜症
	リュープロレリン	子宮内膜症，乳がん，前立腺がん
プロラクチン分泌抑制ホルモン（PIH）	ブロモクリプチン	高プロラクチン血症
下垂体前葉ホルモン		
成長ホルモン（GH）	ソマトロピン	GH分泌不全性低身長，ターナー症候群
性腺刺激ホルモン（LH-FSH）	フォリトロピンベータ	排卵誘発，男性不妊症
副腎皮質刺激ホルモン（ACTH）	テトラコサクチド	点頭てんかん，関節リウマチ，ステロイド離脱
下垂体後葉ホルモン		
抗利尿ホルモン（ADH）	デスモプレシン	尿崩症
オキシトシン	オキシトシン	分娩誘発，微弱陣痛，分娩後の子宮収縮

して，GnRH（LHRH）誘導体の**ブセレリン**（スプレキュア®）は子宮筋腫（きんしゅ），子宮内膜症の治療に点鼻または皮下注で用いられる。**リュープロレリン**（リュープリン®）は前立腺がん，乳がん，子宮内膜症の治療に皮下注で用いられる。

Ⅳ 甲状腺疾患治療薬

甲状腺ホルモンにはサイロキシン（T_4）とトリヨードサイロニン（T_3）があり，T_4は体内で活性の高いT_3に変換されて作用する。甲状腺ホルモンは基礎代謝をはじめ，糖新生やたんぱく質異化などの代謝を亢進（こうしん）する。甲状腺ホルモンの分泌（ぶんぴつ）低下による甲状腺機能低下症（橋本病など）には甲状腺ホルモンの補充療法が行われ，分泌亢進による甲状腺機能亢進症（バセドウ病など）には抗甲状腺薬が投与される。

甲状腺ホルモン補充療法には，T_4製剤のレボチロキシン（チラーヂンS®）を用いるのが一般的である。レボチロキシンは半減期が約７日と長く，１日１回投与で血中T_4濃度を維持でき安定した効果が得られる。一方，T_3製剤のリオチロニン（チロナミン®）は作用発現は速いが，半減期が約１日と短く，１日２回投与が必要で，投与中止後速やかに効果が減弱する。

抗甲状腺薬として，甲状腺ペルオキシダーゼを阻害し甲状腺ホルモンの合成を阻害するチアマゾール（メルカゾール®）とプロピルチオウラシル（チウラジール®）が用いられる。効果発現には２～４週間を要する。第１選択薬として力価が強いチアマゾールが用いられるが，母乳への移行性が高く，また催奇形性の報告もあることから，妊婦・授乳婦にはプロピルチオウラシルが推奨されている。両薬剤とも，重篤な有害作用として無顆粒（かりゅう）球症が起こることから，定期的な血液検査が必要である。無機ヨウ素は一定以上甲状腺に集積すると，自己調節機能により甲状腺ホルモンの合成・分泌を阻害する。効果発現は速いが，連用で効果が減弱（耐性）することから，甲状腺クリーゼのような急なホルモンの過剰分泌に対して用いられる。放射性ヨウ素（^{131}I）は，甲状腺に集積した後，放射されるβ線を利用して，甲状腺を破壊する。確実な効果が期待できるが，将来的に甲状腺機能低下症を招く恐れがあるため，妊婦・授乳婦には禁忌，小児には原則投与不可である。

◉看護の視点から

- 抗甲状腺薬が効果を発現するまでには時間を要するため，動悸（どうき），頻脈，振戦などの交感神経症状が強い場合はβ遮断薬を併用する。
- 症状が改善されると服薬を中断するケースがみられるが，抗TSH受容体抗体が陰性化し，再発しないことが確認されるまでは服薬アドヒアランスを維持することが大切である。

V 骨・カルシウム代謝薬

カルシウムは骨の構成成分のほか，神経活動，筋収縮など生体機能を維持するのに重要な働きがある。血中カルシウム濃度（約2.5mM）は副甲状腺ホルモン（PTH），カルシトニン，活性型ビタミンD_3によって調節維持されている。骨は生体の支持組織であるとともに，カルシウム貯蔵部位としての働きがある。骨は常に破骨細胞による骨吸収と骨芽細胞による骨形成を繰り返す骨代謝回転により，古い骨が新しい骨に更新される。

40歳以降では骨吸収量に対して骨形成量が減少するため，骨量が減少する骨粗鬆症（こつそしょうしょう）をきたしやすい。

骨粗鬆症治療薬を表7-4にまとめ，それぞれの作用点を図7-1に示す。

A 骨活性化薬

活性型ビタミンD_3製剤は小腸でのカルシウム吸収と腎でのカルシウム再吸収を

表7-4● 骨粗鬆症治療薬

薬剤名（商品名）		作用機序
骨活性化薬		
活性型ビタミンD_3製剤	アルファカルシドール（ワンアルファ） カルシトリオール（ロカルトロール）	カルシウムの消化管吸収と腎での再吸収を促進しPTHによる骨吸収を抑制，骨芽細胞に作用し骨形成を促進
骨吸収抑制薬		
カルシトニン製剤	エルカトニン（エルシトニン） サケカルシトニン（サーモトニン）	破骨細胞の形成抑制
ビスホスホネート製剤	アレンドロン酸（オンクラスト） リセドロン酸（ベネット）	ヒドロキシアパタイトに結合して骨表面に取り込まれ，破骨細胞機能を抑制
エストロゲン製剤 SERM	エストラジオール（エストラダーム） ラロキシフェン（エビスク）	骨組織のエストロゲン受容体を刺激し，骨吸収促進性サイトカインの分泌を抑制
イプリフラボン製剤	イプリフラボン（オステン）	破骨細胞活性を抑制，エストロゲンの作用増強
骨形成促進薬		
ビタミンK_2製剤	メナテトレノン（グラケー）	オステオカルシンをカルボキシル化して，骨基質中への蓄積を促進
カルシウム製剤	L-アスパラギン酸カルシウム（アスパラ-CA）	血中カルシウム濃度上昇
PTH製剤	テリパラチド（フォルテオ）	間欠投与で骨代謝回転が骨形成優位になる

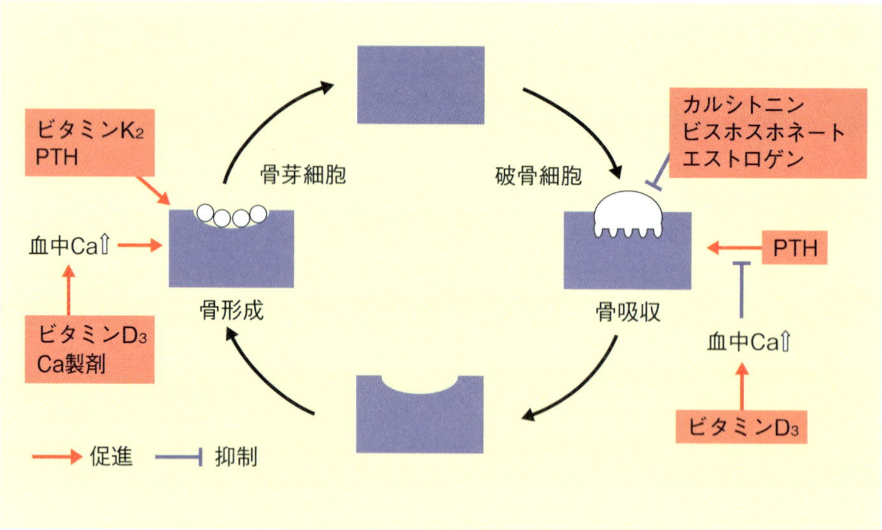

図7-1● 骨代謝回転と骨粗鬆症治療薬の作用点

促進して血中カルシウム濃度を増加することにより，骨吸収作用のあるPTH分泌を抑制する。また，骨芽細胞に直接作用して骨形成を促進する。くる病，骨軟化症にも使用される。**カルシトリオール**は活性型（1α，$25(OH)_2D_3$）であるが，アルファカルシドール（1$\alpha(OH)D_3$）は投与後に肝で代謝されて活性型になる。

B 骨吸収抑制薬

1．カルシトニン製剤

カルシトニンは甲状腺から分泌（ぶんぴつ）されるホルモンで，破骨細胞に直接作用して骨吸収を抑制する。また，中枢性の鎮痛作用があり，骨粗鬆症（こつそしょうしょう）の疼痛に有効である。

2．ビスホスホネート製剤

破骨細胞に特異的に取り込まれアポトーシス*を誘導する，最も強力な骨吸収抑制薬である。消化管吸収が悪く食道障害を起こしやすい。また，食物中のカルシウムと結合してさらに吸収が抑制されるため，起床時に多めの水（約180mL）で服用し，服用後30分以上は横にならず，飲食や他薬の服用を避ける。

3．エストロゲン製剤・選択的エストロゲン受容体調整薬（SERM）

骨組織のエストロゲン受容体を刺激し，骨吸収を促進するサイトカインの分泌を抑制することにより骨吸収を抑制する。閉経後骨粗鬆症の予防・治療に用いられる。

*アポトーシス：プログラムされた細胞死のことで，個体をより良い状態に保つために積極的に引き起こされる。

C 骨形成促進薬

1．ビタミンK_2製剤

骨基質たんぱく質のオステオカルシンのカルボキシル化を介して，骨形成を促進する。ワルファリン服用患者には禁忌である。

2．カルシウム製剤

カルシウム摂取量が少ない患者に，骨量減少の予防目的で投与する。

3．副甲状腺ホルモン（PTH）製剤

PTHは骨吸収と骨形成を促進し，骨代謝回転を早める作用をもつホルモンである。PTH製剤テリパラチド（フォルテオ®）は，間欠皮下投与（1日1回，自己注射）により骨吸収よりも骨形成の促進が優位となり，骨量が増え骨折の予防につながることが確認された新しい骨粗鬆症治療薬である。

◉看護の視点から

- ビスホスホネート製剤の正しい服用方法が守られているか注意する。
- 骨粗鬆症の治療には，薬物治療以外にも看護にかかわる食生活の改善，転倒防止など日常生活で注意すべき事項が多い。

Ⅵ 糖尿病治療薬

膵(すい)ランゲルハンス島β細胞から分泌される**インスリン**は，主に肝臓，脂肪組織，骨格筋でのグルコースの取り込みと利用を促進し，血糖値を低下させる。糖尿病はインスリンの絶対的もしくは相対的な作用不足によって引き起こされる慢性的な高血糖状態（空腹時血糖値126mg/dL以上または食後血糖値200mg/dL以上）を主徴とする疾患である。ケトアシドーシスなどの急性合併症および糖尿病特有の腎症，網膜症，神経障害（三大合併症）や冠動脈疾患，脳血管障害などの様々な慢性合併症を伴う。治療の目的は，血糖値をコントロールすることにより，これら合併症の発症および進展を阻止することにある。

1型糖尿病では，β細胞の破壊によるインスリン分泌不全を原因とする絶対的なインスリン作用不足が生じるため，インスリン治療が必須である。一方，糖尿病患者の90％以上を占める**2型糖尿病**は，インスリンの分泌不足あるいは末梢(まっしょう)組織でのインスリン反応性の低下（インスリン抵抗性）による相対的インスリン作用不足が

原因である。治療は食事・運動療法が基本であるが，血糖コントロールがなお不十分な場合に２型糖尿病治療薬またはインスリン製剤が用いられる。糖尿病治療薬使用時は有害作用の低血糖に注意する。

A インスリン製剤

インスリン製剤は，作用時間の違いにより，超速効型，速効型，中間型，持効型，混合型（超速効型/中間型または速効型/中間型）に分類される（表7–5）。インスリンの生理的分泌（ぶんぴつ）パターンには，24時間にわたり肝での過剰なグリコーゲンの分解を防ぐ基礎分泌と，食事によって血糖値が上昇したことに連動する追加分泌がある。インスリン療法では，作用時間の異なる製剤を組み合わせて，生理的分泌パターンに近づけるように投与する。１型糖尿病で行われる最も好ましい強化インスリン療法を図7-2に示す。インスリン投与は自己注射（皮下）にて行うが，同じ部位に注射を繰り返すと，注射部位の皮膚が変化し，インスリンの効きが悪くなるため，毎回注射部位を変える。

B ２型糖尿病治療薬

２型糖尿病の治療に用いる糖尿病治療薬の作用点と代表的な薬を図7-3と表7-6にまとめる。

1．スルホニル尿素系薬

スルホニル尿素系（SU）薬は，膵（すい）β細胞にあるSU受容体に結合してインスリンの分泌を促進し，血糖を低下させる。第三世代のグリメピリドはインスリン抵抗性改善作用を併せもつ。高用量のSU薬を長期間使用すると，膵β細胞が疲弊（ひへい）し，効

表7-5●インスリン製剤の種類

分 類	主な商品名	作用発現時間	最大作用時間	作用持続時間
超速効型	ノボラピッド，ヒューマログ	15分	約2時間	3～5時間
速効型	ノボリンR，ヒューマリンR	30分	1～3時間	5～8時間
中間型	ノボリンN，ヒューマログN	1.5時間	4～12時間	18～24時間
混合型	ノボラピッド30ミックス（超速効型/中間型） ヒューマリン3/7（速効型/中間型）	15分 30分	1～4時間 2～8時間	約24時間 約24時間
持効型	ランタス，レベミル	1～2時間	明らかな ピークなし	約24時間

インスリン製剤に付いている記号や数字の意味
R：速効型，N:中間型
数字：速効型（超速効型）の混合の割合
例）30，3/7はともに速効型（超速効型）３：中間型7の割合の混合を示す。

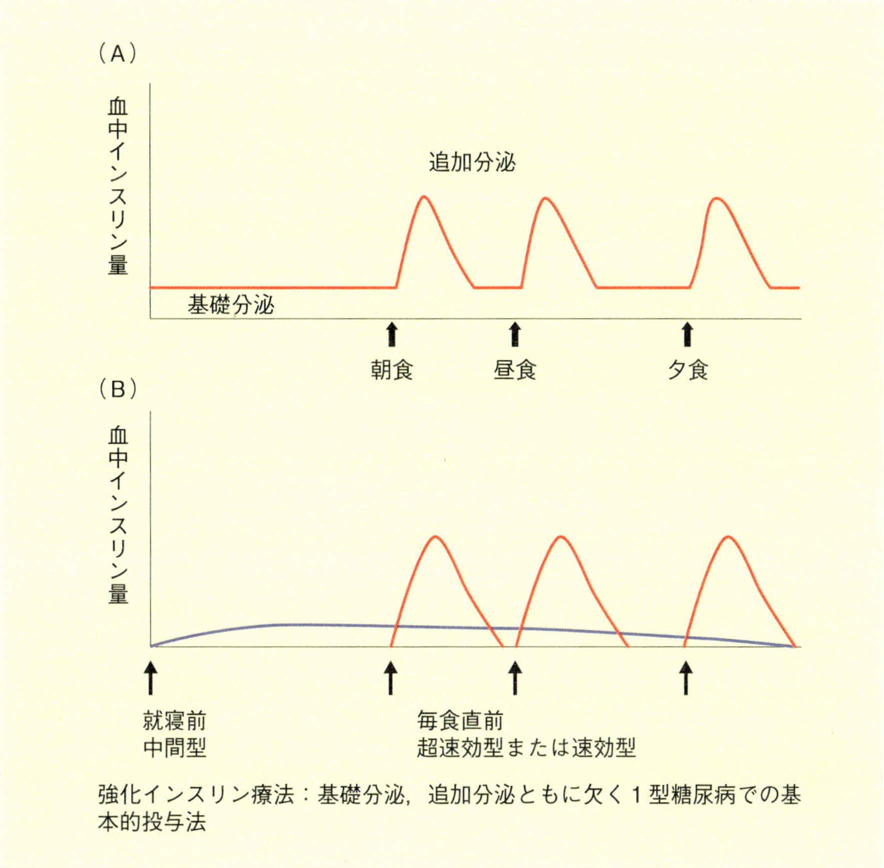

図7-2● 生理的インスリン分泌パターン（A）とインスリン療法の１例（B）

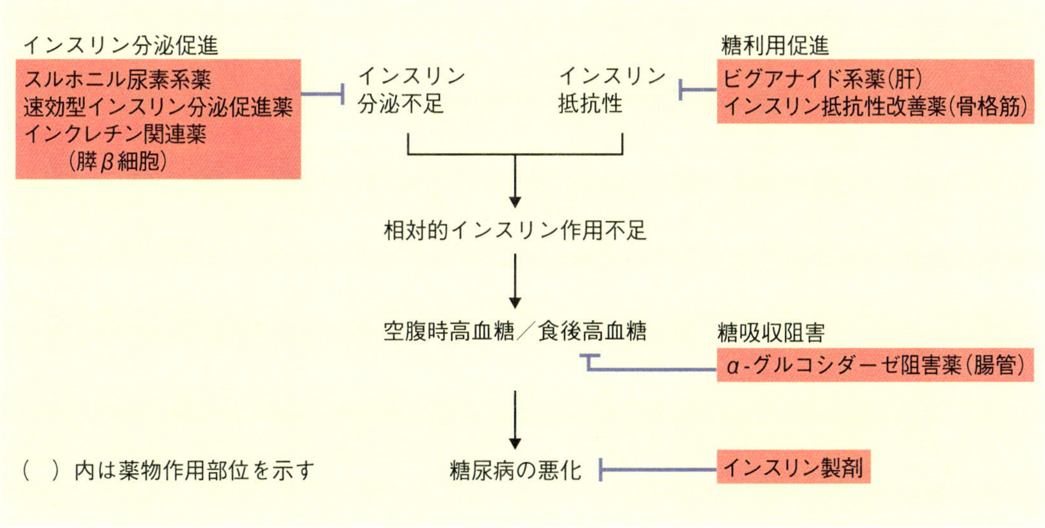

図7-3● ２型糖尿病の病態と治療薬の選択

表7-6● 代表的な2型糖尿病治療薬

薬剤名（商品名）	作用機序	副作用
スルホニル尿素系薬 第1世代：トルブタミド(ヘキストラスチノン) 第2世代：グリベンクラミド(オイグルコン) 第3世代：グリメピリド（アマリール）	膵β細胞にあるSU受容体に結合してATP感受性Kチャネルを閉口することにより，インスリン分泌を促進する	血液障害 肝障害 体重増加
速効型インスリン分泌促進薬 ナテグリニド（ファスティック） ミチグリニド（グルファスト）	作用はスルホニル尿素薬と同じ。速効，短時間作用型のため，毎食直前投与で食後高血糖を抑制する	肝障害 心筋梗塞
ビグアナイド系薬 ブホルミン（ジベトス） メトホルミン（グリコラン）	肝での糖新生抑制，末梢での糖利用促進，消化管からの糖吸収抑制	乳酸アシドーシス 肝障害
インスリン抵抗性改善薬 ピオグリタゾン（アクトス）	脂肪細胞の核内受容体PPAR-γを活性化して分化を促進することにより，インスリン抵抗性惹起物質（遊離脂肪酸，TNF-α）の産生を抑制し，インスリン感受性増強因子（アディポネクチン）の産生を促進する。これにより，骨格筋での糖の取り込みを促進する	肝障害 浮腫
α-グルコシダーゼ阻害薬 アカルボース（グルコバイ） ボグリボース（ベイスン）	小腸での二糖類から単糖への酵素分解を抑制し，糖吸収を遅延させることにより，食後高血糖を抑制する	腹部膨満感 放屁
グルカゴン様ペプチド-1（GLP-1）作動薬 リラグルチド（ビクトーザ） ビルダグリプチン（エクア）	膵β細胞のGLP-1受容体に作用し，インスリン分泌を促進し，グルカゴン分泌を抑制する	
DPP-4阻害薬 シタグリプチン（ジャヌビア）	インクレチンの分解を阻害し，インクレチンの作用を高める	

果がなくなることがある。

2．速効型インスリン分泌促進薬

SU薬とは構造が異なるが，膵（すい）β細胞にあるSU受容体に結合してインスリン分泌（ぶんぴつ）を促進する。作用発現が速く，持続時間も短いため，食後高血糖の改善に用いる。必ず食直前に服用する。

3．ビグアナイド系薬

インスリン分泌促進作用はなく，主に肝での糖新生を抑制する。そのほかに，末梢（まっしょう）での糖利用促進作用，消化管からの糖吸収抑制作用もある。重大な有害作用に乳酸アシドーシスがある。

4．インスリン抵抗性改善薬

骨格筋でのインスリン刺激による糖の取り込みを促進する。有害作用に浮腫（ふしゅ）があり，心不全患者には禁忌である。

5．α-グルコシダーゼ阻害薬

糖は単糖類まで分解された後，吸収されるので，小腸粘膜に存在し二糖類を単糖類へ分解するα-グルコシダーゼを競合的に阻害し，糖の吸収を遅延させる。食直前に服用し，食後高血糖の改善に用いる。

6．インクレチン関連薬

インクレチンは小腸から分泌され，血糖値に依存してインスリン分泌を促進する消化管ホルモンの総称で，酵素DPP-4（dipeptidylpeptidase-4）によって速やかに分解される。インクレチンの一つであるグルカゴン様ペプチド-1（GLP-1）の受容体に作用し，インスリン分泌の促進に加えて，グルカゴン分泌を抑制するGLP-1作動薬と，インクレチンの分解を抑制するDPP-4阻害薬がある。単剤では，低血糖を起こしにくく，また，SU薬と異なり体重増加を抑制する。

C 糖尿病性合併症治療薬

グルコースからソルビトールを生成するアルドース還元酵素を阻害し，神経細胞内へのソルビトールの蓄積を抑制するエパルレスタット（キネダック®）が，糖尿病性神経障害に伴う自覚症状（疼痛（とうつう），しびれなど）の改善に用いられる。

糖尿病性腎症の発症・進展予防には，腎糸球体内圧を低下し腎保護作用があるアンジオテンシン変換酵素（ACE）阻害薬やアンジオテンシンⅡ受容体遮断薬（ARB）が有効である（本編第3章Ⅲ「降圧薬」表3-3，4参照）。

◉看護の視点から

- 低血糖は，薬物投与量が適切であっても，食事時間の遅れ，食事（糖質）摂取量不足，運動量過多などによっても起こる。低血糖発症時には，強い空腹感とともに，発汗，動悸（どうき），頻脈（ひんみゃく），手指振戦（しんせん），顔面蒼白などの症状が生じる。このような症状が認められた場合には，直ちに糖分を摂取する必要がある。摂取量の目安は，グルコース5～10gで，ショ糖（砂糖）の場合は，少なくともその倍量を要する。なお，α-グルコシダーゼ阻害薬服用時は，ショ糖ではなく，必ずグルコースを摂取する。重度な低血糖では意識障害が生じ，経口摂取できない。この場合は，グルコース（静注）またはグルカゴン（筋注）を投与する。
- 妊娠中は血糖値が上がりやすくなり，妊娠糖尿病を発症することがある。母体の血糖値が高いと，妊娠の経過や，胎児の発達・発育にも影響を与える。母児合併症予防のために，妊娠期間中の厳格な血糖コントロールが重要である。薬物療法には胎児に移行しないインスリン製剤を用いるのが原則で，2型糖尿病治療薬の多くは経胎盤性があり，妊婦には禁忌である。したがって，2型糖尿病治療薬を服用していて妊娠を希望する場合には，妊娠前にインスリン製剤に変更する必要がある。

- 2型糖尿病の発症・進展予防には，食事や運動などの生活改善が最も重要である。

Ⅶ 脂質異常症治療薬

血液中の脂質（血清脂質）のうち，**コレステロール**と**トリグリセリド**（中性脂肪）のいずれか，または両方が増加している状態を**脂質異常症**（**高脂血症**）という。脂質異常症は，虚血性心疾患や脳梗塞（こうそく）などの動脈硬化性疾患の危険因子の一つである。血清脂質はアポたんぱく質と結合し，リポたんぱく質を形成して血液中を運搬される。**低比重リポたんぱく質**（**LDL**）はコレステロールを，**超低比重リポたんぱく質**（**VLDL**）はトリグリセリドを多く含み，それぞれ肝から末梢（まっしょう）組織へ脂質を運搬する。したがって，高コレステロール血症は高LDL血症，高トリグリセリド血症は高VLDL血症でもある。**高比重リポたんぱく質**（**HDL**）は，末梢組織からコレステロールを肝に逆輸送し末梢組織におけるコレステロールの過剰蓄積を防ぐことから，HDLコレステロールの低下は動脈硬化の一因となる（図7-4）。脂質異常症の診断基準は，空腹時の血清脂質値がLDLコレステロール140mg/dL以上，HDLコレステロール40mg/dL未満，トリグリセリド150mg/dL以上のいずれかが存在する場合である。

脂質異常症治療薬は血清コレステロールとトリグリセリドを低下させる薬物で，動脈硬化の発症予防に用いる。代表的薬物を表7-7にまとめる。

A HMG-CoA還元酵素阻害薬（スタチン系薬）

肝でのコレステロール合成の律速酵素*であるHMG-CoA還元酵素を阻害し，コレステロール合成を抑制する。その結果，肝内のコレステロール量が減少するため，肝LDL受容体の発現が促進され，血液中のLDLを肝に取り込む。これにより，血液中のLDLコレステロールが減少する。高コレステロール血症に対する第1選択薬である。重大な有害作用として，まれに横紋筋融解症が起こる。

---

* **律速酵素**：複数の酵素が関与する代謝系の反応速度を決めるカギとなる酵素。

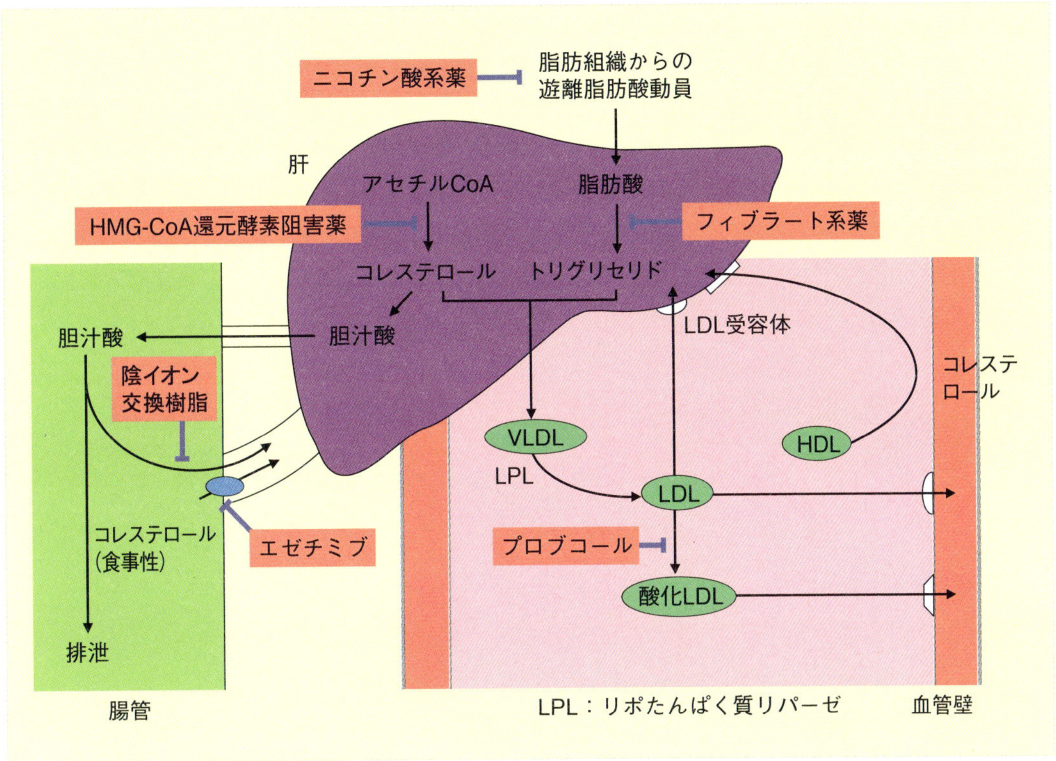

図7-4● 高脂血症治療薬の主な作用点

表7-7● 代表的な脂質異常症治療薬

薬剤名（商品名）	有害作用
HMG-CoA還元酵素阻害薬 プラバスタチン（メバロチン），シンバスタチン（リポバス）， フルバスタチン（ローコール），アトルバスタチン（リピトール）， ピタバスタチン（リバロ），ロスバスタチン（クレストール）	横紋筋融解症，消化器障害， 肝障害，発疹
フィブラート系薬 ベザフィブラート（ベザトールSR），クロフィブラート（ビノグラック）， フェノフィブラート（リピディル）	横紋筋融解症，消化器障害， 肝障害，胆石形成，発疹
プロブコール（シンレスタール）	消化器障害，QT延長
ニコチン酸系薬 ニコモール（コレキサミン），ニセリトロール（ペリシット）	皮膚の紅潮，かゆみ，発疹， 消化器障害
陰イオン交換樹脂 コレスチラミン（クエストラン），コレスチミド（コレバイン）	便秘，腹部膨満感，嘔気， 脂溶性ビタミンの吸収阻害
コレステロール輸送担体阻害薬 エゼチミブ（ゼチーア）	めまい，頭痛，悪心

B フィブラート系薬

核内受容体PPAR-α（peroxisome proliferator-activated receptor-α）の活性化を介して，主に肝でのトリグリセリドの合成を阻害するほか，トリグリセリドを分解するリポたんぱく質リパーゼ（LPL）の活性化などにより，トリグリセリド低下作用を示す。高トリグリセリド血症に有効である。有害作用に横紋筋融解症があり，スタチン系薬との併用はリスクが増すため，原則禁忌である。

C プロブコール

コレステロールから胆汁酸（たんじゅう）への異化促進などにより，コレステロール低下作用を示す。また，血管壁へ取り込まれやすい酸化LDLの産生を抑制する抗酸化作用が注目されている。

D ニコチン酸系薬

脂肪組織からの遊離脂肪酸の動員を抑制して，肝でのVLDL合成を抑制する。また，HDLコレステロール増加作用がある。有害作用（ほてり，かゆみなど）の頻度が比較的高い。

E 陰イオン交換樹脂

陰イオン交換樹脂は腸管内で胆汁酸と結合し，小腸からの再吸収を阻害する。その結果，肝でのコレステロールから胆汁酸への異化が促進される。薬物は吸収されないため安全性は高いが，服用量が多く飲みにくい，便秘が起こる，他の薬物の吸収を阻害するなどの欠点がある。

F コレステロール吸収阻害薬

小腸でのコレステロール吸収に関与する輸送担体（NPC1L1）を選択的に阻害する。単独でのコレステロール低下作用は弱いが，併用によりスタチン系薬の増量を抑え，横紋筋融解症などの有害作用を軽減できる。

◉看護の視点から

- スタチン系薬やフィブラート系薬の重大な副作用である横紋筋融解症は，骨格筋細胞が融解・壊死することにより，筋細胞成分であるミオグロブリン，クレアチンキナーゼなどが血中に漏出する病態で，漏出したミオグロビンにより尿は赤褐色（ミオグロブリン尿）となり，重症の場合は，大量のミオグロビンが腎尿細管を障害し，急性腎不全を引き起こすことがある。脱力感，しびれ，筋肉痛などの初期症状に注意し，早期発見に努めることが重要である。
- 治療の基本は，食事や運動などの生活習慣の改善である。狭心症などの動脈硬化性疾患の発症予防のために，生活習慣改善の継続的履行と服薬アドヒアランス維持の大切さを説明し，患者の理解を得ることが重要である。

Ⅷ 痛風・高尿酸血症治療薬

プリン体の最終分解産物である尿酸の血中濃度が高い（7.0mg/dL以上）状態を**高尿酸血症**という。尿酸の産生過剰または排泄低下により起こる。**痛風**は尿酸結晶の組織沈着による関節炎と腎障害を主症状とする疾患で，高尿酸血症に続いて起こる。痛風の治療は発作治療と高尿酸血症治療に分かれる（図7-5）。

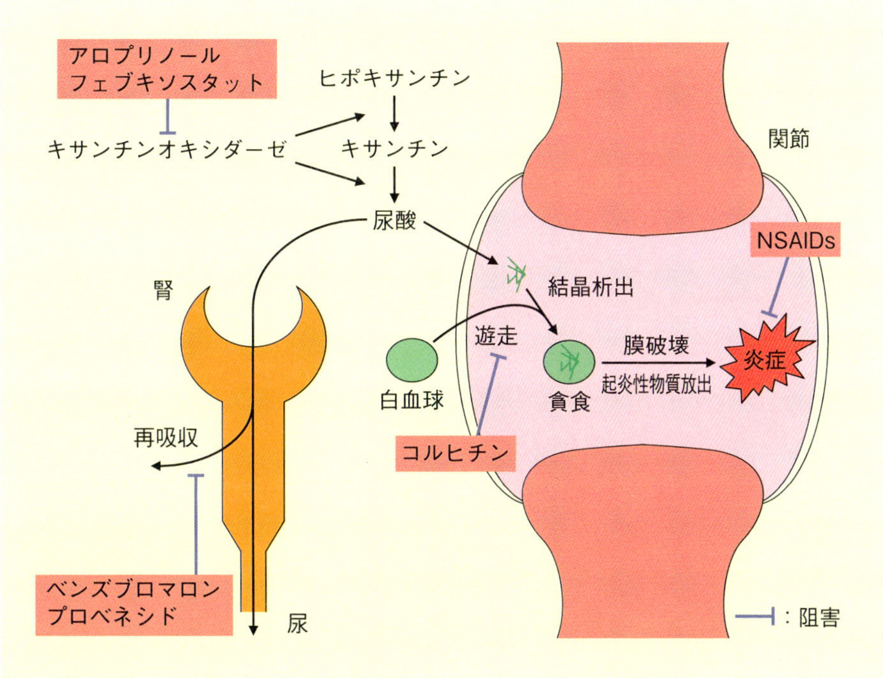

図7-5●痛風・高尿酸血症治療薬の作用点

A 痛風発作治療薬

痛風発作は，関節腔内に析出した尿酸結晶を好中球が貪食した後，細胞膜が破裂してリソソーム酵素などの起炎物質が放出され炎症が起こることによる。コルヒチンは白血球遊走を抑制し，特異的に痛風発作を予防する。鎮痛作用，抗炎症作用はないため，発作前兆時に服用する。

発作時には主に**非ステロイド性抗炎症薬**（**NSAIDs**）が用いられる（本編第10章「抗炎症薬・解熱鎮痛薬」参照）。

B 高尿酸血症治療薬

血中尿酸値を低下させる薬で，尿酸の合成阻害薬と排泄促進薬がある。なお，尿酸値の変動は発作を増悪，遷延化するため発作中は服用しない。

1．尿酸合成阻害薬

アロプリノール（ザイロリック®），**フェブキソスタット**（フェブリク®）はキサンチンオキシダーゼを阻害し，尿酸の生合成を抑制する。

2．尿酸排泄促進薬

ベンズブロマロン（ユリノーム®）と**プロベネシド**（ベネシッド®）は腎尿細管での尿酸再吸収を抑制し，尿酸排出を促進する。服用時は，尿路結石を予防するために，水分を十分摂取し尿量を増やすことを心がける。また，酸性尿（pH6.0未満）中では尿酸は析出しやすくなるため，クエン酸カリウム・クエン酸ナトリウム配合剤である**尿アルカリ化薬**（ウラリット®）を併用して，尿pHを6.0～7.0に維持する。ベンズブロマロンは重篤な有害作用として劇症肝炎の報告がある。

◉看護の視点から

- 血清尿酸値を4.6～6.6mg/dLに維持すると，痛風発作の発症率が最も低いことが報告されている。
- コルヒチンは発作予兆（関節がむずむずする）を感じたらすぐに服用できるように，常に携帯する。

●主な内分泌・代謝系作用薬一覧

薬剤名	欧文表記	商品名	用法・用量	禁　忌
エストラジオール	estradiol	エストラーナ	1枚貼付，2日ごとに貼り替え	エストロゲン依存性悪性腫瘍，静脈血栓塞栓症など
タモキシフェンクエン酸塩	tamoxifen citrate	ノルバデックス	1日20mg，1～2回分服	妊婦
クロミフェンクエン酸塩	clomifene citrate	クロミッド	1日50mg，5日間	エストロゲン依存性悪性腫瘍など
ラロキシフェン塩酸塩	raloxifene hydrochloride	エビスタ	1日1回60mg	静脈血栓塞栓症，妊婦・授乳婦など
デスモプレシン酢酸塩水和物	desmopressin acetate hydrate	デスモプレシン	1回5～10μg，1日1～2回点鼻	
レボチロキシンナトリウム水和物	levothyroxine sodium hydrate	チラーヂンS	1日1回100～400μg	新鮮な心筋梗塞
チアマゾール	thiamazole	メルカゾール	1日5～10mg，1～2回分服	
アルファカルシドール	alfacalcidol	ワンアルファ	1日1回0.5～1μg	
エルカトニン	elcatonin	エルシトニン	1回10単位，週2回筋注	
リセドロン酸ナトリウム水和物	sodium risedronate hydrate	ベネット	1日1回2.5mg または1週1回17.5mg	食道通過遅延障害，服用時に30分以上立位または座位を保てない患者，妊婦など
メナテトレノン	menatetrenone	グラケー	1回15mg，1日3回	ワルファリン投与中
グリメピリド	glimepiride	アマリール	1日1～4mg，1～2回分服	重症ケトーシス，糖尿病性昏睡，1型糖尿病，重症感染症，重篤な外傷，手術前後（2型糖尿病治療薬共通）
ナテグリニド	nateglinide	ファスティック	1回90mg，1日3回	
メトホルミン塩酸塩	metformin hydrochloride	グリコラン	1日500～750mg，2～3回分服	
ピオグリタゾン塩酸塩	pioglitazone hydrochloride	アクトス	1日1回15～30mg	
ボグリボース	voglibose	ベイスン	1回0.2mg，1日3回	
シタグリプチンリン酸塩水和物	sitagliptin phosphate hydrate	ジャヌビア	1日1回50mg	
リラグルチド	liraglutide	ビクトーザ	1日1回0.3～0.9mg皮下注	
プラバスタチンナトリウム	pravastatin sodium	メバロチン	1日10mg，1～2回分服	妊婦，授乳婦
ベザフィブラート	bezafibrate	ベザトールSR	1回200mg，1日2回	透析患者，重篤な腎機能障害，妊婦など

序 薬理学とは
1 薬に関する基礎知識
2 生体機能と薬
1 末梢神経系作用薬
2 中枢神経系作用薬
3 心・血管系作用薬
4 血液作用薬（血液製剤を含む）
5 呼吸器系作用薬
6 消化器系作用薬
7 内分泌・代謝系作用薬
8 抗感染症薬
9 抗腫瘍薬（抗がん剤）
10 抗炎症薬・解熱鎮痛薬
11 抗アレルギー薬・免疫抑制薬
12 救急時の薬物
13 漢方薬
14 その他の薬剤

薬剤名	欧文表記	商品名	用法・用量	禁 忌
プロブコール	probucol	シンレスタール	1回250mg，1日2回	重篤な心室性不整脈，妊婦
コルヒチン	colchicine	コルヒチン	痛風発作予感時 1回0.5mg	妊婦
アロプリノール	allopurinol	ザイロリック	1日200～300mg，2～3回分服	
プロベネシド	probenecid	ベネシッド	1日1～2g，2～4回分服	腎臓結石，重篤な腎機能障害，血液障害，2歳未満

演習課題

1 代表的な女性ホルモン製剤名をあげ，どのような場合に用いるか表にしてみよう。

2 男性ホルモン剤のテストステロン製剤が禁忌となるのはどのような場合か述べてみよう。

3 妊婦・授乳婦に推奨されている抗甲状腺薬の名前をあげてみよう。

4 骨粗鬆症の治療薬3種を述べ，それぞれどのような薬剤があるか名前をあげてみよう。

5 1型糖尿病患者に必須となる薬剤は何かあげてみよう。

6 主な2型糖尿病治療薬をあげ，それぞれの作用と副作用について話し合ってみよう。

7 肥質異常症治療薬にはどのような有害作用があるか説明できるようにしよう。

8 痛風発作治療薬はいつ服用するのが有効か述べてみよう。

9 高尿酸血症治療薬はなぜ痛風の発作中に服用してはいけないのか述べてみよう。

第8章 抗感染症薬

この章では

- 化学療法に用いられる薬物のうち，抗菌薬の種類とその特性を理解する。
- 耐性や菌交代現象のメカニズムを知り，それらの対応策を理解する。
- 各種感染症に用いられる薬剤の種類と有害作用などを含む注意事項を理解する。
- 抗寄生虫薬の種類と適応症を理解する。
- 予防接種用薬の分類と種類を知り，努力義務を課せられているものなどを理解する。

I　感染症・化学療法の基礎知識

A　感染症とは

感染症とは，寄生虫，細菌，真菌，ウイルス，感染性異常たんぱく質（プリオン）などの病原体の感染により，宿主（ヒト）に生じる疾病である。感染症は有史以前から近代までヒトの病気のなかで大きな割合を占めており，医学の歴史は感染症克服の歴史と軌を一にしてきたといっても過言ではない。19世紀末のエールリッヒ（Ehrlich, P.）と秦佐八郎によるサルバルサン（ヒ素剤：梅毒治療薬）の発見，20世紀初頭のフレミング（Fleming, A.）によるペニシリンの抗菌作用の発見，ドマーク（Domagk, G. J.）による赤い色素プロントジル（世界初のサルファ剤系合成抗菌薬）の抗菌作用の発見まで，根本的な治療法はなく，世界的流行をみたペストなどの伝染病は大きな災害ととらえられていた。世界全体を見渡すと，今日でも感染症はいまだに死因の約1/4を占める。特にマラリア，結核，エイズ（AIDS；後天性免疫不全症候群），腸管感染症は発展途上国で大きな問題である。先進国においても新興感染症，再興感染症の問題に加えて，高度医療の発達に伴って手術後の患者や免疫低下状態の患者における日和見感染（健康なヒトでは感染症を起こさないような弱毒微生物，非病原微生物が原因となる感染）が問題となっている。

B　化学療法とは

化学療法とは，ある種の**化学物質の選択毒性**を利用して疾患の原因となっている微生物やがん細胞の増殖を阻害し，体内から駆逐することを目的とする医学的治療法の総称である。抗感染症薬の選択毒性とは，病原微生物にのみ特異的に作用し，宿主である人体の細胞には作用しないという，治療法として望ましい性質をいう。したがって選択毒性が高いものが優れた抗感染症薬といえる。細菌および真菌の細胞には細胞壁（cell wall）があり，細胞内外の浸透圧の差から菌を保護している。一方，ヒトを含む動物の細胞にはこの細胞壁がないので，細胞壁の合成阻害を作用機序とするものは細菌や真菌に選択的に障害を与えることが期待できる。これに比し，細胞膜（原形質膜）の傷害を作用機序とするものは，選択毒性が低く副作用が強いものが多い。たんぱく合成を行う場である細胞内小器官リボソームにはヒトと細菌・真菌との間に違いがあるため，細菌・真菌のリボソームに作用しやすいものは同じく選択毒性が期待できる。核酸代謝障害を作用機序とする薬物は，細菌のRNAやDNAの合成を阻害する。たとえば，細菌のDNA鎖に超らせん化を起こす酵素としてDNAジャイレースがあり，細菌特有のねじれ構造のない閉鎖環状形の二本鎖DNAの複製に関与しており，ここを作用点とする薬物には選択毒性が期待できる（表8-1）。

ペニシリンのように微生物により産生され，ほかの微生物の発育を阻害する物質を**抗生物質**というが，今日ではその化学構造を基礎として一部の構造を換えたり，まったく新たに化学的に合成されたりするものが多く，抗感染症薬のうち細菌感染症に対して投与される薬物を**抗菌薬**と総称する（表8-2）。その他，真菌，ウイルス，寄生虫の感染症に対して投与される薬物は，それぞれ**抗真菌薬**，**抗ウイルス薬**，**抗寄生虫薬**と称する。

C　抗菌スペクトル

抗菌スペクトルとは抗菌薬の各種病原微生物に対する作用範囲を表し，抗菌スペクトラムあるいは単にスペクトラムということがある。抗菌薬の使用にあたっては，治療対象とする感染症の予想される病原菌あるいは同定された病原菌をその抗菌スペクトルに含む薬剤を選択せねばならない。

D　抗菌力/抗菌メカニズムと体内動態を考慮した投与法

投与された抗菌薬は，その体内動態（吸収，分布，代謝，排泄（はいせつ））の特性に従い，体内に分布し感染部位に到達する。一方，感染部位では原因菌の抗菌薬感受性に依存して抗菌作用が発揮される。また，より低い濃度で菌の発育を阻害したり殺滅したりできる薬物ほど抗菌活性が強いが，感染部位（＝到達部位）での抗菌活性は抗菌メカニズムが殺菌的か静菌的かにも大きく依存する。現在，抗菌薬の体内動態と抗菌薬の抗菌活性・抗菌メカニズムという２つの要素を結びつけた概念で投与法が

表8-1 ● 抗菌薬の作用機序

細菌細胞壁合成阻害	ペニシリン系薬，セフェム系薬，バシトラシン，サイクロセリン，ホスホマイシンなど
細菌細胞膜の障害（真菌細胞膜に作用するもの）	ポリミキシンB，コリスチンなど（アムホテリシンB，ナイスタチン，トリコマイシンなど）
たんぱく合成阻害	アミノグリコシド系薬，テトラサイクリン系薬，クロラムフェニコール，マクロライド系薬，リンコマイシン系薬など
核酸代謝障害	キノロン系薬，リファンピシンなど
補酵素（葉酸）合成阻害	サルファ薬

表8-2●抗菌薬の種類

	薬剤名			備考
ペニシリン系	ペニシリナーゼにより分解されやすいペニシリン		ベンジルペニシリン（ペニシリンG：PCG）	経口投与無効
			フェノキシメチルペニシリン（ペニシリンV：PCV），フェネチシリン（PEPC）	内服可能
	ペニシリナーゼ抵抗性ペニシリン（ペニシリンG耐性ブドウ球菌感染症に用いる）		メチシリン（DMPPC），オキサシリン（MPIPC），クロキサシリン（MCIPC）	アンピシリン・クロキサシリンナトリウム水和物（ABPC/MCIPC）合剤
	広域ペニシリン（広い抗菌スペクトルをもち，グラム陰性桿菌にも効果あり）		アンピシリン（アミノベンジルペニシリン：ABPC）	長期連用で菌交代現象を起こす
			アモキシシリン（AMPC）	内服
			カルベニシリン（CBPC），ピペラシリン（PIPC）	緑膿菌に効果注射剤
セフェム系	第1世代グラム陽性菌，一部のグラム陰性菌（βラクタマーゼにより分解されやすい）	注射薬	セファロリジン（CER），セファロチン（CET），セファゾリン（CEZ）など	
		経口薬	セファレキシン（CEX）など	
	第2世代（抗菌スペクトルの拡大．βラクタマーゼに安定）	注射薬	セフォチアム（CTM），セフメタゾール（CMZ），セフブペラゾン（CBPZ）など	
		経口薬	セフロキシム（CXM-AX），セフォチアム（CTM-HE）	
	第3世代（グラム陰性桿菌に対する抗菌力が増し，緑膿菌・インフルエンザ菌にも効果）	注射薬	セフォペラゾン（CPZ），セフォタキシム（CTX），セフチゾキシム（CZX）など	
		経口薬	セフィキシム（CFIX），セフポドキシム（CPDX-PR），セフカペン（CFPN-PI），セフジトレン（CDTR-PI）など	
	第4世代（グラム陽性菌・陰性菌に共に抗菌力強い）	注射薬	セフピロム（CPR），セフェピム（CFPM），セフォゾプラン（CZOP）	
その他のβラクタム系	カルバペネム系薬（グラム陽性菌・陰性菌に幅広く抗菌力強い。メチシリン耐性黄色ブドウ球菌（MRSA）に抗菌力が強かったが，耐性菌増加）		イミペネム・シラスタチン（IPM/CS），パニペネム・ベタミプロン（PAPM/BP），メロペネム（MEPM）ビアペネム（BPM）ドリペネム（DRPM）テビペネム（TBPM）	TBPMは経口剤，他は注射剤
	モノバクタム系薬（グラム陰性菌に限定した抗菌力。βラクタマーゼに安定）		アズトレオナム（AZT），カルモナム（CRMN）	
	ペネム系薬（緑膿菌を除くグラ		ファロペネム（FRPM）	

	ム陰性菌と陽性菌に強い抗菌力）		
アミノグリコシド系 （結核菌・グラム陰性菌に効果。耐性発現が速い。第8脳神経障害・腎障害の有害作用がある）	抗結核菌作用（＋）	ストレプトマイシン（SM）， カナマイシン（KM）	
	抗緑膿菌作用（＋）	ゲンタマイシン（GM）， アミカシン（AMK）など	グラム陰性菌特に緑膿菌に有効 アルベカシン（ABK）はMRSAに効果がある
	抗緑膿菌作用（－）	フラジオマイシン（FRM）， アストロマイシン（ASTM）	
テトラサイクリン系 （抗菌スペクトルが広い。マイコプラズマ，アメーバ赤痢にも有効）		オキシテトラサイクリン（OTC）， テトラサイクリン（TC）， ドキシサイクリン（DOXY）， ミノサイクリン（MINO）	
クロラムフェニコール系 （抗菌スペクトルが広い。骨髄障害を起こし再生不良性貧血をきたすことがある）		クロラムフェニコール（CP）， チアンフェニコール（TP）	
マクロライド系 （抗菌スペクトルが広い。テトラサイクリンやクロラムフェニコールに比べて有害作用が軽度）		エリスロマイシン（EM）， オレアンドマイシン（OL）， クリンダマイシン（CLDM）， ロキシスロマイシン（RXM）， アジスロマイシン（AZM）， クラリスロマイシン（CAM）など	
ポリペプチド系 （毒性が強いが，緑膿菌に対して強い抗菌力を示す）		ポリミキシンB（PL-B），コリスチン（CL）	
グリコポリペプチド系 （グラム陽性菌，特に抗MRSA薬として使用される）		バンコマイシン（VCM）， テイコプラニン（TEIC）	
サルファ剤 （主として尿路感染症に用いられる）		スルフィソキサゾール，スルフィゾミジン，スルファメトキサゾール，スルファモノメトキシン，スルファメチゾール，サルファ剤とトリメトプリムの合剤（ST合剤）	
キノロン系 （ナリジクス酸，ピロミド酸，ピペミド酸）		ニューキノロン系：レボフロキサシン，シノキサシン，ノルフロキサシン，オフロキサシン，エノキサシン，シプロフロキサシン，トスフロキサシン，フレロキサシンなど	
その他		リンコマイシン系（リンコマイシン，クリンダマイシン） ホスホマイシン系（ホスホマイシン）	

考えられている。

すなわち，抗菌薬血中濃度推移のパラメータとして，その**最大血中濃度**（Cmax），**曲線下面積**（AUC）および**最低血中濃度**（次回投与直前濃度：トラフ値という）を用いて体内動態を評価する。また，抗菌活性の指標としてはその抗菌薬

序 薬理学とは
1 薬に関する基礎知識
2 生体機能と薬
1 末梢神経系作用薬
2 中枢神経系作用薬
3 心・血管系作用薬
4 血液作用薬・血液製剤を含む
5 呼吸器系作用薬
6 消化器系作用薬
7 内分泌・代謝薬作用薬
8 抗感染症薬
9 抗腫瘍薬・抗がん剤
10 抗炎症薬・解熱鎮痛薬
11 抗アレルギー薬・免疫抑制薬
12 救急時の薬物
13 漢方薬
14 その他の薬剤

の病原菌に対する**最小発育阻止濃度**（**MIC**）を用いる。MICは実際に分離した病原菌を用いて検査したり，一般に知られている平均的な値を用いたりする。現在，よく用いられるパラメータとしては，CmaxとMICの比（**Cmax/MIC**），AUCとMICの比（**AUC/MIC**），および血中濃度がMICを超えていると予想される時間（time above MIC；TAM）である。

1 Cmax/MIC依存的薬剤

一般に，アミノグリコシド系薬やフルオロキノロン系薬の生体内における有効性は，Cmax/MICあるいはAUC/MICと相関することが知られている。したがって，これら薬剤を投与する場合には，1日1回投与として最高血中濃度をできるだけ高くすることが重要である。従来，フルオロキノロン系薬では1日3回（あるいは2回）の分割投与が一般的に行われてきたが，上記の理由で1日1回投与が促進されつつある。またアミノグリコシド系薬においても，1日1回投与により副作用の発現が減少することが知られている。

2 time above MIC 依存的薬剤

生体内においてtime above MICに依存した抗菌活性が観察される薬剤はペニシリン系，セフェム系，カルバペネム系などのβラクタム系薬である。βラクタム系薬を投与する場合には，総投与量が同じであるならば，できるだけ分割回数を多くしてMICを超える血中濃度を長く維持する方法が望ましい。具体的には，たとえば治療に難渋する感染性心内膜炎症例に対してベンジルペニシリン（ペニシリンG®）を投与する場合，1日6回分割投与が推奨されているのはこの理由による。

肝臓，腎臓という薬物の主たる排泄（はいせつ）臓器に障害をもつ患者では，それぞれの臓器によって代謝あるいは排泄を受ける薬物の排泄が遅延し，あるいはその薬物が臓器に負担をかけてさらに臓器の障害を進行させ，有害作用が出現する可能性が高まる。したがって，臓器障害の程度に応じて投与量や投与間隔を調整したり，腎障害者では肝臓で代謝される薬物を，肝障害者では腎臓から排泄される薬物を選択するなどの方策をとる必要がある。

腎臓から排泄される割合が投与量の25%以下の薬物では腎障害の程度にかかわらず投与量を変更する必要はないが，それ以上の割合の薬物では腎排泄の程度によって減量あるいは投与を控える必要がある。その大体の目安を表8-3に示す。

表8-3●腎障害時の抗菌薬使用可否の目安

腎障害と対応	薬剤名
1．投与量の変更を要しない	EM，CLDM，CP，DOXY，MINO，CPZ，RFP，CTRX，CCL，LZD
2．高度腎障害で減量を要する	PCG，ABPC，AMPC，CET，CEX，CFIX，CTX，CZX，PIPC，INH，EB，ST合剤，CAZ，CXM-AX，NA，CPFX，NFLX，TEL
3．軽～中等度腎障害で減量を要する	CEZ，SM，KM，GM，TOB，AMK，PL-B，CL，VCM，5-FC，IPM/CS，OFLX
4．腎不全時には投与しない	AMPH-B，L-AMB，PAS，長時間作用型サルファ剤

E 耐　性

初期には薬物に感受性を示している（薬物が効いている）病原微生物でも，同一の薬物を使い続けるとしだいにその薬物に対して抵抗性を示すようになる（薬物が効かなくなる）。このことを抗菌薬に対する「**耐性**（または薬剤耐性；Resistance, Tolerance）」とよぶ（第1編第1章D「薬物有害作用」参照）。多くの場合，その薬物と類似した化学構造の薬物にも同時に耐性を示す場合があり，これを「**交差耐性**」とよぶ。病原微生物が耐性を獲得するメカニズムを表8-4に示す。たとえばペニシリンが登場したすぐ後に，時をおかずペニシリンに対する耐性をもつ菌（耐性菌）が発見された。一方，ペニシリンの基本骨格（6-アミノペニシラン酸）が構造解析されると，その構造を化学的に修飾する手法によって耐性菌への効果を再び回復し，抗菌力の拡大を実現したメチシリン（DMPPC），あるいは抗菌スペクトルをグラム陰性菌にまで拡大したアンピシリン（ABPC）などが合成されていった。このような手法で人類は感染症を克服するかにみえたが，新しい抗菌薬の登場は常に新たな耐性菌感染症の出現という大問題を抱えながら現在に至っている（表8-5）。

表8-4●耐性獲得のメカニズム

1. 薬物を分解して抗菌活性を失わせる酵素をつくる
2. 主に細胞膜の構造に変化を生じて薬物が通過できにくくする
3. 薬物の標的である作用点の構造を変化させたり別の構造で代用したりするようになる
4. 薬物が作用する代謝経路を変化させたり，薬の親和性を低下させる
5. 以上の情報をほかの微生物から受け取って獲得する（耐性遺伝子の移動）

表8-5●最近問題となっている耐性菌

メチシリン耐性黄色ブドウ球菌（MRSA）	黄色ブドウ球菌に対し抗菌力の弱い第3世代セフェム系薬を繁用した結果，急速に増加した新型多剤耐性黄色ブドウ球菌でペニシリンや多くのセフェム系薬に耐性であるのみならず，アミノグリコシド，テトラサイクリン系，マクロライド系にも高度耐性を示す。軽症で，かつ感受性菌の場合はミノマイシン，ドキシサイクリンのみでもよいが，中等症以上ではアルベカシンが必要となる。重症の場合はバンコマイシンやテイコプラニン，リネゾリドを用いる
多剤耐性緑膿菌	強い抗菌力と広範なスペクトルを有するカルバペネムに新しい耐性機序を介しての耐性株が出現している。同時にアミノグリコシド系，ニューキノロン系などにも耐性の菌を多剤耐性緑膿菌とよび，治療に難渋することが多い
ニューキノロン耐性黄色ブドウ球菌・緑膿菌	急速に使用頻度が増加したニューキノロン系に耐性菌が増加している
バンコマイシン（VCM）耐性腸球菌	MRSA感染症に対するVCM繁用によりVCM耐性腸球菌（VRE）が出現。他のグリコペプチド系薬にも交差耐性を示すのでグリコペプチド耐性腸球菌（GRE）ともよばれる。リネゾリド，キヌプリスチン・ダルホプリスチンが使用される
ペニシリン耐性肺炎球菌（PRSP）	小児科や耳鼻科で難治な中耳炎を繰り返しやすい。最近は高齢者からの分離頻度も高まっている

F 菌交代現象（菌交代症）

生体においては皮膚，口腔(こうくう)内，腸内，腟(ちつ)内などに正常でも細菌が存在している（**常在細菌叢(そう)**）。抗菌薬を使用したことにより，この常在菌のなかでその抗菌薬に感受性をもつものが死滅し減少し，他の菌が代わって繁殖している状態を**菌交代症**という。特に抗菌スペクトルの広い抗菌薬を使用した場合，薬剤感受性の高い正常菌が減少し，非感受性菌あるいは耐性菌が異常な増殖を果たす。小腸上部では腸球菌，乳酸菌，小腸下部では大腸菌，大腸では大腸菌，グラム陰性菌が増える。これらが時に疾患を引き起こしたり，新たに病原細菌が繁殖しやすくなってそれが疾患を引き起こしたりする。よくみられる口腔カンジダ症とは，ふだんから口腔内の常在菌として存在しているカンジダ（真菌）が原因となる日和見(ひよりみ)感染症である。

◉看護の視点から

- 抗生物質をはじめ，感染症治療薬は原因療法である。
- 耐性菌などの発現を防止するためにも，服薬コンプライアンスを高めることはきわめて重要である。
- 感染症は最終的には患者本人の生体防御機構により治癒することを念頭におく。

II 抗菌化学療法の実際

細菌感染症の治療にあたっては，まず起因菌を決定（同定）し，その菌の抗菌薬に対する感受性を調べる感受性試験を行い，その結果に基づいて抗菌薬を選択することが理想である。しかし，感染症によっては起因菌決定が困難である場合もあり，また結果を待たず治療を開始せねばならぬことも多い。その場合は各病態の起因菌頻度から推定して，それを**抗菌スペクトル**に含む適切な抗菌薬を選ぶ。

A 呼吸器感染症

1．咽頭・喉頭炎，扁桃炎

ウイルス，マイコプラズマ属，クラミジア属などが多いが，ウイルス感染の２次感染ではβ溶血性レンサ球菌（溶レン菌），肺炎球菌などのグラム陽性菌を念頭におく。

広域ペニシリン，マクロライドなど，または耐性菌を考慮して第１・第２世代セフェム系薬，ニューキノロン系薬を用いる。

2. 細菌性肺炎

一般に宿主の状態から，基礎疾患のない院外感染を主とする１次性感染と，重篤な基礎疾患を有する院内２次性感染に分類される。

1　１次性感染（基礎疾患のない院外感染が主）

ウイルス，マイコプラズマ属，クラミジア属も多いが，肺炎球菌の頻度も高く，またレンサ球菌属，ブドウ球菌属などのグラム陽性菌も多い。広域ペニシリン，マクロライド，ニューキノロン系薬などを用いる。

2　２次性感染（重篤な基礎疾患を有する院内感染が主）

大部分が大腸菌，肺炎桿菌（かんきん），緑膿（りょくのう）菌などのグラム陰性菌，その他MRSAを含む黄色ブドウ球菌，嫌気性菌などが多い。

第１選択薬として抗緑膿菌作用をもつ第３世代セフェム系，注射用キノロン系薬，抗MRSA薬も考慮する。またカルバペネム系薬，ニューキノロン系薬，アミノ配糖体系薬を単独または併用する。

3　嚥下性肺炎

口腔内常在菌である嫌気性菌によることが多い。ペニシリン，ファロペネム（FRPM），クリンダマイシン（CLDM）を用いるがグラム陰性桿菌の関与もあり，セフメタゾール（CMZ），その他の第２・３世代セフェム系薬とCLDM，カルバペネム系薬などを用いる。

4　肺 結 核

現在使用可能な抗結核薬を表8-6に示す。治療開始前に耐性検査を行う。排菌があるかまたは空洞があれば原則として入院となる。化学療法はイソニアジド（INH），リファンピシン（RFP），ピラジナミド（PZA），エタンブトール（EB）を中心とする。

治療は長期にわたるので副作用には十分注意する。体重に応じて投与量を増減すること，早期発見のため定期検査を行うことが大切である。ストレプトマイシン（SM）などでは第８脳神経障害が重要で，聴力検査（時計音の確認，１～３か月に１回の聴力検査），前庭機能検査（片足立ちの持続時間）を行う。EBでは視力障害が問題となり，定期的に片目で新聞を読ませたりして早期発見に努める。INHの末梢（まっしょう）神経障害はビタミンB_6である程度予防できる。RFPは肝障害に注意する。また

表8-6 ● 抗結核薬の種類

まず考慮すべき薬剤	1．抗菌力の強いもの リファンピシン（RFP），イソニアジド（INH），ピラジナミド（PZA） 2．静菌的で１．と併用するもの ストレプトマイシン（SM），エタンブトール（EB）
その他	多剤併用で効果が期待できるもの カナマイシン（KM），エチオナミド（ETH），エンビオマイシン（EVM），パラアミノサリチル酸（PAS），サイクロセリン（CS）

長期にわたって確実に服用すること（コンプライアンスが良いこと）が治療を成功に導き，耐性菌を生じさせないことに通じる。エイズ患者などハイリスク患者では医療関係者が毎日確実に服薬を確実に目視下で行ってもらう（DOTS；ドッツという）ことも考慮する。

B 肝・胆道感染症

主に大腸菌，肺炎桿菌，エンテロバクター属，緑膿菌など，バクテロイデス属などの単独または複数感染が多い。まず大腸菌を念頭に，広域かつ胆汁排泄性抗菌薬としてセファゾリン（CEZ），CFX，CMZ，セフォチアム（CTM），タゾバクタム・ピペラシリン（TAZ/PIPC），アンピシリン・スルバクタム（ABPC/SBT）などを投与する。無効時は他のセフェム系薬（セフブペラゾン（CBPZ），セフォペラゾン（CPZ），ラタモキセク（LMOX））に変える。軽症例ではABPC，CEX，ニューキノロン系薬などの経口投与で可能である。

C 尿路感染症

基礎疾患がない単純性感染症の80％は大腸菌が，複雑性感染症は緑膿菌，セラチア属などが原因である。急性単純性膀胱炎ではPC系薬，セフェム系薬，キノロン系薬，ニューキノロン系薬，スルファメトキサゾール・トリメトプリム（ST）合剤を用いる。

D 腸管・腹腔内感染症

赤痢などの感染性下痢にはニューキノロン系薬，ホスホマイシン（FOM）などが用いられる。テトラサイクリン（TC），ABPCはすでに耐性菌出現頻度が高い。サルモネラ腸炎は急性期に広域ペニシリン，FOMなどを投与するが，除菌は難しく，ニューキノロン系薬のトスフロキサシン（TFLX：オゼックス®，トスキサシン®）の除菌率は98％と高い。腹腔内感染症は，グラム陰性菌・嫌気性菌が中心となるのでセファマイシン系薬（CMZ，セフミノクス（CMNX），CBPZ，CTT）およびCLDMを併用する。

E　軟部組織（皮膚など）感染症

90％はブドウ球菌感染症なのでPC，第1世代セフェム，ミノサイクリン（MINO），ドキシサイクリン（DOXY）を用いる。丹毒，伝染性膿痂疹など溶レン菌感染症ならABPCを用いる。

F　耳鼻科領域感染症

扁桃炎ではβ溶連菌がリウマチ熱や糸球体腎炎を誘発するので早期に治療する。第1選択薬はペニシリンである。中耳炎はインフルエンザ菌が多い。ペニシリナーゼ産生菌などが20％程度に増加したため，第2・3世代のセフェムが選択薬となる。慢性中耳炎ではMRSA，緑膿菌も関与する。急性副鼻腔炎では肺炎球菌，黄色ブドウ球菌，慢性副鼻腔炎ではインフルエンザ菌などが多い。

Ⅲ　抗真菌薬

抗菌薬，抗悪性腫瘍薬，免疫抑制剤などを投与されている症例，さらにはエイズのような細胞性免疫低下症例などで深在性（内臓）真菌症の増加が問題になっている。細菌とは異なり真菌細胞はヒトと同じ真核細胞であり，抗真菌薬は宿主であるヒトの細胞も障害し有害作用を発現する可能性が少なくない。よって有効性とともに安全性にも十分留意して薬剤を選択し使用する。抗真菌薬の作用機序を表8-7に示す。

表8-7 ● 抗真菌薬の作用機序

	作用機序	薬剤名
ポリエン系化合物	真菌細胞膜のエルゴステロールに結合し，膜を傷害する	アムホテリシンB
フルオロピリジン系化合物	真菌の中で5-フルオロウラシルに変換され，DNAやRNA合成を阻害する	フルシトシン
アゾール系化合物	細胞膜のエルゴステロール合成の阻害	ミコナゾール，フルコナゾール，イトラコナゾール
キャンディン系化合物	細胞壁の1，3-β-D-グルカン合成の阻害	ミカファンギン
その他	細胞膜のエルゴステロール合成の阻害	テルビナフィン

1．アムホテリシンB（AMPH-B；ファンギゾン®）

副作用は強いが，現在なお主要な治療薬であるポリエン系の抗生物質である。錠剤，シロップなどの経口剤と注射用剤がある。カンジダ，アスペルギルス，クリプトコッカスなど各種真菌に広く適応をもつ。アムホテリシンBリポソーム製剤は病巣への移行性が改善され，副作用も軽減されている。

2．フルシトシン（5-FC；アンコチル®）

単独効果はないが，腹管吸収はよく髄液（ずいえき）中移行も高いため，クリプトコッカス髄膜炎ではAMPHの補助薬として用いる。

3．ミコナゾール（MCZ；フロリード-F®）

クリプトコッカス，カンジダなどに有効である。まれに中枢神経症状やアナフィラキシー・ショックの出現などに注意する。ゲル剤は口腔（こうくう）カンジダ症に用いる。

4．フルコナゾール（FLCZ；ジフルカン®）

腸管からの吸収がよく，血中半減期が長く（約30時間），かつ髄液中など組織移行もよい。抗真菌活性は弱いが，クリプトコッカス，カンジダ，アスペルギルスによい効果が得られる。

5．イトラコナゾール（ITCZ；イトリゾール®）

腸管からの吸収がよく，血中半減期が長く，組織移行も良好である。アスペルギルスを含む広い菌株に有効である。

6．その他

ナイスタチン（NYS）は吸収が悪いので消化管カンジダ異常増殖に対し経口投与される。放線菌にはペニシリン，ノカルジア症にはST合剤，ミノサイクリンが有効である。

ミカファンギンはカンジダ，アスペルギルスに強い抗真菌活性を示し，アゾール系に耐性あるいは低感受性のカンジダにも有効である。

水虫など皮膚真菌症には通常局所療法で十分効果的だが，角質が肥厚した角化型，爪白癬（つめはくせん）のような難治性のものにはテルビナフィン（ラミシール®）やITCZの内服が有効である。

Ⅳ 抗ウイルス薬

ウイルスに直接作用してこれを攻撃する**抗ウイルス薬**と，生体の免疫機能に働きかけてそのウイルス排除機構を補助する**抗ウイルス療法薬**とがある。抗ウイルス薬は，正常細胞とウイルスが感染した細胞との間の核酸合成過程やたんぱく質合成過程の微妙な差を利用して，正常細胞の機能を障害しないようにウイルス核酸合成のみを阻止することが重要である。その主流は核酸の前駆物質（ヌクレオシド）の誘導体である。本来，抗悪性腫瘍薬として開発された経緯があり，抗菌薬よりは副作用が強い傾向がある。主な抗ウイルス薬の作用機序を表8-8に示す。

アシクロビル（ACV；ゾビラックス®），バラシクロビル（VACV；バルトレックス®）は，単純ヘルペスウイルス（HSV），帯状疱疹ウイルス（VZV）の中でウイルスの酵素により活性化されて作用するため，選択毒性が高い。ビタラビン（Ara-A；アラセナ-A®）はHSV，VZV ウイルスのDNAポリメラーゼを強力に阻害することにより，抗ウイルス作用が発現する。ガンシクロビル（GCV；デノシ

表8-8●抗ウイルス薬の作用機序

合成以前の段階を阻害する薬物	ウイルスの細胞内への侵入を抑制するもの	・アマンタジン：A型インフルエンザの予防および治療。B型には無効 ・リマンタジン：アマンタジンより効果が高い(日本未発売)
合成段階を阻害する薬物	DNA合成を阻害するもの	・イドクスウリジン：単純ヘルペスに点眼液（0.1%），眼軟膏（0.25%）で用いられる（局所療法のみ） ・アデニンアラビノシド（ビダラビン）：シトシンアラビノシドより細胞毒性が弱く，活性半減期が長い。帯状疱疹，単純ヘルペス，B型肝炎ウイルスに有効 ・アシクロビル：単純ヘルペス，水痘，帯状疱疹，サイトメガロウイルスに有効 ・5%軟膏（陰部疱疹，口唇ヘルペス），5%眼軟膏（ヘルペス角膜炎） ・ガンシクロビル：サイトメガロウイルスに有効
	RNA合成を阻害するもの	・ジドブジン：抗AIDSウイルス（HIV）薬として最初に認可された．逆転写酵素を阻害する ・ジデオキシイノシン：ジドブジンに耐性が生じた場合に使用 ・ラミブジン，アデホビル：B型肝炎ウイルス（HBV）の逆転写酵素を阻害する
その他		・ノイラミニダーゼ阻害薬（ザナミビル，オセルタミビル，ペラミビル）：抗インフルエンザウイルス薬（感染細胞からのウイルス放出を抑制） ・インターフェロン：ウイルスなどの刺激で白血球，リンパ球がつくり出す物質で，感染していない細胞に抵抗性を与え，多種類のウイルス増殖を抑制する。B型，C型肝炎に有効 ・インジナビル，サキナビル，リトナビル：抗HIV薬．プロテアーゼ阻害作用

ン®）はサイトメガロウイルス（CMV）由来のプロテインキナーゼにより活性化されて作用するため，選択毒性が期待できる。抗パーキンソン病薬でもあるアマンタジンはA型インフルエンザウイルスのM 2たんぱくと結合し，ウイルスの吸着侵入を阻害する。ノイラミニダーゼ阻害薬（オセルタミビル；タミフル®，ザナミビル；リレンザ®，ペラミビル；ラピアクタ®）はA型およびB型インフルエンザウイルスがノイラミニダーゼという酵素により感染細胞表面から遊離するのを阻害し，他の細胞への感染・増殖を抑制する。

その他，イドクスウリジン（IDU）はヘルペスウイルスに有効だが全身投与の副作用が強いため眼科領域で局所療法薬として用いる。イノシンプラノベクス（イソプリノシン®）は亜急性硬化性全脳炎（SSPE）に有効で，抗ウイルス作用に加え免疫賦活(ふかつ)作用があり注目されている。リバビリン（レベトール®）はインターフェロン(IFN)-α 2bとの併用によりC型慢性肝炎のウイルス血症に有効である。

IFNはウイルス核酸やIFN誘起薬の刺激により宿主の白血球，リンパ球などが作り出す抗ウイルス活性を有する物質であり，未感染細胞に抵抗性を与え，多種類のウイルス増殖を抑える作用がある。種特異性があり，ヒトにはヒトIFNしか役立たない。天然型はIFNα（スミフェロン®），IFNβ（フエロン®）などがあり，遺伝子組換え型のIFNにはIFNα-2b（イントロンA®）などがある。IFNはB型肝炎，C型肝炎に有効であるほかに抗腫瘍(しゅよう)活性(腎がん，多発性骨髄腫(こつずいしゅ)，悪性黒色腫など)もある。

B型肝炎，C型肝炎は慢性化し，慢性肝炎から肝硬変に，さらに進むと肝がんに至る可能性が高い。前者はウイルスが発見・同定されるまでの輸血や予防接種が，後者は同じく発見・同定されるまでの輸血や血液製剤が原因の多くを占める薬害であることがわかり，いずれも国家賠償の対象となった。ラミブジン（エピビル®）はB型肝炎ウイルスの増殖を抑制する作用があり，IFNと併用される。ラミブジンが効果不十分の場合にはアデホビルやエンテカビルが併用される。リバビリンとIFNとの併用はC型肝炎ウイルスに有効である。

エイズを発症するHIV感染症では単剤による治療よりも併用のほうが有効であり，多剤併用療法が主流である。CD 4陽性細胞（T細胞の一種で細胞表面にCD 4というマーカー分子を発現しているリンパ球）が血液1 μL中に200個以下となる前に治療を開始する。

V 抗寄生虫薬

わが国では，近年の衛生環境・医療水準の向上とともに，かつて国内に蔓延(まんえん)していた回虫症や蟯虫(ぎょうちゅう)症など多くの寄生虫症が激減した。その反面，最近は生活様式の変化，易(い)感染宿主の増加，グルメブームによる野生獣肉・魚（特に淡水魚）の生食

表8-9●主要抗寄生虫薬

	薬剤名（商品名）	適応症（未承認適応症も含む）
抗線虫薬	ピランテルパモ酸塩（コンバントリン） メベンダゾール（メベンダゾール100） ジエチルカルバマジンクエン酸塩（スパトニン） サントニン（サントニン） イベルメクチン（ストロメクトール）	回虫症，鉤虫症，蟯虫症 鞭虫症 リンパ系糸状虫症 回虫症 糞線虫症
抗吸虫薬	プラジカンテル（ビルトリシド） トリクラベンダゾール（エガテン）	肝・肺吸虫症，横川吸虫症，各種住血吸虫症 異形吸虫症，肝蛭症
抗条虫薬	アルベンダゾール（エスカゾール） プラジカンテル（ビルトリシド） ニクロサミド（ヨメサン）	包虫症 有鉤状虫症を除く消化管寄生条虫症 腸管寄生条虫症
抗原虫薬	クロロキン（ニバキンなど） スルファドキシン・ピリメタミン配合（ファンシダール） 塩酸キニーネ・硫酸キニーネ グルコン酸キニーネ（キニマックス） メフロキン（メファキン） スルファメトキサゾール・トリメトプリム合剤（バクタ，バクトラミン） メトロニダゾール（フラジール） ニタゾキサニド（アリニア） スルファジアジン（スルファジアジン）	マラリア（熱発作治療） マラリア（熱発作治療） マラリア（熱発作治療） 重症マラリア（熱発作治療） 薬剤耐性マラリア（熱発作治療） ニューモシスチス肺炎 トリコモナス症，アメーバ赤痢 クリプトスポリジウム症 トキソプラズマ症

によって，いったんは消滅したと思われていた寄生虫症が再興したり，食や移動の国際化が進んで国内には従来存在しない輸入寄生虫症の増加がみられる。

今日，遭遇する機会が比較的多い主な疾患は，生鮮魚介類が感染源のアニサキス症，広節裂頭条虫症，横川吸虫症，野性動物やペットが感染源の多包虫症，イヌ回虫症とイヌ糸状虫症などの幼虫移行症，特定集団での伝播がみられるアメーバ赤痢，水系感染が問題になったクリプトスポリジウム症，抵抗力の弱った宿主でのトキソプラズマ脳炎などがある。また，海外渡航者による輸入寄生虫症ではマラリアが多く，時に死亡例も発生している。抗寄生虫薬（表8-9）は，細菌やウイルスに対する化学療法薬と異なり，概して特定の虫種・特定の発育段階に特異的に作用するものが多い。その作用機序は，代謝を障害したり，虫体に痙攣または麻痺を起こしたり，あるいは生殖器を障害したりするもので，それらの効果により虫体を殺滅または体外に排出させる。アニサキスには有効な薬剤はないが，幼虫は体内で長く生存できないので対症療法で自然に治癒する場合が多い。

Ⅵ 予防接種用薬

伝染性疾患の発症予防のために各種の予防接種が行われる。特定の感染症に対する免疫を高めるために投与する抗原をワクチンと総称する。ワクチンには，弱毒化した生きた病原体を用いる**生ワクチン**，殺したウイルスまたは病原体を用いる**不活**

化または**死菌ワクチン**，病原体が産生する毒素を不活化した**トキソイド**などがある。

代表的な予防接種としては，ジフテリア，百日咳，破傷風の三種混合ワクチン（DPT），ジフテリア破傷風混合トキソイド（DT），破傷風トキソイド，ポリオ生ワクチン，麻疹生ワクチン，A型肝炎ワクチン，B型肝炎ワクチン，BCGワクチン，肺炎球菌ワクチンなどがある。予防接種は有効であることは間違いないが100％の効果は期待できず，また，少ないながら一定頻度の副作用があるのも事実である。伝染病の予防という見地から従来は多くの予防接種が義務とされてきたが，「予防接種法」の改正により義務接種から**勧奨接種**，すなわち接種を義務ではなく積極的に勧めるということになった。ワクチン接種後の副作用（急性散在性脳脊髄炎）の可能性により日本脳炎ワクチンは流行地を除いて積極的勧奨は一時差し控える措置がとられていたが，新しいワクチンの開発によりこの差し控え措置は解除となり，現在は勧奨されている。よって，現在では予防接種を勧奨し努力義務を課すものは，ジフテリア，百日咳，ポリオ，麻疹，風疹，破傷風，日本脳炎の7種類である。これに「感染症法」で定められたBCGが加わり，8種類が接種されている。なお，インフルエンザ予防接種は，65歳以上の高齢者および省令で定めるハイリスク者は定期接種の対象（希望者のみ）となっている。またブタ由来新型インフルエンザ（H1N1株）ワクチンが使用可能となった。

結核対策としては，現在は生後5～8か月に，ツベルクリン反応（ツ反）なしで，BCGの直接接種を1回行うことになっている。また，学童のツ反・BCG接種は2003（平成15）年に廃止された。

新しいワクチンとしては，子宮頸がんワクチン，小児用肺炎球菌ワクチンが使用となり，乳幼児で胃腸炎を起こし問題となるロタウイルスのワクチンも承認申請中である。子宮頸がんワクチンは，そのがんを引き起こすヒトパピローマウイルスに対するワクチンである。

かつてその高い感染力や致死率から恐れられていた天然痘は，種痘により劇的に感染者が減少し，世界保健機関（WHO）が1980年に根絶宣言を行ったほど，予防接種が感染症に対して完全勝利した例といえる。種痘が行われなくなって久しく，天然痘に免疫を有する人の人口に占める割合が低下しており，混迷の世界情勢にあって，もし天然痘ウイルスがテロの兵器に使われたなら爆発的な流行をみるであろうという，新たな脅威も指摘されている。

◉看護の視点から

- 原則として1剤投与から始める。ただし，抗結核薬や抗エイズ薬は多剤併用が基本である。
- 投与方法はペニシリンやセフェム系抗生物質では，経口投与なら1日3回，点滴静注なら1日2回，筋注なら1日1回が多い（time above MICを長く維持するため）。
- キノロン系薬やアミノグリコシド系薬では分割投与より1日1回投与のほう

が有効で副作用も低減される。

- 現在市販されている抗インフルエンザ薬は経口剤，吸入剤，注射剤の3種類の剤型があり患者に合わせて選択できるが，いずれも発症後早期（48時間以内）に投薬を開始しないと効果がない。また，未成年服用者の異常行動との因果関係が判明するまで，10歳代患者への投薬はハイリスクを除いて原則禁止されている。
- 点滴投与は生理食塩水または5％ブドウ糖液100mL（50mL）に溶解し，滴下する。水分が少ないので輸液療法に影響することは少ない。配合変化を避けるため，他の薬剤は混和しない。心不全などで塩分制限が必要な患者の場合は生理食塩水100mLで1g程度のナトリウムを与えてしまうので5％ブドウ糖液を用いたほうがよい。
- 院内感染は医療スタッフが菌を広げる原因となる場合が多いことを念頭に，常日頃から手洗い・消毒を心がける。
- 治療効果を確実にし，耐性菌を生じさせないためにも，確実な服薬が望まれる。コンプライアンス・アドヒアランスを高めるためにていねいな服薬指導と観察を心がける。結核治療ではDOTSという，スタッフが毎日直接服薬させる方法がある。
- 積極的に予防接種を受けないという意思も尊重すべきではあるが，感染症を予防するためには，公衆衛生上，ある一定以上の免疫を有する人の割合が重要であることを説明し，また，副作用に対する過剰な警戒は不要であることを説明し，予防接種を勧奨することが望まれる。

●主な抗感染症薬一覧

薬剤名	欧文表記	商品名	用法・用量	禁　忌
ベンジルペニシリンカリウム	benzylpenicillin potassium	ペニシリン	1回30～60万単位を1日2～4回筋肉内注射	本剤によるショックの既往歴のある患者
アモキシシリン水和物	amoxicillin hydrate	アモキシシリン	1回250mgを1日3～4回経口投与（ヘリコバクター・ピロリ除菌を除く）	本剤によるショックの既往歴，伝染性単核球症の患者
セフォペラゾンナトリウム	cefoperazone sodium	セフォビッド	1日1～2gを2回に分けて静脈内または筋肉内注射	本剤によるショックの既往歴，リドカインまたはアニリド系局所麻酔薬に過敏症の患者
アズトレオナム	aztreonam	アザクタム	1日1～2gを2回に分けて静脈内，点滴静注または筋肉内注射	本剤によるショックの既往歴のある患者
ストレプトマイシン硫酸塩	streptomycin sulfate	硫酸ストレプトマイシン	1日1gを筋肉内注射（結核症）	本剤ならびにアミノグリコシド系抗生物質またはバシトラシンに対し過敏症の患者
テトラサイクリン塩酸塩	tetracycline hydrochloride	アクロマイシン	1日1gを4回に分割経口投与	テトラサイクリン系薬剤に対し過敏症の患者

薬剤名	欧文表記	商品名	用法・用量	禁 忌
クロラムフェニコール	chloramphenicol	クロロマイセチン	1日1.5～2gを3～4回に分割経口投与	造血機能の低下患者，低出生体重児，新生児，本剤に過敏症患者，骨髄抑制を起こす可能性のある薬剤との併用
クラリスロマイシン	clarithromycin	クラリスロマイシン	1日400mgを2回に分けて経口投与	本剤に過敏症の患者，ピモジド，エルゴタミン含有製剤，タダラフィル（アドシルカ）との併用，肝臓または腎臓に障害のある患者で，コルヒチンを投与中の患者
バンコマイシン塩酸塩	vancomycin hydrochloride	塩酸バンコマイシン	1日2gを1回0.5g 6時間ごとまたは1回1g 12時間ごとに分割して，それぞれ60分以上かけて点滴静注	本剤によるショックの既往歴のある患者
レボフロキサシン水和物	levofloxacin hydrate	レボフロキサシン	1回100mgを1日2～3回経口投与	本剤またはオフロキサシンに対し過敏症の患者，妊婦または妊娠している可能性のある女性，小児など
リファンピシン	rifampicin	リファンピシン	1回450mgを1日1回毎日経口投与	胆道閉塞症または重篤な肝障害のある患者，HIV感染症治療薬（サキナビルメシル酸塩など）との併用，本剤に過敏症の患者
エタンブトール塩酸塩	ethambutol hydrochloride	エサンブトール	1日量0.75～1gを1～2回に分けて経口投与	本剤に対し過敏症の患者
アムホテリシンB	amphotericin B	ファンギゾン	1日量として体重1kg当たり0.5mgを点滴静注	本剤に対し過敏症の患者
イトラコナゾール	itraconazole	イトリゾール	100～200mgを1日1回食直後に経口投与	ピモジド，キニジンなどとの併用，本剤に過敏症，重篤な肝疾患の現症，既往歴のある患者，妊娠または妊娠している可能性のある女性
アシクロビル	aciclovir	アシクロビル	1回体重1kg当たり5mgを1日3回8時間ごとに1時間以上かけて，7日間点滴静注	本剤に対し過敏症の患者
ジドブジン	zidovudine	レトロビル	1日量500～600mgを2～6回に分けて経口投与	好中球数750/mm^{3}未満またはヘモグロビン値7.5g/dL未満に減少した患者，本剤に対し過敏症の患者，イブプロフェンとの併用

薬剤名	欧文表記	商品名	用法・用量	禁　忌
ザナミビル水和物	zanamivir hydrate	リレンザ	1回10mg（5mgブリスターを2ブリスター）を，1日2回，5日間，専用の吸入器を用いて吸入	本剤に対し過敏症の患者
サントニン	santonin	サントニン	1日2回空腹時，あるいは就寝前1回および翌朝1回経口投与	肝障害のある患者
メフロキン塩酸塩	mefloquine hydrochloride	メファキン	825mg（3錠）～1100mg（4錠）を2回に分割し経口投与	本剤またはキニーネなどの類似化合物に対して過敏症，低出生体重児，新生児，乳児，妊婦または妊娠している可能性のある女性，てんかん，精神病患者，キニーネ，ハロファントリンとの併用
メトロニダゾール	metronidazole	フラジール	1回250mgを1日2回，10日間経口投与，ヘリコバクター・ピロリ感染症には1回250mg，アモキシシリン水和物およびプロトンポンプインヒビターの3剤を同時に1日2回，7日間経口税与	本剤に対し過敏症の患者

演習課題

1 抗菌薬の種類と対象となる感染症をあげてみよう。

2 抗菌薬を用いる際の抗菌スペクトル（スペクトラム）は何を表すか述べてみよう。

3 最近問題となっている耐性菌を3つ以上あげ，そのとき用いる薬剤は何がよいか話し合ってみよう。

4 抗菌力の強い抗結核薬の名称をあげてみよう。

5 抗真菌薬の種類と一般名をまとめてみよう。

6 抗ウイルス薬の作用機序を話し合い，どのような薬剤があるかあげてみよう。

7 輸入寄生虫で最も多いのは何かあげてみよう。

8 予防接種用薬の種類を原材料から4つに分類してみよう。

9 現在，努力義務が課せられている予防接種をあげてみよう。

第9章 抗腫瘍薬（抗がん剤）

この章では

- 抗腫瘍薬の作用を知ったうえで正しい使い方，耐性について理解する。
- 主な抗腫瘍薬の種類と薬剤名を知り，それぞれの適応疾患を理解する。
- 抗腫瘍薬それぞれの有害作用を理解する。

I 腫瘍と抗腫瘍薬

腫瘍（tumor）とは「身体を構成する細胞が何らかの原因で生物学的性状の異なった異常な細胞に変化し，**自律的に無秩序な増殖**をするようになった細胞の集団」であり，**新生物**とも表現する。自律的にとは，ある個人に発生した腫瘍はその個人（**宿主**）からの制約を受けず，勝手に増殖することであり，いわば寄生体といえる。

腫瘍による宿主の被害が局所的で，宿主の生命に危険を伴わないものを**良性腫瘍**といい，近傍の組織に浸潤し，あるいは離れた組織に転移することにより宿主の身体を破壊し，宿主が死に至る可能性が高いものを**悪性腫瘍**とよぶ。「がん」とは一般に悪性腫瘍全般のことを指すが，癌と漢字で書くと「上皮性の悪性腫瘍」の意味に限定される（ただし本書では「がん」を用いる）。

現在，わが国の死因の第1位は**悪性腫瘍**（**がん**，**悪性新生物**）で，3人に1人が何らかのがんで死亡する。がんの治療は，手術療法，放射線療法，化学療法が柱となるが，化学療法は多くの優れた抗腫瘍薬の開発と使用法の改善によりがん治療において重要な地位を占めるに至っている。化学療法とは「病原微生物や腫瘍細胞に対して特異的に作用する化学物質などを用いて治療すること」と定義できるが，腫瘍細胞は宿主の正常細胞との質的な差異が少なく，抗腫瘍薬は特異性，いわゆる**選択毒性**が低いものがほとんどであるのが実情である。このため治療量と毒性量が接近し，場合によっては逆転するものもある。したがって抗腫瘍薬投与による治療は，有害作用の発現を前提としなければならない。主な有害作用は**骨髄抑制**，**消化器症状**，**脱毛**などで，細胞分裂能の高い臓器にみられる。

抗腫瘍薬は腫瘍細胞の核に直接働くもの，腫瘍細胞の代謝に作用するものなどが使用されてきたが，最近は，腫瘍細胞に特異的に存在する分子の制御を目的とした**分子標的治療薬**も臨床使用されている。

A 抗腫瘍薬の作用部位

抗腫瘍薬は腫瘍細胞の細胞増殖を阻害し，抗腫瘍効果を発現するが，細胞周期の一部に作用する**細胞周期特異的阻害薬**と細胞周期全体を通して作用する**細胞周期非特異的阻害薬**に分類できる。たとえば有糸分裂期（M期）に作用する薬物として，紡錘体形成を阻害する微小管機能阻害薬ビンクリスチンやパクリタキセルがある。代謝拮抗薬メトトレキサートはDNAの合成を阻害するため，DNA合成期であるS期に選択的に作用する。細胞周期特異的阻害薬は白血病など分裂の盛んな腫瘍細胞に有効であり，一方，細胞周期非特異的阻害薬のアルキル化薬などは分裂が盛んな細胞に対してより有効であるが，細胞分裂速度が緩やかな腫瘍細胞（胃がんなどの

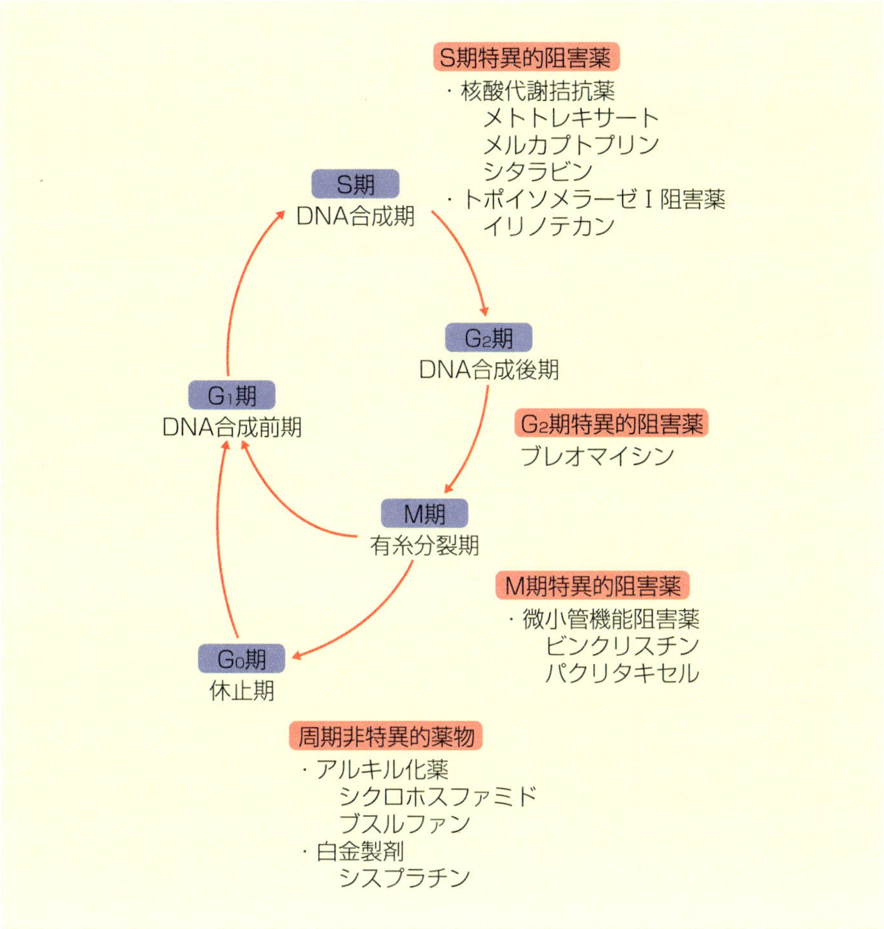

図9-1● 細胞周期と抗腫瘍薬の作用点

固形がん）にも有効で，比較的広い抗腫瘍スペクトルを有する（図9-1）。

B 抗腫瘍薬の使い方

通常，抗腫瘍薬の投与は，①単一投与法（連続，間欠，短期大量），②多剤併用療法，③複合投与法（手術や放射線療法との複合）で行われる。このうち**多剤併用療法**が行われる場合が多いが，これは腫瘍細胞の感受性が単一でないこと，有害作用が分散（軽減）できること，薬剤耐性が遅延できることなどのためである。また全身投与以外に，局所投与法（動脈内投与など）も行われる。

有害作用の軽減のため，抗腫瘍薬以外の薬物との併用も積極的に行われている。葉酸代謝拮抗薬のメトトレキサートは有害性軽減の目的で，葉酸誘導体の**ホリナート**を併用する。骨髄抑制に伴う白血球減少に対しては，**顆粒球コロニー刺激因子**（G-CSF，フィルグラスチム）を投与し，白血球を増加させ感染症の予防を図る。

また，悪心・嘔吐にはオンダンセトロンなどの**5-HT$_3$受容体拮抗薬**を投与しその抑制を図っている（本編第6章Ⅵ「制吐薬・催吐薬」参照）。

また最近，白血病やリンパ腫治療に伴う腫瘍崩壊症候群に対し，遺伝子組換え尿酸分解酵素製剤の**ラスブリカーゼ**（ラスリテック®）が認可されている。腫瘍崩壊症候群とは，白血病などの治療の際に大量のがん細胞が抗がん剤投与により一度に死滅すると，がん細胞内の核酸が大量に放出され，これが尿酸に代謝され，高尿酸血症，高リン酸血症，低カルシウム血症，代謝性アシドーシス，高カリウム血症などを引き起こし，その結果，腎不全，不整脈，心停止，筋肉痙攣などを起こし，場合によっては死に至らせるものである。この予防・治療には水分補給による尿酸値の低下がなされてきたが，ラスブリカーゼは遺伝子組換えの尿酸分解酵素であり，抗がん剤投与直前に予防的に投与する。

C 薬剤耐性

抗腫瘍薬を投与しても最初から効果を示さない場合を**自然耐性**，連用により徐々に効果が減弱することを**薬剤耐性**という。

耐性獲得の機序として，①がん細胞への薬物の取り込みの低下，②腫瘍細胞内での解毒機構の亢進，③標的分子の変化，④細胞外へのくみ出し機構（ポンプ）の亢進などが想定される。このうち④には**P糖たんぱく質**の関与が明らかとなっている。P糖たんぱく質とは，消化管粘膜，脳血管内皮細胞（血液-脳関門）などの正常細胞で発現するABCトランスポーター*で，細胞内に取り込まれた薬物を外にくみ出す機能をもつ。このP糖たんぱく質を腫瘍細胞自体が大量につくり出すようになる結果，耐性を獲得すると考えられ，耐性獲得メカニズムの中心的な役割を果たしている。腫瘍が耐性を獲得するまでにできるだけ多くの腫瘍細胞を死滅させることが化学療法の効果を上げるために重要である。

*ABCトランスポーター（ATP-binding cassette transporter）：ABC輸送体はATPのエネルギーを用いて物質の輸送を行う一群の膜輸送担体の総称。現在までに約250種（ヒトでは約50種類）が同定されている。

Ⅱ 主な抗腫瘍薬（表9-1〜3，図9-2）

A アルキル化薬

アルキル化薬は核酸に傷害を与え，DNAをアルキル化*（DNA架橋）し，DNAの複製を阻害することにより細胞を殺傷する。G_0期にも作用を示し，細胞周期特異性を示さないが，増殖期の細胞に対する作用が強い。

1．シクロホスファミド（エンドキサン®）

アルキル化薬の代表的薬剤である。プロドラッグであり，吸収後代謝され，活性体のホスホラミドマスタードとなって作用する。静注のみならず経口投与でも用いる。肺がん，乳がん，卵巣がん，精巣(せいそう)腫瘍，悪性リンパ腫，骨肉腫，リンパ性白血病，多発性骨髄(こつずい)炎に用いられる。有害作用としては，骨髄抑制や代謝物のアクロレインによる出血性膀胱(ぼうこう)炎などがあげられる。

2．ブスルファン（マブリン®）

慢性骨髄性白血病，真性多血症に用いる。出血性膀胱炎の有害作用は少ない。長期投与で色素沈着，肺線維症が発現する。

3．ニムスチン（ニドラン®）

血液-脳関門の通過性が高いため脳腫瘍にも使用される。

B 代謝拮抗薬

代謝拮抗薬はDNA・RNAの中間代謝物の合成に必要な葉酸や，中間代謝物であるプリン，ピリミジンなどの核酸類似構造を有し，本来利用されるべき正常な基質に置き換わることにより結果的にDNAやRNAの合成を阻害する。細胞周期のＳ期（DNA合成期）の細胞に特異的に作用する（Ｓ期特異的阻害薬）。

1．メトトレキサート（メソトレキセート®）

葉酸代謝拮抗薬である。急性白血病，急性リンパ性白血病，慢性骨髄性白血病などに用いる。有害作用として骨髄抑制，肝機能障害，口内炎などの消化管症状など

*DNAのアルキル化：アルキル基によりがん細胞のDNAをアルキル化すると，二本のDNAが異常な形で結合し，DNAのコピーができなくなる。このためがん細胞は分裂・増殖できなくなり死滅する。

表9-1●主な抗腫瘍薬：作用機序による分類

分 類	作用機序	薬剤名	商品名
アルキル化薬	DNAなど核酸をアルキル化し細胞増殖を阻害	シクロホスファミド	エンドキサン
		ブスルファン	マブリン
		ニムスチン	ニドラン
		メルファラン	アルケラン
代謝拮抗薬	核酸代謝を阻害することによりがん細胞の増殖を阻害	メトトレキサート	メソトレキセート
		フルオロウラシル	5-FU
		メルカプトプリン	ロイケリン
		シタラビン	キロサイド
		ヒドロキシカルバミド	ハイドレア
	アスパラギン酸の分解酵素	L-アスパラギナーゼ	ロイナーゼ
抗腫瘍性抗生物質	フリーラジカルによるDNA鎖断裂作用	ブレオマイシン	ブレオ
	DNAをアルキル化する	マイトマイシンC	マイトマイシン
	RNAポリメラーゼ阻害作用	アクチノマイシンD	コスメゲン
	Ⅱ型トポイソメラーゼ活性阻害作用	ドキソルビシン	アドリアシン
		ダウノルビシン	ダウノマイシン
トポイソメラーゼ阻害薬	Ⅱ型トポイソメラーゼ活性阻害作用	エトポシド	ベプシド
	Ⅰ型トポイソメラーゼ活性阻害作用	イリノテカン	カンプト
		ノギテカン	ハイカムチン
微小管機能阻害薬	チュブリンから微小管への重合阻害作用	ビンクリスチン	オンコビン
	微小管からチュブリンへの脱重合阻害作用	パクリタキセル	タキソール
白金製剤	DNAに結合し複製阻害作用を示す	シスプラチン	ブリプラチン
ホルモン製剤	エストロゲン受容体拮抗作用	タモキシフェン	ノルバデックス
	アンドロゲン受容体拮抗作用	フルタミド	オダイン
	LHRH受容体の脱感作	ゴセレリン	ゾラデックス
		リュープロレリン	リュープリン
	抗エストロゲン作用	メドロキシプロゲステロン	ヒスロン
	リンパ球の分裂抑制作用	プレドニゾロン	プレドニン

表9-2●代表的抗腫瘍薬の有害作用

分 類	薬剤名	適応腫瘍	有害作用													
			骨髄抑制	悪心・嘔吐	口内炎	下痢	心筋障害	肺線維症	肝障害	腎障害	出血性膀胱炎	精神神経障害	脱毛	皮膚症状	末梢神経障害	その他
アルキル化薬	シクロホスファミド	急性白血病，悪性リンパ腫，固形がん，多発性骨髄腫	◎	◎	○	○	△	○	△		◎		◎	○		2次発がん

（次頁へ続く）

分　類	薬剤名	適応腫瘍	有害作用													
			骨髄抑制	悪心・嘔吐	口内炎	下痢	心筋障害	肺線維症	肝障害	腎障害	出血性膀胱炎	精神神経障害	脱毛	皮膚症状	末梢神経障害	その他
アルキル化薬	イホスファミド	肺小細胞がん，前立腺がん，子宮頸がん，骨肉腫	○	◎							◎		◎			
	ブスルファン	慢性骨髄性白血病，真性多血症	◎	○	○	○		○	○	○			○	○		女性化乳房
代謝拮抗薬	メトトレキサート	白血病，悪性リンパ腫，悪性絨毛上皮腫，固形がん	◎	◎	◎	◎		◎	◎	◎		○	△	○		骨粗鬆症
	フルオロウラシル	消化器がん，乳がん，子宮頸がん	○	◎	○	◎	△		○	△		△	△	○		高血糖
	メルカプトプリン	急性白血病，悪性リンパ腫，慢性骨髄性白血病	◎	◎	△	△			◎	○			△	△		免疫抑制
	L-アスパラギナーゼ	急性白血病，悪性リンパ腫		◎					◎	○		○				膵障害
抗腫瘍性抗生物質	ブレオマイシン	皮膚がん，頭頸部がん，食道がん，肺がん，子宮頸がん	△	○	△	○	△	◎	△	△			○	◎		全身倦怠
	マイトマイシンC	消化器がん，肺がん，乳がん，卵巣がん	◎	○		○		△	△	○			○			血管局所壊死
	アクチノマイシンD	悪性絨毛上皮腫，精巣腫瘍，ウィルムス腫瘍，肉腫	◎	◎	○	◎	△					○	○	○		腹痛，血管痛
	ドキソルビシン	悪性リンパ腫，肺がん，消化器がん，乳がん，骨肉腫	◎	◎	○	○	◎		△				◎	△		血管局所壊死
	ダウノルビシン	急性白血病，神経芽細胞腫	◎	○	○	△	◎		△	△			◎	△		血管局所壊死
トポイソメラーゼ阻害薬	エトポシド	肺非小細胞がん，悪性リンパ腫，子宮頸がん，急性白血病		○	○					◎			△	◎		
	イリノテカン	肺がん，子宮頸がん，卵巣がん，胃がん，大腸がん，乳がん	◎	○		◎		◎								腸管麻痺
微小管機能阻害薬	ビンクリスチン	白血病，悪性リンパ腫小児腫瘍	○	△	△	△	△					◎	○		◎	起立性低血圧
	ビンブラスチン	悪性リンパ腫，悪性絨毛上皮腫，胚細胞腫瘍	◎	○	△	△						△	△			
	パクリタキセル	卵巣がん，乳がん，胃がん，肺非小細胞がん	◎	○			△	○	○	△		○	◎		◎	起立性低血圧

（次頁へ続く）

分類	薬剤名	適応腫瘍	有害作用													
			骨髄抑制	悪心・嘔吐	口内炎	下痢	心筋障害	肺線維症	肝障害	腎障害	出血性膀胱炎	精神神経障害	脱毛	皮膚症状	末梢神経障害	その他
微小管機能阻害薬	ドセタキセル	乳がん，肺非小細胞がん，卵巣がん，胃がん	◎													重症感染症
白金製剤	シスプラチン	精巣腫瘍，膀胱がん，肺がん，卵巣がん，前立腺がん	○	◎					○	◎		○	△		◎	起立性低血圧

◎：特に注意すべき有害作用，○：注意すべき有害作用，△：まれ，または軽度の有害作用

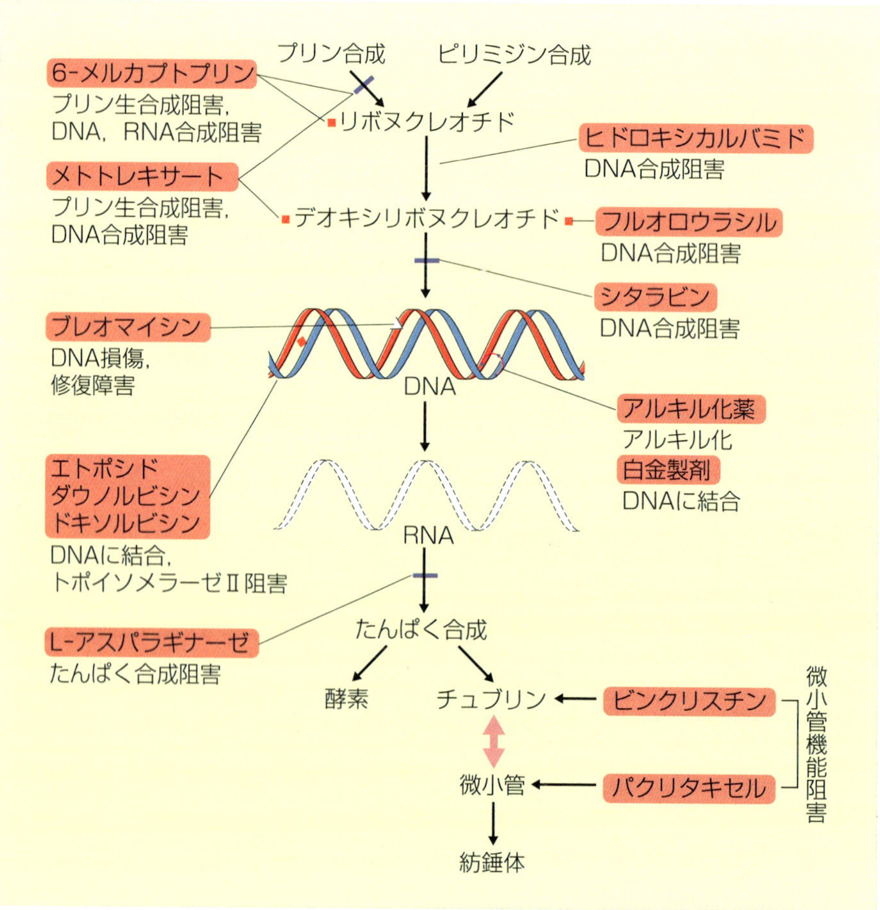

図9-2●抗悪性腫瘍薬の作用部位

表9-3●分子標的治療薬

分類		薬剤名	商品名	成分・適応
低分子化合物	チロシンキナーゼ阻害薬	イマチニブ	グリベック	腫瘍特異性Bcr-AblチロシンキナーゼならびにKITチロシンキナーゼ阻害薬，慢性骨髄性白血病など
		ゲフィチニブ	イレッサ	上皮成長因子受容体（EGFR）チロシンキナーゼ阻害薬，非小細胞肺がん
		スニチニブ	スーテント	血小板由来増殖因子受容体（PDGFR）キナーゼ，血管内皮細胞増殖因子受容体（VEGFR）キナーゼならびにKITキナーゼを阻害，消化管間質腫瘍
		ラパチニブ	タイケルブ	EGFRとHer2/neuを阻害する
	Rafキナーゼ阻害薬	ソラフェニブ	ネクサバール	Rafキナーゼ，PDGFRキナーゼなどを阻害腎がん，肝細胞がん
	TNF-α阻害薬	エタネルセプト	エンブレル	可溶性TNF受容体とIgGを遺伝子組換えにより結合させたリコンビナント融合蛋白，抗リウマチ薬
	mTOR阻害薬	エベロリムス	アフィニトール	mTOR（哺乳類ラパマイシン標的たんぱく質）阻害薬，腎細胞がんに適応経口剤
		テムシロリムス	トーリセル	mTOR（哺乳類ラパマイシン標的たんぱく質）阻害薬，腎細胞がん，点滴剤
モノクローナル抗体製剤	キメラ抗体	リツキシマブ	リツキサン	抗CD20抗体，B細胞性非ホジキンリンパ腫，B細胞性白血病など
		セツキシマブ	アービタックス	抗EGFR抗体，大腸がん，頭頸部がん
		インフリキシマブ	レミケード	抗TNFα抗体，抗リウマチ薬
	ヒト化抗体	トシリズマブ	アクテムラ	抗ヒトIL-6受容体抗体，関節リウマチ
		トラスツズマブ	ハーセプチン	抗HER2抗体，乳がん
		オマリズマブ	ゾレア	抗ヒトIgE抗体，気管支喘息
	ヒト抗体	アダリムマブ	ヒュミラ	抗ヒトTNFα抗体，関節リウマチ
		パニツムマブ	ベクティビックス	抗ヒトEGFR抗体，大腸がん，直腸がん
		オファツムマブ	アーゼラ	抗ヒトCDw20抗体，B細胞性慢性リンパ性白血病

があげられる。有害性の軽減の目的で，葉酸誘導体のホリナート（ロイコボリン®）を併用することもある。他の抗腫瘍剤と併用して使用されることが多い。

2．フルオロウラシル（5-FU®）

フッ素化ウラシル誘導体である。消化器系がん，乳がん，子宮頸がんに用いる。有害作用として脱水症状，腸炎，骨髄抑制などがあげられる。テガフール（フトラフール®）は生体内でフルオロウラシルに代謝されるプロドラッグである。かつて5-FU®と抗ウイルス薬のソリブジンとの併用による薬害が発生し問題となった。

3. メルカプトプリン（ロイケリン®）

プリン体合成酵素阻害作用をもつ。急性白血病，慢性骨髄性白血病に使用する。

4. シタラビン（Ara-C；キロサイド®）

シトシン誘導体で，体内で活性化されてDNAポリメラーゼを阻害する。急性骨髄性白血病，消化器がん，肺がん，乳がん，女性性器がん，膀胱腫瘍などに他の抗がん剤と併用することが多い。有害作用として骨髄抑制，悪心・嘔吐などがあげられる。

5. ヒドロキシカルバミド（ハイドレア®）

リボヌクレオチドからデオキシリボヌクレオチドへの変換酵素リボヌクレオチドレダクターゼを阻害し，DNA合成を阻害する。慢性骨髄性白血病に用いる。骨髄抑制が強い。

6. L-アスパラギナーゼ（ロイナーゼ®）

L-アスパラギン酸の分解酵素。血中のL-アスパラギン酸を分解することにより，アスパラギン酸依存性腫瘍に対し効果を示す。急性白血病，悪性リンパ腫に用いる。酵素製剤であるためアナフィラキシーショックに気をつける。

C 抗腫瘍性抗生物質

抗生物質とは「微生物により産生され，他の微生物または腫瘍などに対し阻止作用を示すもの」と定義される。抗腫瘍性抗生物質の多くはDNAの合成抑制，DNA鎖の切断などにより対象の増殖を阻害する。

1. ブレオマイシン（ブレオ®）

主にG_2期（DNA合成後期），M期（有糸分裂期）に作用し，G_1期への作用は少ない。産生するフリーラジカルがDNA鎖を断裂させる。悪性リンパ腫，皮膚がん，頭頸部がんなどに用いる。骨髄抑制に基づく血液毒性などは比較的軽度であるが，間質性肺炎，肺線維症，ショック，過敏反応などを発現する。

2. マイトマイシンC（マイトマイシン®）

体内で代謝され，アルキル化薬としてDNA合成を阻害する。慢性リンパ性白血病，悪性リンパ腫，胃がん，直腸がんなどに用いる。骨髄抑制作用を示す。

3．アクチノマイシンD（コスメゲン®）

RNAポリメラーゼ阻害作用により細胞増殖を抑制する。細胞周期特異性はない。ウィルムス腫瘍，ユーイング肉腫ファミリー腫瘍などに用いる。骨髄抑制作用を示す。

4．ドキソルビシン（アドリアマイシン；アドリアシン®）

アントラサイクリン系抗腫瘍性抗生物質に分類される。Ⅱ型トポイソメラーゼを阻害し，DNA複製を阻害する。広い抗腫瘍スペクトルを有し，悪性リンパ腫，肺がん，消化器がん，乳がん，骨肉腫などに用いる。骨髄抑制，脱毛，消化器症状のほか，急性・慢性心毒性を発現する。ダウノルビシン（ダウノマイシン®）も同様な作用を示し，急性白血病に用いる。

D トポイソメラーゼ阻害薬

２本鎖DNAは二重らせん構造をもつが，これがさらにねじれたり，逆にほどけたりする際に，DNAを切断し，再結合を行う。この際に働く酵素をトポイソメラーゼといい，２本鎖DNAの一方だけを切断する酵素をⅠ型トポイソメラーゼ，２本とも切断するものをⅡ型トポイソメラーゼという。トポイソメラーゼ阻害薬はこの酵素を阻害し，細胞傷害性を発揮する。

1．エトポシド（ベプシド®）

植物アルカロイドで，Ⅱ型トポイソメラーゼ阻害作用をもつ。肺小細胞がん，悪性リンパ腫，子宮頸がんなどに用いる。有害作用として，骨髄抑制，脱毛などがあげられる。Ⅱ型トポイソメラーゼ阻害作用をもつ薬物にドキソルビシンがある（前項C「抗腫瘍性抗生物質」参照）。

2．イリノテカン（カンプト®）

植物アルカロイドで，体内で代謝されⅠ型トポイソメラーゼと結合することにより，DNA合成阻害作用を示す。S期の細胞に特異的に作用を示す。肺がん，乳がん，子宮頸がん，悪性リンパ腫，胃がん，大腸がんなどに用いられる。骨髄抑制ならびに下痢などの消化器毒性を発現する。ノギテカン（ハイカムチン®）も同様な作用を示す活性体として肺小細胞がんに使用される。有害作用には骨髄抑制がある。

E 微小管機能阻害薬

微小管はチュブリン*が重合し形成され，有糸分裂の際には紡錘体を形成する。微小管機能阻害薬は腫瘍細胞の分裂時に微小管機能に作用することにより，抗腫瘍効果を発揮する。また，微小管は細胞内小器官の配置や細胞内の物質輸送など細胞の正常機能の維持に重要な役割を果たし，特に神経線維の軸索輸送に関与することから，微小管阻害薬は神経細胞障害性などの有害作用を引き起こす。微小管への作用の仕方から，ビンカアルカロイド類とタキサンに分類される。

1．ビンクリスチン（オンコビン®）

ツルニチニチソウ由来ビンカアルカロイドで，チュブリンと結合し，微小管への重合を阻害することにより抗腫瘍効果を現す。白血病，悪性リンパ腫，小児腫瘍などに用いる。神経毒性作用が強く，特に高齢者に発現しやすい。ビンクリスチンの誘導体として，ビンブラスチン（エクザール®），ビンデシン（フィルデシン®）などがあり，それぞれ適応疾患はかなり異なる。

2．パクリタキセル（タキソール®）

タイヘイヨウイチイ由来のアルカロイドで，微小管と結合し，チュブリンへの分解（脱重合）を阻害することにより，チュブリン-微小管の平衡状態が障害され抗腫瘍効果を現す。乳がん，卵巣がん，肺がんなどに用いる。有害作用は骨髄抑制，末梢神経障害，過敏反応などがある。ドセタキセル（タキソテール®）も同様の作用機序をもつ。

F 白金製剤

構造中に白金（プラチナ）を有し，DNAに直接結合することによりDNAの複製を阻害し，細胞増殖を抑制する。作用は細胞周期に依存しない。種々の腫瘍に対し有効であるが，毒性発現が強く，他の抗腫瘍薬と併用されることが多い。特に腎障害を発現しやすく，水分の補給を必要とする。嘔吐作用も強く，5-HT$_3$受容体阻害薬との併用が行われる（本編第6章Ⅵ「制吐薬・催吐薬」参照）。

シスプラチン（ブリプラチン®），カルボプラチン（パラプラチン®）などが使用される。

---

*チュブリン（tubulin）：微小管（microtubule）や中心体を形成している真核生物の細胞内にあるたんぱく質。

G ホルモン製剤

主に性ホルモンに依存して増殖する乳がんや前立腺がんに対し，ホルモンの働きをなくすことにより腫瘍細胞の増殖を抑制するもので，そのもの自体にはがん抑制作用はない。

1．タモキシフェン（ノルバデックス®）

エストロゲン受容体拮抗（きっこう）作用により乳がんに用いる。閉経前患者により効果が高い。有害作用はのぼせ，めまいなどである。類似薬にトレミフェン（フェアストン®）があり，閉経後乳がんに用いる。

2．フルタミド（オダイン®）

アンドロゲン受容体拮抗薬で，前立腺がんに用いる。前立腺がん治療ではLHRHアゴニストとの併用が第1選択となっている。女性化乳房，勃起（ぼっき）障害，まれに重篤な肝障害を発現することがある。

3．ゴセレリン（ゾラデックス®）

LHRH（黄体化ホルモン放出ホルモン）受容体の作用薬で持続的に受容体を脱感作させ，LH/FSH分泌を抑制し，乳がん，前立腺がんに効果を発揮する。徐放性製剤で，月に1度皮下投与する。

4．メドロキシプロゲステロン（ヒスロン®）

抗エストロゲン作用を有し，乳がん，子宮内膜がんに有効である。重篤な動・静脈血栓症など有害作用が強く，タモキシフェン無効例に使用する。

5．プレドニゾロン（プレドニン®）

副腎皮質ステロイドホルモン製剤である。リンパ球の分裂抑制作用があることから悪性リンパ腫に用いる。

H 分子標的治療薬

分子標的治療とはサイトカイン，受容体など疾患に関連する体内の特定の分子をねらい撃ちしてその機能を抑えることにより病気を治療する治療法であり，それに使用する薬物を分子標的治療薬とよぶ。選択毒性を高めるため，正常な身体と病気の身体の違いあるいはがん細胞と正常細胞の違いをゲノムレベル・分子レベルで解明し，がん細胞の増殖や転移に必要な分子を特異的に抑えたり，関節リウマチなどの炎症性疾患で炎症にかかわる分子を特異的に抑えたりすることで治療する。したがって分子標的治療薬は抗腫瘍剤のみを意味するわけではないが，その多くが抗腫瘍剤として開発されている。分子標的治療薬はターゲットが特定されてはいるものの，当初予定されていなかった有害作用が出現するなど，決して毒性が低いわけではなく，慎重な臨床使用が望まれる。なお，従来の薬物の多くも生体内の分子を標的にするものが多いが（たとえばアスピリン：COX），分子標的治療薬は開発の段階から分子レベルの標的を定めている点で異なる。

分子標的治療薬は低分子化合物（チロシンキナーゼ阻害薬のイマチニブ（imatinib），ゲフィチニブ（gefitinib）など）とモノクローナル抗体*（リツキシマブ（rituximab），トラスツズマブ（trastuzumab），アダリムマブ（adalimumab）など）に分類される。

● **分子標的治療薬の一般名な命名法** 低分子化合物の語尾をイブ（ib＝阻害薬），モノクローナル抗体の語尾をマブ（mab），としている。さらにモノクローナル抗体の種類はその語尾から判別でき，マウス抗体は語尾が～omab，キメラ抗体は語尾が～ximab，ヒト化抗体は語尾が～zumab，ヒト抗体は語尾が～mumabである。

表9-3に主な分子標的治療薬をまとめ，そのうちのいくつか代表的な分子標的治療薬について以下に記す。

1．トラスツズマブ（ハーセプチン®）

転移性乳がんに特異的に発現する分子（HER 2）に対するモノクローナル抗体。HER 2は乳がん患者の20～30％に発現し，このうちの20％程度に効果がある。有害作用には心不全などの重篤な心障害がある。抗体製剤であるので，ショックなどにも注意が必要である。

2．リツキシマブ（リツキサン®）

Bリンパ球の表面マーカー（CD20）に対するモノクローナル抗体で，CD20陽性の非ホジキンリンパ腫に高い有効性を示す。アナフィラキシー様症状，重度の肺障害，心障害などの有害作用が認められる。

3．イマチニブ（グリベック®）

慢性骨髄性白血病などでは染色体異常に基づくチロシンキナーゼ活性の亢進が認められ，過剰な細胞増殖が引き起こされる。イマチニブはこのチロシンキナーゼ活性を選択的に阻害することにより薬効を現す。慢性骨髄性白血病，c-KIT（CD117）*陽性消化管間質腫，フィラデルフィア染色体陽性急性リンパ性白血病に

---

* **モノクローナル抗体**：単一の抗体産生細胞に由来するクローンから得られた抗体（免疫グロブリン）分子。ポリクローナル抗体のエピトープは複数であるが，モノクローナル抗体では，エピトープは一つであり，抗原特異性がまったく同一の抗体となる。
* **c-KIT（CD117）**：CD117抗体は，前がん遺伝子c-kitの産物で，クラスⅢレセプタ型チロシンキナーゼ・ファミリーに属する。

対して用いられ，優れた効果が認められている。骨髄障害，出血，肝機能障害などが認められる。

4. ゲフィチニブ（イレッサ®）

上皮成長因子受容体（EGFR）チロシンキナーゼ阻害薬である。EGFRは非小細胞肺がんなど多くの悪性腫瘍（しゅよう）で過剰発現し，腫瘍の増殖・維持，転移に関与している。ゲフィチニブはEGFRにより引き起こされる細胞増殖シグナルの伝達を阻害し，腫瘍細胞の増殖を抑制する。非小細胞肺がんに奏効する。間質性肺炎，急性肺障害を引き起こすため慎重な投与を要する。

◉看護の視点から

- がん患者は，がんと診断されてから“がんと共に生きる人生”が始まり，一生続く。
- 抗腫瘍剤には以前から用いられてきた殺細胞薬と比較的最近開発されてきた分子標的治療薬がある。
- 抗腫瘍剤は基本的に有害作用が強いものがほとんどであり，その発現頻度は高く，副作用管理は重要である。
- 有害作用を軽減させ，患者のQOLを高めることが肝要である。
- 殺細胞薬が細胞増殖が盛んな骨髄，消化管粘膜，毛母細胞などに作用し，悪心（おしん）・嘔吐（おうと），脱毛，骨髄障害などを示すのに対し，分子標的治療薬はアレルギー反応，皮膚障害，間質性肺炎などを示す。

●主な抗腫瘍薬（抗がん剤）一覧

薬剤名	欧文表記	商品名	用法・用量	禁　忌
シクロホスファミド水和物	cyclophosphamide hydrate	エンドキサン	1日1回100mg連日静注	本剤の成分に対し重過敏症。重症感染症の合併患者。ペントスタチンとの併用
フルオロウラシル	fluorouracil	5-FU	1日5～15mg/kgを5日間連日1日1回静注。以後5～7.5mg/kgを隔日に1日1回注	本剤に過敏症。テガフール・ギメラシル・オテラシルカリウム配合剤との併用
メルカプトプリン水和物	mercaptopurine hydrate	ロイケリン	1日2～3mg/kg を単独または他の抗腫瘍薬と併用し経口投与	本剤に過敏症
シタラビン	cytarabine	キロサイド	1日小児0.6～2.3mg/kg，成人0.8～1.6mg/kgを点滴静注	本剤に過敏症
ブレオマイシン塩酸塩	bleomycin hydrochloride	ブレオ	13～30mgを静注	重篤な肺機能障害，本剤に過敏症

薬剤名	欧文表記	商品名	用法・用量	禁 忌
アクチノマイシンD	actinomycin D	コスメゲン	1日量体重1kg当たり0.010mg（10μg）5日間の静脈内注射を1クール	本剤に過敏症，水痘または帯状疱疹の患者
ドキソルビシン塩酸塩	doxorubicin hydrochloride	アドリアシン	10mg（0.2mg/kg）を1日1回4〜6日間連日静注後，7〜10日間休薬。これを1クールとし，2〜3クール繰り返す	心機能異常の患者，本剤に過敏症
エトポシド	etoposide	ベプシド	1日量60〜100mg/m^2（体表面積）を5日間連続点滴静注し，3週間休薬。これを1クールとし，投与を繰り返す	重篤な骨髄抑制患者，本剤に過敏症の患者，妊婦または妊娠している可能性のある女性
パクリタキセル	paclitaxel	タキソール	卵巣がん，非小細胞肺がん，胃がんおよび子宮体がんにはA法，乳がんにはA法またはB法 A法：1日1回210 mg/m^2（体表面積）を点滴静注，少なくとも3週間休薬。これを1クールとし，投与を繰り返す B法：1日1回100mg/m^2（体表面積）を点滴静注，週1回投与を6週連続し，少なくとも2週間休薬。これを1クールとし，投与を繰り返す	骨髄抑制，感染症患者，本剤またはポリオキシエチレンヒマシ油含有製剤に過敏症，妊婦または妊娠している可能性のある女性，ジスルフィラム，シアナミド，カルモフール，プロカルバジン塩酸塩との併用
タモキシフェンクエン酸塩	tamoxifen citrate	ノルバデックス	1日20mgを1〜2回に分割経口投与	妊婦または妊娠している可能性のある女性。本剤に過敏症
トラスツズマブ	trastuzumab	ハーセプチン	HER2過剰発現のある転移性乳がん：1日1回，初回投与時には4mg/kg，2回目以降は2mg/kg，1週間間隔で点滴静注	本剤に過敏症
リツキシマブ	rituximab	リツキサン	1回375mg/m^{2}を1週間間隔で点滴静注。最大投与回数8回	本剤またはマウスたんぱく質由来製品に過敏症，またはアナフィラキシー反応の既往歴のある患者
ゲフィチニブ	gefitinib	イレッサ	250mgを1日1回，経口投与	本剤に過敏症

薬剤名	欧文表記	商品名	用法・用量	禁　忌
ラスブリカーゼ（遺伝子組換え）	rasburicase (genetical recombination)	ラスリテック	0.2mg/kgを1日1回30分以上かけて点滴静注	本剤に過敏症，グルコース-6-リン酸脱水素酵素（G6PD）欠損の患者またはその他の溶血性貧血を引き起こすことが知られている赤血球酵素異常を有する患者

演習課題

1 良性腫瘍と悪性腫瘍の違いを述べてみよう。

2 抗腫瘍薬は単一投与法よりも多剤併用療法が多い理由を話し合ってみよう。

3 抗腫瘍薬に対する耐性2つをあげてみよう。

4 アルキル化薬にはどのような薬剤があるか2つ以上あげてみよう。

5 メトトレキサート，フルオロウラシルなどはどのような作用機序の薬物であるか述べてみよう。

6 抗腫瘍抗生物質のうち1剤をあげ，適応疾患と有害作用について話し合ってみよう。

7 分子標的治療薬の特徴を述べ，薬剤名を3つ以上あげてみよう。

8 抗腫瘍薬全体の適応部位と有害作用を表にしてみよう。

第10章
抗炎症薬・解熱鎮痛薬

この章では

- 炎症の具体的な症状を知り，適応する薬剤を理解する。
- 抗炎症薬の分類と作用機序，有害作用を理解する。
- 解熱鎮痛薬の分類と特徴，有害作用を理解する。

A 炎　症

炎症とは，感染，外傷，抗原物質の侵入などの外的傷害，あるいは血管傷害，腫瘍，結石など生体内で生ずる侵襲などにより組織が傷害を受け，**発赤**，**発熱**，**腫脹**（**むくみ**），**疼痛**の四大症候（あるいはこれらに**機能障害**を加えた五症状）を示すことをいう。これらの反応は本来，炎症局所の異常を示す生体の警告反応であり，また組織の修復過程で生ずる結果もあり，むやみに抑制すべきものではない。しかしながら過度の炎症反応は，激しい痛み，組織傷害の増幅，機能障害，発熱に伴う体力の消耗などを患者に与え，必ずしも合目的な反応とはいえない。そこで発熱，疼痛などの苦痛や障害を取り除くことが必要となり，これらの反応を鎮める抗炎症薬の適応となる。

炎症の過程は，いわゆる炎症メディエーターが複雑に絡み合って進展していく（表10-1）。抗炎症薬とは，基本的に炎症に関与するメディエーターの作用を打ち消し，あるいは減弱させることにより炎症反応を抑制することである。ここで大切なことは，炎症は本来，傷害の治癒過程の反応であり，また警告反応としての役割をも担っており，炎症反応の完全な抑制は治癒に至る反応が完結しないことを意味し，逆に悪影響を与えることにもなる。このバランスをいかに保つべく薬物療法を施すかが重要なポイントとなる。

表10-1●炎症のメディエーター

反　応	メディエーター
血管の拡張	プロスタグランジン（PG）：PGI_2，PGE_1，PGE_2，PGD_2 一酸化窒素（NO）
血管透過性の亢進	ヒスタミン C3a，C5a（補体成分） ブラジキニン ロイコトリエン（LT），特にLTC_4，LTD_4，LTE_4 血小板活性化因子 サブスタンスP カルシトニン遺伝子関連ペプチド（CGRP）
走化性と白血球活性化	C5a LTB_4，リポキシン（LX）：LXA_4，LXB_4 細菌産生物
組織障害	好中球とマクロファージのリソソーム産物 酸素ラジカル NO
発　熱	インターロイキン（IL）：IL-1，IL-6，腫瘍壊死因子（TNF） LTB_4，LXA_4，LXB_4
疼　痛	PGE_2，PGI_2 ブラジキニン CGRP

CGRP：calcitonin gene-related peptide，TNF：tumor necrosis factor.

B 抗炎症薬と解熱鎮痛薬

1949年，生体内ホルモンである副腎皮質ホルモン（**糖質コルチコイド**）の一つであるコルチゾンの投与が関節リウマチに有効であることが明らかとなり，それ以降いわゆるステロイド（**糖質コルチコイド**）が各種の急性・慢性炎症性疾患に用いられるようになった。一方，ステロイドは重篤な有害作用があるので，安全性の高い，使いやすい抗炎症薬として，アスピリンを代表とする一連の**非ステロイド性抗炎症薬**（**NSAIDs**）が開発された。一般に抗炎症薬とは**ステロイド性抗炎症薬**（**ステロイド**）とNSAIDsのことを指し，両者はともに非特異的抗炎症薬として炎症性疾患全般に用いられる（狭義の抗炎症薬）。

NSAIDsは鎮痛作用を有するため，解熱鎮痛薬と同様の目的で用いられることも

表10-2●解熱鎮痛薬・抗炎症薬の分類

解熱鎮痛薬	ピリン系解熱鎮痛薬		スルピリン
	非ピリン系解熱鎮痛薬		アセトアミノフェン
非特異的抗炎症薬（狭義抗炎症薬）	ステロイド薬	天然副腎皮質ホルモン 合成糖質コルチコイド	ヒドロコルチゾン プレドニゾロン，デキサメタゾン，ベタメタゾン，トリアムシノロン，フルオシノロンアセトニド，ベクロメタゾン
	非ステロイド薬（NSAIDs）	酸性NSAIDs	
		COX非選択性	アスピリン，インドメタシン，ジクロフェナク，ロキソプロフェンなど多数
		COX-2選択性	エトドラク，ナブメトン，セレコキシブ
		塩基性NSAIDs	エピリゾール，チアラミド
特異的抗炎症薬（広義抗炎症薬）	抗リウマチ薬（生物学的製剤は除く）	疾患修飾性抗リウマチ薬（DMARDs*）	
		免疫調整薬	
		金製剤	オーラノフィン，金チオリンゴ酸ナトリウム，
		キレート剤	D-ペニシラミン，ブシラミン
		サルファ薬	サラゾスルファピリジン（スルファサラジン）
		免疫調整薬	ロベンザリット
		免疫抑制薬	ミゾリビン，メトトレキサート，タクロリムス，シクロスポリン
	酵素製剤	消炎酵素剤	セラペプターゼ，リゾチーム塩酸塩
	抗アレルギー薬	抗ヒスタミン薬	ジフェンヒドラミン，クロルフェニラミン
		化学伝達物質遊離抑制薬	
		抗ヒスタミン作用なし	クロモグリク酸
		抗ヒスタミン作用あり	ケトチフェン，フェキソフェナジン
		トロンボキサン合成阻害薬	オザグレル
		トロンボキサン拮抗薬	セラトロダスト
		ロイコトリエン拮抗薬	プランルカスト
		Th_2産生抑制	スプラタスト
	痛風治療薬（第7章Ⅷ参照）	発作治療薬 尿酸排泄促進薬	コルヒチン アロプリノール，ベンズブロマロン

＊DMARDs：disease modifying antirheumatic drugs.

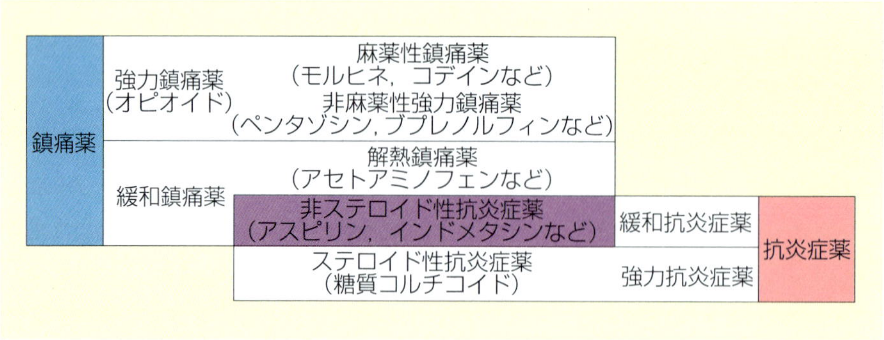

図10-1● 抗炎症薬と鎮痛薬

多い。表10-2に解熱鎮痛薬と抗炎症薬の分類，また図10-1に現在臨床で使用される抗炎症薬と鎮痛薬をまとめて示す。

C 炎症反応と抗炎症薬の作用機序

炎症のメディエーターとしてはブラジキニン，ヒスタミン，セロトニン，プロスタグランジン（PG）類，ロイコトリエン（LT）類，インターロイキン（IL），補体，凝固因子など多くの因子が知られる。ここでは現在臨床使用されている抗炎症薬の作用点となっているアラキドン酸カスケードとよばれる代謝経路を中心に説明する（図10-2，第1編第2章II図2-11参照）。

生体組織への傷害刺激により細胞膜が刺激を受けると，細胞膜に存在する酵素ホスホリパーゼA_2が活性化され，細胞膜リン脂質のアラキドン酸（AA）を細胞質に遊離し，これに酵素シクロオキシゲナーゼ（COX）*が作用するとPGE_2，$PGF_{2\alpha}$，PGI_2，トロンボキサン（TX）A_2などが生成される。炎症においてはPGE_2，PGI_2が主に産生され，それぞれ特有の受容体に結合し，組織血流量の増加，痛み閾値（いきち）の低下（発痛），発熱などを引き起こす。また，AAにリポキシゲナーゼが作用すると，ロイコトリエン類を産生し，白血球遊走，気管支の収縮などを生じる。

NSAIDs（エヌセイズ）は炎症の場でCOXを阻害することにより，PG産生が抑制され，その結果として鎮痛，解熱，抗浮腫（ふしゅ）作用などの抗炎症効果を発揮する。COXにはサブタイプが存在し，炎症形成に強く関与するものをCOX-2，胃粘膜，血小板などに存在し胃粘膜保護や血小板凝集促進に関与するものをCOX-1とよぶ。アスピリンなど従来のNSAIDsはCOX-1とCOX-2を同程度に抑制するため，抗炎症作用を示すと同時に，血小板凝集を阻害し，さらに胃粘膜保護因子として働くPGをも抑制

＊シクロオキシゲナーゼ（COX）：プロスタグランジン類（プロスタノイド）を生合成する過程で働く酵素の一つで，アラキドン酸に酸素を添加する。炎症時に誘導されるCOX-2と胃粘膜や血小板などに構成的に存在しているCOX-1のタイプが存在する。NSAIDsのアスピリンは両COXを非選択的に阻害する。なお，解熱鎮痛薬のアセトアミノフェンに特異的に阻害され，痛みの知覚に関与するCOX-3の存在も報告されている。

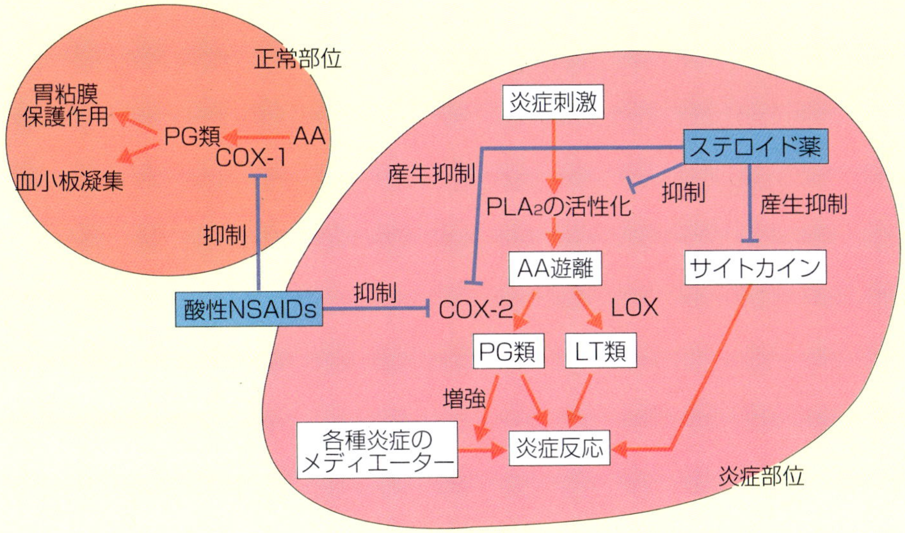

AA：アラキドン酸，PLA2：ホスホリパーゼA2，PG：プロスタグランジン，LT：ロイコトリエン，COX：シクロオキシゲナーゼ，LOX：リポキシゲナーゼ

図10-2● 抗炎症薬と作用点

するので，胃粘膜障害などの消化管障害を発現しやすい。

ステロイドはNSAIDsよりも強力な抗炎症作用をもたらす。投与されたステロイドは細胞質にある糖質コルチコイド受容体に結合して核内に移行し，多種の遺伝子の発現を調節する結果，誘導された各種たんぱくが，白血球遊走抑制，抗原への反応性低下，ホスホリパーゼA_2によるアラキドン酸代謝促進を抑制し，強力な抗炎症効果を発揮する（図10-2）。一方，過剰な糖質コルチコイドの投与は骨粗鬆（こつそしょう）症，発育障害，耐糖能の低下，易（い）感染性，副腎機能不全など重篤な有害作用をもたらす。

D　副腎皮質ステロイド（ステロイド性抗炎症薬）

強力な抗炎症作用を示し，特に慢性炎症には欠かせない医薬品であるが，重篤な有害作用を発現する。

1．糖質コルチコイド

副腎皮質からは糖質代謝，抗炎症，免疫抑制などに関与する糖質コルチコイド（コルチゾール，コルチゾンなど），電解質代謝に関与する鉱質コルチコイド（アルドステロン）などのステロイドホルモンが分泌（ぶんぴつ）される。

糖質コルチコイドは，ヒトではヒドロコルチゾン（コルチゾール）がその代表であり，成人では１日10～20mgが分泌される。糖質コルチコイドには強力な抗炎症

表10-3●副腎皮質ステロイドの作用比較

		抗炎症作用*	生理的1日分相当量（mg）	鉱質ステロイド様作用*
短時間型（8〜12時間）	ヒドロコルチゾン	1	20	1
	コルチゾン	0.8	25	0.8
中時間型（12〜36時間）	プレドニゾロン	4	5	0.3
	メチルプレドニゾロン	5	4	0
	トリアムシノロン	5	4	0
長時間型（36〜54時間）	デキサメタゾン	30	0.75	0
	ベタメタゾン	35	0.6	0

＊ヒドロコルチゾンを1とする
（ ）内の時間は半減期を示す

作用，抗アレルギー作用，免疫(めんえき)抑制作用があり，これらの作用を期待し医薬品として用いている。鉱質コルチコイドはナトリウム保持，カリウム排泄(はいせつ)などの電解質代謝に深く関与しているが，抗炎症，抗免疫作用はない。糖質コルチコイドには程度の差はあるが，鉱質コルチコイド様作用があり，それはむしろ有害作用（体内水分貯留→高血圧）につながるため，抗炎症効果，免疫抑制効果を望む医薬品としては鉱質コルチコイド作用の弱いものが望ましい（表10-3）。

糖質コルチコイドおよびこれと作用の類似した合成医薬品を，一般に副腎皮質ステロイドとよび，副腎皮質ホルモンのヒドロコルチゾンと，その鉱質コルチコイド様作用を減弱させたプレドニゾロン，ならびに効力増強のため構造にハロゲンを導入したデキサメタゾンの3グループに分類できる。ステロイド性抗炎症薬は，いずれの化合物も質的に同様の強力な抗炎症効果ならびに有害作用を発現する。

2．ステロイドの臨床使用

ステロイド性抗炎症薬は，原発性副腎不全，下垂体(かすいたい)機能不全による副腎不全，全身性エリテマトーデス，関節リウマチ，リウマチ熱などのリウマチ性疾患，原発性ネフローゼ症候群，原発性糸球体腎炎などの腎疾患，気管支喘息(ぜんそく)，薬物アレルギー，アナフィラキシーなどのアレルギー疾患，多発性神経炎，脳浮腫(ふしゅ)などの神経疾患，炎症性・アレルギー性皮膚疾患，潰瘍(かいよう)性大腸炎，劇症肝炎などの消化器疾患，溶血性貧血，急性白血病などの血液疾患，ぶどう膜炎などの眼疾患，その他，サルコイドーシス，ショック，臓器移植後の免疫抑制などに対し広く用いられている。

作用が強力なだけに有害作用も重篤なものが出現するので，慎重な使用が望まれる（表10-4）。

ステロイド薬は抗炎症の目的では内服が多いが，皮膚疾患には外用で，気管支喘息には吸入で用いることが多い。副腎皮質ステロイドの使用を中止する場合には徐々に減量する方法がとられ，急な減量は症状の悪化（リバウンド）を招くことも

表10-4●副腎皮質ステロイドの主な有害作用とそれに関連する作用

1．感染症の増悪	（免疫抑制作用）
2．肥満（特に中心肥満）・体重増加	（脂肪の皮下沈着）
3．消化性潰瘍	（消化管粘膜の修復力低下）
4．糖尿病誘発	（肝臓での糖新生亢進）
5．精神障害	（うつ状態，不眠，興奮）
6．副腎不全	（副腎萎縮）
7．骨粗鬆症	（Ca吸収抑制，骨代謝亢進）
8．満月様顔貌（ムーンフェイス）	
9．筋力低下	（たんぱく異化作用による筋肉組織萎縮）
10．浮腫・高血圧症	（水・電解質異常）

ある。

E 非ステロイド性抗炎症薬（NSAIDs）

副腎皮質ステロイドの有害性を軽減する目的で開発された。緩和な抗炎症薬として汎用（はんよう）されるが，そのほとんどは酸性NSAIDs（エヌセイズ）であり，COX阻害作用によって抗炎症作用を発揮する。一方，塩基性NSAIDsにはCOX阻害作用はない。

1．臨床応用

NSAIDsの臨床応用を表10-5にまとめた。頭痛，歯痛，打撲（だぼく）痛，術後痛，上気道炎，関節リウマチ，変形性関節症，頸肩腕（けいけんわん）症候群，痛風（つうふう）発作，肩関節周囲炎，腰痛症などの急性疾患あるいは慢性疾患に対し，抗炎症・鎮痛・解熱作用を目的として広く使用されている。近年，アスピリン製剤を中心にその血小板凝集抑制作用による心筋梗塞（こうそく），脳梗塞，一過性脳虚血発作（TIA），川崎病後の動脈瘤（りゅう）形成などへの使用が増加している。

表10-5●非ステロイド性抗炎症薬の適応症

リウマチ性疾患，運動器疾患	関節リウマチ，変形性関節症，頸肩腕症候群（五十肩），腰痛，腱鞘炎，痛風など
その他の疼痛性疾患	術後・外傷後痛，がん性疼痛，歯科領域の痛み，症候性神経痛，結石痛，月経痛
発熱を伴う疾患	急性上気道炎などの各種感染症，悪性腫瘍，膠原病など
抗血栓，抗血小板作用を利用する適応症	脳梗塞，一過性脳虚血発作，虚血性心疾患，川崎病，たんぱく尿，がん転移
その他（主としてPG合成抑制作用による）	エンドトキシンショック，動脈管開存症，低血圧，バーター症候群，男性不妊症，免疫抑制，免疫療法の強化

表10-6●非ステロイド性抗炎症薬の主な有害作用

消化管障害（胃痛，消化不良，食欲不振，悪心，下痢，潰瘍など）	COX-1阻害により消化管の防御因子であるPGを阻害することによる
出血傾向	COX-1阻害によりTXA_2産生を阻害することによる
腎障害	COX-1阻害により腎の血流量に関与するPG産生を阻害するため
中枢神経症状	インドメタシンなどは頭痛，めまいなどの中枢作用を発現することがある。ニューキノロン薬の一部との併用によりてんかん発作様の痙攣を起こすことがある
気管支喘息の誘発	特にアスピリンは喘息発作を誘発しやすい（アスピリン喘息）
脳炎・脳症	アスピリンはライ症候群を起こす危険性があるため，小児への投与は注意を要する。インフルエンザ罹患児へのメフェナム酸，ジクロフェナクの投与はインフルエンザ脳症を引き起こす危険性が高いため禁忌である。他のNSAIDsも安全性が確立されたわけではないので，使用を控えたほうがよい。代替薬は解熱鎮痛薬のアセトアミノフェン

2．有害作用

NSAIDsの有害作用を表10-6に示す。このうち消化管障害はNSAIDsに最も発現しやすい有害作用であり，またCOX阻害作用により発現するものであるため，対応が難しい。COX-2選択的阻害薬の開発により，その軽減が期待されている。

3．主な酸性NSAIDs

●**アスピリン**　ほとんどの酸性NSAIDsはCOXを可逆的に阻害するが，アスピリンはCOXをアセチル化*することにより非可逆的に阻害する。アスピリンが他のNSAIDsに比べて強力，かつ持続的な抗血小板作用（血小板凝集抑制作用）を示すのはこのためである。近年，アスピリンの抗血栓効果を期待し，心筋梗塞（こうそく）や脳梗塞の再発予防などに少量投与（バイアスピリン®）が行われている。アスピリンの作用の一部は，代謝物のサリチル酸により発現していると考えられる。サリチル酸は胃腸傷害性が強く，内服では用いず，外用薬としてのみ使われる。

●**インドメタシン**　インドール酢酸誘導体のインドメタシンは作用が強力であるが，胃腸傷害性が強く，坐薬や外用薬（パップ剤，クリーム，スプレーなど）として用いることが多い。アセメタシン（ランツジール®）などプロドラッグ化もされている。

*アセチル化：アスピリンは構造中にアセチル基を有する。このアセチル基がCOX中のセリンの側鎖（ヒドロキシ基：-OH）をアセチル化し，COXの立体構造を変化させ，アラキドン酸のエチレン基がCOXに結合できず，COXの活性を阻害する。このアセチル化反応は非可逆的反応であり，阻害作用はNSAIDsに比べ長い。

● **フェニル酢酸誘導体**　**ジクロフェナク**（ボルタレン®）はインドメタシンに匹敵する作用を示し，特に解熱薬として汎用されるが，胃腸傷害性は比較的少ない。フェンブフェンはニューキノロン薬との併用により痙攣を引き起こす危険性が高く，使用が中止された。

● **プロピオン酸誘導体**　いずれも鎮痛・解熱・抗炎症作用を平均して有し，胃腸傷害性も比較的軽度である。**イブプロフェン**（ブルフェン®）は安全性が高くスイッチOTC薬*第１号として大衆薬としても販売されている。**ロキソプロフェン**（ロキソニン®）は鎮痛効果が比較的強く，腰痛や歯科領域でも汎用される。**ケトプロフェン**（カピステン®）は注射薬も市販されている。

● **オキシカム誘導体**　**ピロキシカム**（バキソ®）などのオキシカム系NSAIDsは作用が強力であり，また作用持続時間も長い特徴を有する。

4．COX-2選択的阻害薬

消化管傷害性が軽度であることが期待される。ナブメトンはCOX-２に対する選択性が比較的高く，胃腸障害も弱い。近年コキシブ系COX-２阻害薬として**セレコキシブ**（セレコックス®）が開発され臨床使用されている。しかしながら最近，COX-２阻害薬の投与により，心筋梗塞の悪化など，心血管系イベントが海外で相次いで報告され，一部臨床使用が中止されるなど問題となっている。

5．塩基性NSAIDs

酸性NSAIDsと異なり，COXに対する阻害作用はない。抗炎症作用は急性期炎症に対しては効果があるが，酸性NSAIDsに比べ作用は弱く抗リウマチ効果はほとんどない。鎮痛作用は比較的強い。有害作用は酸性NSAIDsに比べれば弱い。**チアラミド**（ソランタール®）などが使用される。

F　解熱鎮痛薬

アスピリンに匹敵する鎮痛・解熱作用を示すが，抗炎症効果はもたない。COX阻害作用をもたず，作用機序はよくわかっていないが，中枢性と考えられている。

ピリン系解熱鎮痛薬の**スルピリン**が経口剤，注射剤として鎮痛・解熱の目的で用いられる。ピリン系化合物は発疹（ピリン疹）やショックを起こすことがあり，無顆粒球症，再生不良性貧血など骨髄系に対する有害作用も知られる。

非ピリン系解熱鎮痛薬の**アセトアミノフェン**は，アスピリンと同等の解熱・鎮痛作用を示し，安全性も高い。インフルエンザ罹患児など酸性NSAIDsが投与できない患者には有用である（表10-6）。

---

* **スイッチOTC薬**：医師の処方箋が必要な医薬品を大衆薬として薬局で購入できるようにした薬。第２編第２章Ⅳ Ⓐ 脚注「大衆薬（OTC）」参照。

G 消炎酵素薬

かつてたんぱく分解酵素を局所に適用したのが由来で，その後内服しても有効であるといわれるようになり，臨床使用されている。植物性，動物性および微生物性プロテアーゼ，ならびに多糖類分解酵素の**塩化リゾチーム**などが知られる。有害作用はほとんどないが，吸収など有効性に問題もあり，わが国のみで市販されている薬である。

H アラキドン酸代謝を修飾する薬物

ステロイド性抗炎症薬やNSAIDs以外にもアラキドン酸カスケードに作用し，プロスタグランジン類などアラキドン酸代謝物の産生に影響を与えることにより薬効を発揮する薬物がある。

1．トロンボキサンA_2合成酵素阻害薬

トロンボキサン合成酵素を選択的に阻害してトロンボキサンA_2産生を抑制し，選択的な血小板凝集抑制作用ならびに気管支平滑筋収縮抑制作用が期待できる。**オザグレル**は気管支喘息の内服薬としてドメナン®，クモ膜下出血・脳血栓症後の症状改善などに静脈内投与にてカタクロット®が使用されている。出血傾向に留意する。

2．トロンボキサンA_2受容体拮抗薬

平滑筋や血小板のトロンボキサンA_2受容体に拮抗し，気道過敏性の亢進抑制作用，血管透過性亢進作用，炎症性細胞浸潤作用などに対する抑制効果が期待できる。現在**セラトロダスト**（ブロニカ®）が気管支喘息の治療薬として，**ラマトロバン**（バイナス®）がアレルギー性鼻炎治療薬として認可されている。

3．ロイコトリエン受容体拮抗薬とリポキシゲナーゼ阻害薬

5-リポキシゲナーゼで生成されるロイコトリエン群であるLTC_4，LTD_4，LTE_4は主に気管支収縮，気道過敏性，血管透過性に，またLTB_4は白血球遊走に関与している。ロイコトリエン受容体拮抗薬は，喘息，鼻炎などのアレルギー疾患への効果が期待でき，現在，**プランルカスト**（オノン®）が気管支喘息・アレルギー性鼻炎に，**モンテルカスト**（キプレス®）が気管支喘息治療薬として使用されている。リポキシゲナーゼ阻害薬も同様の効果が期待されるが，現在臨床使用されている薬物はない。

◉看護の視点から

- NSAIDsは消化管傷害性が強いので注意が必要である。場合によっては抗潰瘍薬などと併用する。
- アスピリン喘息，インフルエンザ脳症など特有の有害作用をもたらすものがある。
- アセトアミノフェン製剤は比較的有害作用が少なく使用しやすい。

●主な抗炎症薬・解熱鎮痛薬一覧

薬剤名	欧文表記	商品名	用法・用量	禁　忌
デキサメタゾン	dexamethasone		1日0.5～8mgを1～4回に分割経口投与	本剤に過敏症。ジスルフィラムまたはシアナミドとの併用
アスピリン	aspirin	アスピリン	1回0.5～1.5g，1日1.0～4.5gを経口投与	サリチル酸系製剤に過敏症,消化性潰瘍のある患者。重篤な血液，肝，腎障害など
		バイアスピリン	100mg 1日1回経口投与（血栓予防）	
アスピリン・ダイアルミネート	aspirin dialminate	バファリン（A330）	1回2～4錠，1日2～3回経口投与（抗炎症）	出血傾向の患者
		バファリン（A81）	1日1回1錠経口投与（血栓予防）	
ロキソプロフェンナトリウム水和物	loxoprofen sodium hydrate	ロキソニン	1日60mg，1日3回経口投与	本剤に過敏症，アスピリン喘息
インドメタシン	indometacin	インテバン	1回25mg，1日1～3回経口投与	本剤に過敏症，消化性潰瘍のある患者。重篤な血液，肝，腎障害，アスピリン喘息患者など
セレコキシブ	celecoxib	セレコックス	1回100mgを1日2回	スルホンアミドに過敏症，消化性潰瘍のある患者。重篤な血液，肝，腎障害など
アセトアミノフェン	acetaminophen	アセトアミノフェン	1回300～500mg，1日500～1500mg	本剤に過敏症，消化性潰瘍のある患者。重篤な血液，肝，腎障害，アスピリン喘息など
オザグレルナトリウム	ozagrel sodium	カタクロット	1日80mgを24時間かけて静脈内に持続投点滴	出血性脳梗塞，硬膜外出血，脳内出血または原発性脳室内出血患者，脳塞栓症の患者。本剤に過敏症
セラトロダスト	seratrodast	ブロニカ	80mgを1日1回経口	－

演習課題

1 炎症の４大症状（５大症状）をあげてみよう。
2 一般にいう抗炎症薬とは何を指すか述べてみよう。
3 解熱鎮痛薬の分類を一般名まで述べてみよう。
4 ステロイド性抗炎症薬を作用時間ごとの表にしてみよう。
5 副腎皮質ステロイドの副作用を５つ以上あげてみよう。
6 非ステロイド性抗炎症薬のうち酸性のものにはどのようなものがあるか薬剤名を３つ以上あげてみよう。
7 酸性NSAIDsが投与できない患者に有用な薬剤を述べてみよう。
8 アラキドン酸代謝物の産生に影響を与えて効果を発揮する薬剤名を２つ以上あげてみよう。

第11章 抗アレルギー薬・免疫抑制剤

この章では

- 免疫のしくみとアレルギーの関係を理解する。
- 免疫抑制剤の種類を知り，使用目的と各薬剤の特徴，有害作用を理解する。
- 抗アレルギー薬の種類と特徴，適応疾患，有害作用を理解する。
- 抗リウマチ薬の種類と特徴，有害作用を理解する。

I 免疫と免疫抑制剤，抗アレルギー薬

A 免疫とは

免疫(めんえき)とは，外部から種々の物質，たとえば細菌などの病原微生物の侵入による組織破壊や機能障害を防ぐため，これら外的物質を異物（非自己）として認識し，これを排除する生体防御機構の一種のことである。しかしながら，何らかの原因で本来認識すべきではない「自己」に対し免疫機構が働くと**自己免疫疾患**が生じ，非自己に対して過剰に反応し，あるいは異常な抗体を産生するなどの免疫異常が起こると**アレルギー**が生じる。また臓器移植により，他人の組織が体内に移入されると，非自己と認識し，「**拒絶反応**」が起こる。逆に免疫機構が低下すると，抵抗力が低下し，**感染症の悪化**や**日和見(ひよりみ)感染***を起こしたりする。

自己免疫疾患，臓器移植には免疫を強く抑制する薬物（**免疫抑制剤**）が使用され，アレルギーには**抗アレルギー薬**が使用される。一方，免疫機構を活性化する薬物（**免疫増強薬**）はがん患者などで免疫機構が低下している場合に有用である。

免疫系は細菌などの異物が皮膚などの防御バリアを突破して侵入した際に活性化（応答）し，感染症を防ぐ。これには「**自然免疫系**」と「**獲得（適応）免疫系**」の２つの重要な要素が関与する。

1．自然免疫系

細菌などが体内に侵入すると，生体はまず補体系やリゾチームなどの生化学的因子により細菌を攻撃する。細菌，ウイルスなどにより未熟樹状細胞が活性化され，炎症性サイトカインを放出し，好中球，マクロファージ，NK細胞を活性化し，これらを細菌侵入部位（炎症部位）に動員して，貪食作用を活性化する。貪食された微生物（異物）は酵素により消化され，生じたたんぱく質断片（ペプチド）は**抗原(こうげん)**として認識され，**抗体**産生を導く。これらの系が有効に働くと侵入物を排除し，感染は防御されるか軽度ですむ。

2．獲得（適応）免疫系

自然免疫系は非特異的な防御機構であるが，これが不十分なときに機能するのが獲得免疫系である。これは貪食・消化された微生物のたんぱく質断片を抗原として認識し，これに対する特異的な免疫反応系を活性化（抗体産生やＴリンパ球の活性

---

* **日和見感染**：健常者では感染症を起こさないような弱い病原体（細菌・真菌・ウィルスなど）が，免疫力の低下（加齢，疾患，免疫抑制剤の投与など）により発症する感染症のこと。MRSA感染症，緑膿菌感染症，レジオネラ肺炎，カンジダ症，サイトメガロウイルス感染症，トキソプラズマ症などがある。

化）するものである。この免疫反応系の人工的な活性化には，抗体を外から与え，一時的な免疫状態をつくる**受動免疫**と，抗原を与え，自己の免疫機構を刺激し，抵抗力を増強する**能動免疫**とがある。受動免疫としては**抗毒素**があり，能動免疫としてはワクチン接種などの**予防接種**がこれにあたる。

3．免疫反応（獲得免疫）のしくみ（図11-1）

マクロファージなどの貪食細胞により消化されたペプチド（抗原）は特異的なたんぱく分子と複合体を形成し，抗原提示細胞樹状細胞表面に提示される。この複合体をヘルパーT細胞が認識すると活性化される。このヘルパーT細胞（Th_1）が，生理活性物質であるIL-2やインターフェロン（IFN）-γを分泌しこれらは，細胞傷害性T細胞（キラーT細胞；CTL），ナチュラルキラー細胞（NK細胞）を分化させ，抗原特異的に細菌，ウイルスや他の細胞（がん細胞など）を破壊する（**細胞性免疫**）。

一方，抗原認識したヘルパーT細胞（Th_2）はIL-4，5，6を分泌し，B細胞を形質細胞に分化・増殖させ，抗原特異的な大量の抗体（免疫グロブリン）を産生，放出し，抗原を有する病原体などに結合し，この抗体を認識するマクロファージや補体が細菌などの病原体を破壊する（**液性免疫**）。

異物に対する応答が終了しても，一部のB細胞やヘルパーT細胞はメモリー細胞*となり，同じ抗原をもつ病原体が再度侵入すると速やかに大量の抗体を産生する。この記憶保持機構の存在により，同じ病原体には再感染しにくくなる（**免疫の記憶**）。

なお，免疫機構は体内に侵入するすべての抗原を認識する能力を有するが，これは獲得免疫にかかわる細胞が遺伝子再編成などの特殊な機構により多様性を発揮し

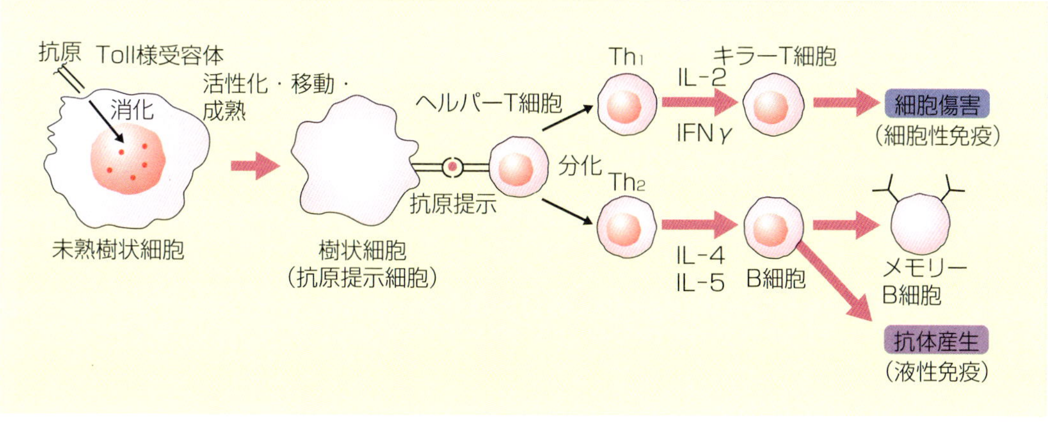

図11-1 ● 免疫獲得のしくみ：細胞性免疫と液性免疫

***メモリー細胞**：細胞傷害性T細胞（キラーT細胞；CTL）は，宿主にとって異物になる細胞（がん細胞，移植細胞，ウイルス感染細胞など）を認識して破壊する。このCTLの一部はメモリーT細胞となり，異物に対する細胞傷害活性をもったまま宿主内に記憶され，次に同じ異物に曝露（ばくろ）された場合に備える。

ているためである（免疫の多様性）。一方，この多様性の存在は自己のたんぱくをも抗原(こうげん)として認識し，攻撃することになるが，これら免疫に関与する細胞は分化の過程で自己のたんぱくに対しては抗原として認識しないように制御している（**免疫寛容**(めんえきかんよう)）。

B 免疫抑制剤

免疫抑制剤は自己免疫疾患や臓器移植時に拒絶反応が生じないようにする目的で使用される。この系の薬物に共通して，免疫能の低下による日和見(ひよりみ)感染など感染症の発症には注意を要する。また，生ワクチンとの併用は禁忌である。

1．特異的免疫抑制剤

1 シクロスポリン（サンディミュン®），タクロリムス（プログラフ®）

ともに微生物由来の抗生物質であり，ヘルパーＴ細胞に作用しIL-２などの産生を抑制し，キラーＴ細胞やNK細胞の分化を阻害することにより，免疫応答を抑制する。腎臓・肝臓などの実質臓器移植や骨髄(こつずい)移植時の拒絶反応に用いられる。経口投与での吸収に個体差があるため，血中濃度のモニタリング（TDM）が有効である。有害作用として，ショック，腎障害，肝障害，中枢神経障害など重篤なものも多い。

2 モノクローナル抗体

ムロモナブ-CD3（オルソクローンOKT3®，抗CD3抗体），バシリキシマブ（シムレクト®，抗CD25（IL-２受容体）抗体）は特異的抗体製剤であり，腎移植後の急性拒絶反応抑制に使用されるたんぱく製剤で，アナフィラキシーショックには注意を要する。

2．非特異的免疫抑制剤

1 副腎皮質ステロイド

本編第10章「抗炎症薬・解熱鎮痛薬」で述べたように，ステロイド製剤は強力な免疫抑制作用を有す。特異的免疫抑制剤の開発以前は臓器移植時などに多用された。IL類の産生を阻害することによりＴ細胞，Ｂ細胞の増殖を妨げ，作用を発揮する。多彩な薬理作用を示すと同時に，重篤な有害作用にも注意を要する。

2 アザチオプリン（アザニン®，イムラン®）

プロドラッグであり，生体内で代謝され６-メルカプトプリンとなり，DNA合成とリンパ球の増殖を阻害し，免疫抑制作用を発揮する。骨髄抑制，ショック，食欲不振などの有害作用がある。

3 ミゾリビン（プレディニン®）

プリン合成系の阻害により作用を発揮する。骨髄抑制などの有害作用は比較的軽微である。腎移植時の拒絶反応抑制に加え，ネフローゼ症候群や関節リウマチにも適応がある。

C 免疫増強薬

後天性免疫不全症候群（エイズ）やがん患者など免疫能が著しく低下した患者には，免疫能を増強するために，ヒト免疫グロブリン製剤やIL-2，IFNを投与する。

1．ヒト免疫グロブリン製剤

ヒト免疫グロブリンは生体本来のヒト免疫グロブリンと同様に，非特異的に貪食（どんしょく）細胞の活性化，殺菌能の増強効果など免疫能の増強効果をもたらす。**抗破傷風ヒト免疫グロブリン**，**抗HBsヒト免疫グロブリン**はそれぞれ破傷風，B型肝炎に対して治療や予防の目的で投与される。

2．インターフェロン（IFN）

ヒトの細胞が産生するサイトカイン（生理活性たんぱく質）であり，細胞性免疫系担当細胞（マクロファージ，NK細胞など）の活性化による抗ウイルス作用，抗がん作用を発揮する。IFN-α（白血球が産生），IFN-β（線維芽細胞），IFN-γ（T細胞）が知られ，α，βは主にB型，C型慢性肝炎治療におけるウイルス血症の改善に使用される。その他，IFN-αは胃がん，慢性骨髄性白血病など，IFN-βは膠（こう）芽腫（がしゅ），髄芽腫，星細胞腫など，IFN-γは胃がんなどに用いられる。

- **有害作用**　発熱･全身倦怠（けんたい）感，食欲不振などのインフルエンザ様症状は必発であり，間質性肺炎，精神神経系症状も発現頻度が高い。投与中にうつ症状を発現しやすく，自殺企図には注意が必要である。
- **薬物相互作用**　小柴胡湯（しょうさいことう）との併用は間質性肺炎の発現頻度を高めるため禁忌である。

3．インターロイキン2（IL-2，セロイク®）

ヘルパーT細胞（Th_1）が産生するサイトカインであり，免疫系の活性化により抗がん作用がもたらされ，血管肉腫，腎がんに使用される。有害作用として体液貯留，間質性肺炎，抑うつなどがある。

D 抗アレルギー薬

外部から侵入した抗原に対して，生体は抗体産生により対処し防御する。アレルギーとは，その反応性が異常に亢進（こうしん）した結果，生体に障害を与えたり，苦痛を伴っ

表11-1●アレルギー反応のタイプ分類

タイプ	Ⅰ型	Ⅱ型	Ⅲ型	Ⅳ型
同義語	即時型 アナフィラキシー型	細胞傷害型	免疫複合型 アルサス型	遅延型 ツベルクリン型
抗　原	外来性抗原（ハウスダスト，ダニ，花粉，カビ，薬物，化学物質，食物）	外来性抗原（ペニシリンなどの薬物） 自己抗原（細胞膜など）	外来性抗原（細菌，薬物，異種たんぱく） 自己抗原（変性免疫グロブリン，DNA）	外来性抗原（細菌，カビ） 自己抗原
関与する細胞	肥満細胞，好塩基球	リンパ球（キラーT細胞）	好中球，血小板	単球，マクロファージ
典型的	即時型（15～20分）	なし	遅延型（3～8時間）	遅延型（24～72時間）
皮　膚	膨疹，発赤		発赤，浮腫	紅斑，硬結
伝達物質	ヒスタミン，ロイコトリエンなど	活性化補体	酵素，活性酸素など	サイトカインなど
代表的疾患	アナフィラキシー反応，気管支喘息，花粉症，蕁麻疹など	溶血性貧血など	血清病，糸球体腎炎など	接触性皮膚炎，移植拒絶反応，過敏性肺炎など

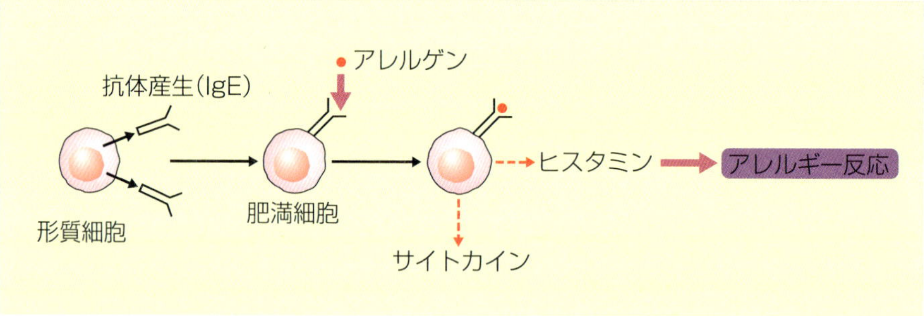

図11-2●アレルギー反応（Ⅰ型）

たりするなど，有害な反応を起こすことであり，アレルギーを誘発する抗原をアレルゲンという。アレルギーは発現機序により4つのタイプに分類される（表11-1）。狭義の「アレルギー」とはこのうちのⅠ型アレルギーを意味し（図11-2），気管支喘息(ぜんそく)，花粉症，蕁麻疹(じんましん)，アトピー性皮膚炎，アナフィラキシーショックなどの病態が含まれる。同時に抗アレルギー薬とはⅠ型アレルギーに対する治療薬を指す。Ⅰ型アレルギーはまず抗原（アレルゲン）刺激に伴い形質細胞の産生する抗体（IgE）が肥満細胞に結合する。この抗体に再びアレルゲンが結合すると肥満細胞が活性化され，顆粒(かりゅう)中のヒスタミンなどの化学伝達物質（ケミカルメディエーター）*などが放出され，毛細血管拡張，血管透過性亢進(こうしん)，粘液分泌(ぶんぴつ)などにより種々のアレルギー症状を引き起こす（図11-2）。これらの反応は通常，抗原曝露(ばくろ)1時間以内に最大反応が起こることから即時型アレルギー反応ともいう。

＊**化学伝達物質**：細胞間情報伝達を担っている化学物質の総称。抗原抗体反応や炎症反応などで遊離されるヒスタミンやセロトニン，プロスタグランジン，トロンボキサンなど。

これに対し，Ⅳ型アレルギーはT細胞が関与し，免疫担当細胞が組織傷害を示したりするものであり，金属や化粧品による接触性皮膚炎，膠原病，臓器移植時の拒絶反応などがこの型に属する。最大反応は24～48時間後に起こることから遅延型アレルギー反応とよぶ。

1．抗ヒスタミン薬（H_1受容体拮抗薬）

生理活性物質のヒスタミンは２種類の受容体をもつ。１つはアレルギーに伴い，肥満細胞から放出されたヒスタミンが結合する。毛細血管などに存在するH_1受容体であり，もう１つは胃壁に存在し，ヒスタミンの結合により胃酸分泌を亢進させる役割をもつH_2受容体である。

抗ヒスタミン薬はこのうちのH_1受容体にのみ拮抗薬として作用し，ヒスタミンによるアレルギー作用（アレルギー性鼻炎，蕁麻疹，皮膚のかゆみ，アトピー性皮膚炎など）に速やかに効果を現す。

ちなみに抗ヒスタミン薬はH_2受容体に作用しないため，胃酸分泌抑制作用は示さず，また胃酸分泌抑制薬として使用されるH_2受容体拮抗薬はH_1受容体に作用しないため，抗アレルギー作用はない。

ジフェンヒドラミン（レスタミン®），**クロルフェニラミン**（ポララミン®）などの**第１世代抗ヒスタミン薬**は中枢に働き眠気を催す作用が強く，車の運転などには注意を要する。また，口渇，頭痛などの有害作用もある。**プロメタジン**（ピレチア®）は麻酔前与薬に，**ジメンヒドリナート**（ドラマミン®）は動揺病（乗り物酔い）予防などに用いられる。

ケトチフェン（ザジテン®）以降の抗ヒスタミン薬は**ケミカルメディエーター遊離抑制作用**を併せもち，さらに**アゼラスチン**（アゼプチン®），**フェキソフェナジン**（アレグラ®）など（第２世代抗ヒスタミン薬）は受容体選択性を高め，また血液-脳関門の通過性を低下させるなど口渇，眠気などの有害作用が軽減している（表11-2）。

2．化学伝達物質遊離抑制薬など（狭義の抗アレルギー薬）

ヒスタミンなど化学伝達物質の生合成，遊離抑制作用はアレルギー症状の抑制につながる。これらの薬物群は，アレルギー症状がすでに発症している場合には効果は期待できず，発症前からの予防的な投与が必要である。**クロモグリク酸**（インタール®）は抗ヒスタミン効果をもたず，また経口投与ではあまり効果が期待できない。最近トロンボキサンA_2合成酵素阻害薬**オザグレル**（ドメナン®），トロンボキサンA_2受容体拮抗薬**セラトロダスト**（ブロニカ®）やロイコトリエン受容体拮抗薬プランルカスト（オノン®），Th_2サイトカイン阻害薬**スプラタスト**（アイピーディ®）などが開発され，気管支喘息などに使用されている。主な抗ヒスタミン薬・抗アレルギー薬を表11-2に示す。

表11-2● 主要な抗ヒスタミン薬・抗アレルギー薬

薬剤名（商品名）	薬理作用	用法・適応・有害作用など
ジフェンヒドラミン（レスタミン） **クロルフェニラミン**（ポララミン）	第1世代の抗ヒスタミン薬	眠気，口渇などの有害作用
クロモグリク酸（インタール）	肥満細胞からのケミカルメディエーターの遊離を抑制 抗ヒスタミン作用はなし	吸入・点眼・点鼻で使用 内服では効果弱
ケトチフェン（ザジテン）	肥満細胞からのケミカルメディエーターの遊離を抑制 抗ヒスタミン作用あり（第2世代の抗ヒスタミン薬）	内服・点眼・点鼻で使用 眠気あり
エピナスチン（アレジオン）	ヒスタミン遊離抑制，ロイコトリエン・セロトニン・PAFの作用抑制 抗ヒスタミン作用あり	気管支喘息，アレルギー性鼻炎，蕁麻疹など 眠気あり
アゼラスチン（アゼプチン）	ヒスタミン・ロイコトリエン産生・遊離抑制 抗ヒスタミン作用あり	内服 気管支喘息，アレルギー性鼻炎，蕁麻疹など 眠気少ない
フェキソフェナジン（アレグラ）	ケミカルメディエーターの遊離を抑制 抗ヒスタミン作用あり	内服 気管支喘息 眠気少ない
オザグレル（ドメナン）	トロンボキサンA_2合成阻害	内服 気管支喘息
セラトロダスト（ブロニカ）	トロンボキサンA_2受容体拮抗	内服 気管支喘息
モンテルカスト（シングレア） **プランルカスト**（オノン）	ロイコトリエン受容体拮抗	内服 気管支喘息
スプラタスト（アイピーディ）	Th_2からのサイトカイン産生抑制 ケミカルメディエーター遊離抑制	内服 気管支喘息，アトピー性皮膚炎

Ⅱ 抗リウマチ薬

関節リウマチ（RA）はいまだに原因不明の慢性炎症疾患であるが，種々の免疫（めんえき）異常が関与する自己免疫疾患である。従来はNSAIDsを基本とし，症状に合わせステロイド性抗炎症薬，免疫抑制剤，免疫調節薬などの併用・切り替えによる治療（臨床症状の軽減と日常生活動作〔activities of daily living；ADL〕の改善）が行われてきたが，最近は治療薬メトトレキサート（MTX）の登場と，炎症部位で産生されるTNF-αなどのサイトカインに対する抗体などの生物学的製剤による特異的治療により，治療目標が「寛解（かんかい）」に変わり，臨床症状および徴候の消失した状態への改善が期待できる。また関節破壊は発症後6か月以内に出現することが多く，さらに症状の進行も初期の1年間が最も顕著であることから，早期診断・早期治療が必要不可欠となっている。

A 疾患修飾性抗リウマチ薬（抗リウマチ薬；DMARDs）

抗リウマチ薬はRAの原因と考えられる免疫異常を修復し全身的に改善していく薬物で，疾患修飾性抗リウマチ薬（DMARDs）とも称される。今日ではこの抗リウマチ薬が治療の中心となっている。DMARDsは，①効果が現れるまでに時間がかかる，②効く人と効かない人がいる，③やがて効かなくなる時期がくる，④時に重大な有害作用があるなど，問題点も多い。

- **メトトレキサート（MTX，リウマトレックス®）** DMARDsの世界的な標準薬である。抗がん剤として開発されたが，少量でRAに効果を現す。免疫抑制作用，アデノシン濃度上昇，活性酸素産生抑制作用など多彩な薬理作用を示す。胃腸障害，口内炎，肝障害，骨髄（こつずい）抑制，間質性肺炎などの有害作用発現に留意して用いること。なお，MTX不応性の症例にはレフルノミド（アラバ®）などを用いる。
- **その他　金製剤**（金チオリンゴ酸ナトリウム：シオゾール®，オーラノフィン：リドーラ®），**サラゾスルファピリジン**（アザルフィジンEN®），**ペニシラミン**（**D-ペニシラミン**：メタルカプターゼ®）などがある。

B 生物学的製剤

従来の抗炎症薬やDMARDsの投与では関節を含む臓器障害や予後の改善には不十分であり，また有害作用に関しても問題が多かったが，近年TNF-αやIL-6など病態形成に関与するサイトカインなどの特定分子を標的とした生物学的製剤，いわゆる分子標的薬が開発され，RAに対する高い有効率，症状の寛解，関節破壊の進行抑制，さらに生命予後の改善効果も期待されている。

わが国では現在TNF-α，IL-6，CD80/CD86をターゲットとした製剤5種類が臨床使用されている。

- **インフリキシマブ（レミケード®，キメラ型抗TNF-α抗体）** 点滴投与で，MTXと併用する。
- **エタネルセプト（エンブレル®，可溶性TNF-α Ig融合たんぱく質），アダリムマブ（ヒュミラ®，ヒト型抗TNF-α抗体）** 皮下注射にて単独もしくはMTXと併用する。
- **トシリズマブ（アクテムラ®）** ヒト化抗ヒトIL-6受容体抗体製剤で，点滴にて単独もしくはMTXと併用する。
- **アバタセプト（オレンシア®）** 抗原（こうげん）提示細胞表面のCD80/CD86に結合することにより，CD28を介した刺激反応を阻害し，効果を発揮すると考えられている。基本的に既存治療薬で効果が不十分な場合に用い，TNF-α製剤との併用は禁忌である。

これら生物学的製剤は免疫応答に対する抑制作用が強く，感染症などへの注意が必要である。また，いずれもたんぱく製剤であり慎重な投与が必要である（本編第9章Ⅱ「主な抗腫瘍薬」を参照）。

●主な抗アレルギー薬・免疫抑制剤一覧

薬剤名	欧文表記	商品名	用法・用量	禁　忌
タクロリムス水和物	tacrolimus hydrate	プログラフ	移植の種類により異なる	本剤に過敏症患者，シクロスポリンまたはボセンタン，カリウム保持性利尿薬との併用，妊婦または妊娠している可能性のある女性
ムロモナブ-CD3	muromonab-CD3	オルソクローンOKT3	1日1回5mgを連続10日間。静脈内投与	本剤またはマウス由来製品に過敏症，血清病の既往歴，皮疹などの過敏症の既往歴，妊婦，妊娠している可能性のある女性または授乳婦
クロルフェニラミンマレイン酸塩	chlorpheniramine maleate	ポララミン	1回2～6mgを1日2～4回経口投与	本剤に過敏症，緑内障，前立腺肥大など下部尿路に閉塞性疾患患者，低出生体重児・新生児
フェキソフェナジン塩酸塩	fexofenadine hydrochloride	アレグラ	1回60mgを1日2回経口投与	本剤に過敏症
クロモグリク酸ナトリウム	Sodium cromoglicate	インタール	1噴霧2.5mg，1日6回	本剤に過敏症
オザグレル塩酸塩水和物	ozagrel hydrochloride hydrate	オザグレル	1日量400㎎経口投与	本剤に過敏症，小児
メトトレキサート	methotrexate	リウマトレックス	6 mg（1週間単位）を1回，または2～3回に分割経口投与	妊婦または妊娠している可能性のある女性，本剤に過敏症，骨髄抑制，慢性肝疾患，腎障害，授乳婦，胸水・腹水などのある患者
オーラノフィン	auranofin	リドーラ	1日6mgを2回に分割経口投与	金製剤による重篤な副作用の既往歴，金製剤に対して過敏症，腎障害，肝障害，血液障害，重篤な下痢，消化性潰瘍などのある患者，妊婦または妊娠している可能性のある女性，小児
インフリキシマブ	infliximab	レミケード	3mg/kgを点滴静注，初回投与後，2週，6週に投与し，以後8週間の間隔で投与	重篤な感染症，活動性結核患者，本剤またはマウス由来のたんぱく質（マウス型，キメラ型，ヒト化抗体など）に対する過敏症，脱髄疾患，うっ血性心不全の患者

薬剤名	欧文表記	商品名	用法・用量	禁　忌
トシリズマブ	tocilizumab	アクテムラ	1回8mg/kgを4週間隔で点滴静注	重篤な感染症，活動性結核，本剤の成分に対し過敏症

演習課題

1　免疫の2種類の系統をあげてみよう。

2　自然免疫として代表的なものを述べてみよう。

3　免疫抑制剤が最もよく使われるのはどのような場合か，また使われる薬剤の名前と気をつけなければならない有害作用について話し合ってみよう。

4　免疫増強薬を2つあげ，それぞれの適応症をあげてみよう。

5　アレルギーの分類（タイプ）をあげてみよう。

6　抗ヒスタミン薬の用いられるアレルギー疾患を3つ以上あげ，服用時の注意事項を説明できるようにしよう。

7　抗リウマチ薬は大きく2種類あるが，それぞれの名前と代表的な薬剤名を表にしてみよう。

8　生物学的製剤を使用する際に注意が必要な事柄を話し合ってみよう。

第12章
救急時の薬物

この章では

- 救急蘇生のために常備すべき薬品と，常備することが望ましい薬品の種類を理解する。
- それぞれの薬品の働きを知り，適応症と有害作用を理解する。
- 容態急変時の原因とそれに対応する薬剤を理解する。

生命を維持するためには，呼吸と循環を維持することが最低限必要である。すなわち脳や腎臓といった生命維持に重要な臓器に，最低でも60mmHg以上の血圧で血液を送り込んで，栄養源のブドウ糖とそれを燃やす（代謝する）ための酸素を供給し，脳細胞を死から保護するとともに，腎臓から老廃物を排泄（はいせつ）させるために必要な尿量を確保しなければならない。

そのため救急現場で行うべき蘇生手技として，**ＡＢＣ**（A：airway，B：breath，C：circulation，**気道**を確保し，**呼吸**と**循環**を保て！）と覚える。呼吸と循環を維持するため，必要ならば人工呼吸，心臓マッサージ，除細動（自動体外除細動器（AED）を使用するなど）を行いながら，状態に応じて以下の薬物を選択・使用する。

I　救急蘇生時使用の薬物

救急蘇生のために常備すべき薬品と，常備することが望ましい薬品に分けられる。緊急度の高いものが中心となるが，より高次の医療機関へ患者を転送する場合にいわば「時間稼ぎ」の役割も考慮し，それらのほかに，輸液製剤（細胞外液製剤や５％ブドウ糖液）や，希釈に使用する生理食塩水なども常備すべきである。

A　常備すべき医薬品

以下の目的で使用される。

・心拍数を適正化する。
・心筋収縮力を増やす。
・血圧を上げる。
・電解質（特にカリウム）濃度を調整する。
・血液の酸・塩基平衡（へいこう）（特にアシドーシス）を補正する。
・痙攣（けいれん）を抑制する。

1．アドレナリン（ボスミン®，アドレナリン注0.1%シリンジ「テルモ」）

α，βアドレナリン受容体に作用する。α作用により，末梢（まっしょう）血管抵抗を上昇させ，心筋の血流を増加させる。反面β_1作用により心悸亢進（しんきこうしん）をきたし，心筋酸素消費量も増加するので注意が必要である。β_2作用により気管支拡張が起こる。

2．アトロピン（硫酸アトロピン®，アトロピン注0.05%シリンジ「テルモ」）

ムスカリン受容体に拮抗(きっこう)し，迷走神経を遮断することにより，心拍数を増加させ，全身の血管抵抗を上昇させる。

3．リドカイン（静注用キシロカイン®2%，リドカイン静注用2%シリンジ「テルモ」）

心筋細胞の脱分極を抑制し，再分極を短縮する抗不整脈薬。心室細動，無脈性心室頻拍の治療の第1選択薬である。

4．カルシウム（カルチコール®注射液，塩化カルシウム，コンクライト®）

心筋収縮増強や末梢血管収縮作用をもつ。また，細胞膜の透過性を上昇させ，カリウムの作用に直接拮抗するため，高カリウム血症（心筋を脱分極し止めてしまう危険性が高い）に使用する。

5．炭酸水素ナトリウム（メイロン®）

炭酸水素イオンによる水素イオンの緩衝(かんしょう)作用が主である（アシドーシスの改善）。健康保険適用外だが，救急領域では，高カリウム血症の治療薬としても使用される。大量投与により，高浸透圧，高ナトリウム血症，ヘモグロビンの酸素解離抑制，二酸化炭素の産生と拡散による細胞内アシドーシスといった有害作用が引き起こされる可能性があり，注意が必要である。

6．ジアゼパム（ホリゾン®，セルシン®）

ベンゾジアゼピン系鎮静薬の代表薬剤で抗痙攣作用が強く，痙攣の初期治療薬として常備すべきである。

7．ニトログリセリン（ミオコール®点滴静注，ミオコール®スプレー，ニトロペン®錠）

50 μg/分以下の少量投与では，静脈拡張作用が主であり，心臓へ戻る血液量を減らして心臓の負担を減らす。200 μg/分以上の大量投与では，冠動脈を含む細動脈拡張が優位になる。また，この両者の作用により心筋虚血の境界領域の冠血流量を増加させる。

B 常備することが望ましい医薬品

常備すべき医薬品と同様の効果とともに，以下の目的で用いられる。

・腎臓からの尿排泄を維持する。
・脳浮腫を予防する。
・強力な鎮痛・沈静を図る。

1．ドパミン（イノバン®注，プレドパ®注）

ドパミン受容体への作用と，アドレナリン受容体への直接作用，ノルアドレナリン遊離作用の両方によりα，β作用を発揮する。少量投与では，ドパミン受容体を介して腎血流量を増加させるが，大量投与で末梢のα受容体を刺激して血管収縮を引き起こす。また投与量により，効果が異なり，3～10 μLはβ作用優位，10～20 μLでα作用優位となる。

●**ドブタミン**（ドブトレックス®，ドブポン®0.1%注シリンジ） 合成カテコラミンである。選択的β_1刺激作用と，軽度のβ_2刺激作用をもつ。投与速度に比例して，心拍出量が増加する。また末梢血管抵抗は低下し，心機能の改善に伴い前負荷は軽減する。心拍出量増加と末梢血管抵抗の減弱は，同程度に起こるため，血圧はさほど上昇しない。

2．ノルアドレナリン（ノルアドリナリン®注）

α作用が主であり，β_2作用はほとんどない。著明な血管収縮作用をもち血圧を上昇させる。循環血液量が減少している例では，末梢循環不全を助長する恐れがあり，使用には注意を要する。

3．ベラパミル（ワソラン®）

カルシウム拮抗薬で房室伝導延長作用をもち，上室性頻脈に使用されるが，心筋収縮力抑制作用ももつため注意が必要である。

4．フロセミド（ラシックス®）

尿細管に作用してナトリウムの再吸収を抑制することにより，利尿作用を発現する。

5．モルヒネ（塩酸モルヒネ注射液）

強力な鎮痛作用はもちろん，血管拡張作用により心臓への血液の戻り（前負荷）を軽減させるため，古くから急性心筋梗塞やそれに伴う肺水腫にも使用される。

6．副腎皮質ステロイド（ソル･メドロール®，ソル･コーテフ®）

気管支喘息（ぜんそく）や，アナフィラキシーショックなどで使用する。

7．頭蓋内圧降下薬（マンニットール®，グリセオール®）

マンニットール®は頭蓋（とうがい）内圧亢進に対して使用される以外にも，乏尿性急性腎不全の初期治療薬としても有効である。グリセオール®も同様であるが，ナトリウム含量が多いため乏尿時の投与には注意が必要である。

Ⅱ　症状急変時（容態急変時）使用の薬物

呼吸と循環の維持が必要であれば，前述の救急時蘇生手技であるＡＢＣをまず行う。

次に容態急変の原因が，治療中の疾患あるいはそれに関連する疾患に起因するのか，突発した別の疾患によるのかを鑑別する必要がある。意識レベルの低下を例に取れば，腎疾患，肝疾患，内分泌（ぶんぴつ）疾患（たとえば糖尿病）の増悪（ぞうあく）により，それぞれ尿毒症，高アンモニア血症，高血糖（場合によっては低血糖）が原因となるであろうし，突発的に脳血管障害（脳出血や脳梗塞）が原因となる場合がある。症状の把握と実施可能な検査所見とを総合して原因を判断する。

●**脳梗塞**　発症３時間以内なら血栓溶解薬tPA（本編第４章Ⅱ－C「血栓溶解薬」参照）の使用を検討する。

●**尿毒性昏睡（こんすい）**　速やかに血液透析を行う。腎不全時には高カリウム血症の是正が急務であり，消化管内でカリウムを吸着する高分子レジンであるポリスチレンスルホン酸ナトリウム（ケイキサレート®）やポリスチレンスルホン酸カルシウム（カリメート®）を服用させる。ブドウ糖は細胞内へ取り込まれる際にカリウムを伴って入り血清カリウム値を下げる。よってブドウ糖とともにインスリンを静脈内投与し，血清カリウム値を下げることも行われる。

●**肝性昏睡**　速やかに血液透析や血液浄化を行う。分岐鎖アミノ酸輸液も血中アンモニアを低下させる。消化管内での細菌叢（そう）によるアンモニア産生を抑制するため，非吸収性のカナマイシンを経口投与したり，合成二糖類（ラクツロースまたはラクチトール）を経口投与する。前者は腸内殺菌，後者は緩下作用とともに腸内を酸性にしてアンモニア吸収を抑制する。

●**糖尿病性昏睡**　低血糖性昏睡，高血糖性昏睡いずれも可能性があるが，すぐに血糖値をチェックできないときは，まず50％ブドウ糖を静注するのも便法として行うことがある。

◉看護の視点から

- 救急医薬品とは，医療現場において生命を脅かすような危機的状況が生じたときに直ちに必要なものであり，常に整理し用意しておく。
- なかには毒薬・向精神薬など鍵（かぎ）をかけて管理すべきものがあり，厳重な鍵の管理とともに，鍵の保管場所などの情報を共有して，必要時には直ちに使用できるようにしておかなければならない。
- 使用頻度が低い場合が多く，薬剤の有効期限に注意して，有効期限切れとならないように定期的に入れ替えるなどの十分な管理が必要である。
- 治療域の狭い薬剤が多く，特に希釈時などは注意して濃度計算を正確に行う。
- 緊急時で指示が聞き取りづらいなどの理由で薬剤名や投与量を間違えることのないように，薬剤名と投与量を反復して確認をするなどの工夫が必要である。

● 主な緊急時の薬物

薬剤名	欧文表記	商品名	用法・用量	禁　忌
アドレナリン	adrenaline	ボスミン	1回0.2～1mgを皮下注または筋肉内注射	ブチロフェノン系・フェノチアジン系などの抗精神病薬，α遮断薬，イソプロテレノールなどのカテコールアミン製剤，アドレナリン作動薬との併用
アトロピン硫酸塩水和物	atropine sulfate hydrate	アトロピン	0.5mgを皮下または筋肉内注射	緑内障，前立腺肥大による排尿障害のある患者，麻痺性イレウスの患者，本剤に対し過敏症の患者
リドカイン塩酸塩	lidocaine hydrochloride	キシロカイン	1回50～100mgを（1～2mg/kg）を，1～2分間で，緩徐に静脈内注射	重篤な刺激伝導障害（完全房室ブロックなど）のある患者，本剤またはアミド型局所麻酔薬に対し過敏症の患者
炭酸水素ナトリウム	sodium bicarbo nate	メイロン	アシドーシスには，次式により算出し，静脈内注射する 必要量（mEq）＝不足塩基量（Base Deficit mEq/L）×0.2×体重（kg）	－
マンニトール（D-マンニトール）	D-mannitol	マンニットール	体重1kg当たり7～20mLを点滴静注。投与速度は3～10分間に100mL	遺伝性果糖不耐症，低張性脱水症，急性頭蓋内血腫のある患者

演習課題

1 救急蘇生時のために常備すべき薬品を５つ以上あげてみよう。

2 血圧を上げるために投与される薬剤の名前をあげてみよう。

3 リドカインはどのような場合に用いられるか述べてみよう。

4 常備することが望ましいとされている医薬品名を５つ以上あげてみよう。

5 ノルアドレナリンの使用に注意が必要なときを述べてみよう。

第13章 漢方薬

この章では

- 漢方薬と西洋薬の違いとそれぞれの特徴を理解する
- EBMに基づいた漢方薬の処方と適応疾患を理解する。
- 漢方薬にもある有害作用と禁忌を理解する。

I 漢方薬と西洋薬の違い

わが国の医療は，明治維新以降いわゆる西洋医学を中心に行われている。しかしながら最近は漢方薬の使用頻度が高まり，漢方薬は日常診療に欠かせないものとなっている。さらに医学教育の基本指針となるモデルコアカリキュラムの「基本的診療知識」の「薬物の基本原理」の一項目に「和漢薬（漢方薬）の特徴や使用の現状について概説できる」と記載されていることからも，日本の医療の場における漢方薬の重要性は今後ますます高まることは間違いないであろう。

では漢方薬と西洋薬，漢方医学と西洋医学にはどのような違いがあるのだろうか。主な相違点を表13-1にまとめる。

西洋医学では身体の状態を血液検査などによる数値化やMRIなどによる画像化などにより，患者と健常者との差を調べることによって病気・疾患を判定する。この診断は多くの場合，内科，外科，耳鼻科などの専門分野にゆだねられる。一方，漢方医学では個々の患者の身体全体をみてそのバランスの崩れを分析する。これを「**証**」とよぶ。たとえば「頭が重い」「寒気がする」といった患者自身の主観と，医師の診断によって収集された客観的な情報の両方を総合し「証」が決まる。

治療でも，西洋医学では診断された異常（血圧が高い，ホルモン分泌が少ないなど）に焦点を当て，それを改善する効力をもつ薬物を投与するのに対し，漢方医学では身体のバランスを整え，自然治癒力を高めることを第一に考え，「証」に合わ

表13-1● 漢方医学と西洋医学の違い

	漢方医学	西洋医学
診 断	ヒト全体をみる（全身的）	病気・臓器をみる（局所的）
	現象や肉眼で判断する	臨床検査などにより物質量や数値で判断する
	体質（個人差）を重視する	共通性（普遍性）を重視する
治 療	身体の状態（証）に応じた治療	病名・診断に応じた治療
	個人により異なる	基本的に共通
	自然治癒力を高める	薬により身体機能に変化を与える
薬 剤	天然物（生薬，複合物）	合成化学物質
		天然物由来の単品
投与経路	経口	経口・非経口
作用機序	不明瞭	原則として明確
作用態度	比較的穏やか	比較的強力
有害作用	比較的穏やか	比較的強い
EBM	最近注目される	重要視

せた薬物を投与することで体質改善を図り，病気を治す。用いる薬剤も，西洋医学では一般に合成化学物質が多く，また天然物でもモルヒネなどのように単品に精製し，経口投与だけでなく，注射，外用，吸入など状況に応じて使用するが，漢方薬は天然物を乾燥させるなどした**生薬**（しょうやく）を複数組み合わせ，原則として経口により投与する。

西洋薬は薬の作用点・作用機序を明らかにすることが原則であるが，漢方薬では複合物を処方することもあって，その作用点は不明瞭で，また重要視してこなかった。

一般に漢方薬は有害作用（副作用）がない，あるいは軽度と誤解されているが，あくまで「西洋薬に比べて」との意味で，甘草（かんぞう）含有製剤による偽性アルドステロン症や小柴胡湯（しょうさいことう）による間質性肺炎など重篤なものも少なくない。

西洋医学における薬物療法は過去の使用経験に頼るのではなく，科学的根拠に基づいた医療EBM（evidence based medicine）が重要視される。近年，漢方医学においてもEBMが実証されるケースが増え，西洋医学と漢方医学の接点も見出されてきている。今後は西洋医学，漢方医学の特徴を十分に理解したうえで，両者の融合を図っていくことも必要である。

Ⅱ　EBMに基づく漢方医療

西洋医学における薬効とは，プラシーボ，あるいは陽性対象を用いた二重マスク法などによる臨床試験（治験）で効果が実証された科学的根拠を伴うものである。一方，漢方薬（**医療用漢方製剤**）の効果判定はもっぱら経験に基づくものであり，科学的な裏付けが行われてきてはいなかった。その大きな理由は，生薬や漢方薬に関する基礎薬理研究が，これまではどちらかといえば天然物化学の立場から，ある生薬をターゲットとし，そこから単離された成分についての研究が主流であったためである。しかしながら，実際に服用される漢方薬は何種類かの生薬より抽出された煎液（せんえき）やエキス製剤であることから，基礎薬理研究も抽出物全体を用いて実施されなければならない。

このような状況下，最近では医療用漢方製剤の臨床研究，基礎研究にエビデンスに基づく成果が報告されるようになり，西洋医学と漢方医学の融合が図られつつある。

ここでは，数多くある漢方処方のなかで，エビデンスに基づく有用性が証明された例をあげる。

1．大建中湯（ダイケンチュウトウ）

大建中湯（表13-2）は医療用漢方製剤の売上高第１位（2009年度）であり，最

表13-2●臨床的に大建中湯が用いられる主な疾患・症状

消化器	寒冷による腹痛，腸管通過障害（開腹術後，腹膜癒着など），過敏性腸症候群，胆石症，慢性腸炎，慢性膵炎，慢性腹膜炎，上部消化管機能異常
泌尿器	尿路結石

も普及している漢方薬である。本剤は人参（にんじん），山椒（さんしょう），乾姜（かんきょう），膠飴（こうし）の4種の生薬から構成され，開腹術後や腹膜癒着（ふくまくゆちゃく）に伴う腸管通過障害（腸閉塞（へいそく）症，イレウス）や腹部膨満感，過敏性腸症候群に用いられる。米国でプラセボを用いた二重マスク臨床試験が実施され，小腸〜上行結腸の輸送能亢進（こうしん）作用が証明された。日本でも二重マスク法を用いた臨床試験を実施中である。また薬物動態の研究から，大建中湯（だいけんちゅうとう）の薬効発現に関与する主要成分と考えられる山椒（さんしょう）成分が，健常者の血中で高濃度に検出されることも明らかとなった。薬理作用機序の解明についても研究され，セロトニン，アセチルコリンなどを介した腸管内在性神経，知覚神経への作用に基づく，消化管運動亢進作用，腸管血流増加作用が明らかとなり，最近ではアドレノメデュリン*の放出促進に基づく腸管局所の血流上昇作用も報告されている。

2．抑肝散（ヨクカンサン）

認知症は記憶・認知機能障害などの中核症状と周辺症状（BPSD*）を併発する。前者にはドネペジル（アリセプト®）などのアルツハイマー型抗認知症薬（本編第2章Ⅶ「抗認知症薬，脳循環・代謝改善薬」参照）が用いられ，後者には主に抗精神病薬が用いられてきたが，BPSDへの抗精神病薬の使用は，パーキンソン症状などの有害作用のみならず，死亡率を高めるとの報告もあり，有害作用の少ない薬物の開発が望まれていた。

抑肝散（表13-3）は茯苓（ぶくりょう），当帰（とうき），甘草（かんぞう），柴胡（さいこ）など7種類の生薬（しょうやく）から構成され，体力中等度の人の神経過敏，興奮性，いらいら，不安，不眠などの精神神経症状に対し用いられてきた。また最近は，アルツハイマー型やレビー小体型認知症に伴う周辺症状に有効であることが報告された。その後もレビー小体型認知症，血管性認知症に伴うBPSDに有効と報告されている。

抑肝散の脳神経機能に対する作用機序として，興奮性アミノ酸であるグルタミン酸の細胞外濃度抑制作用，グルタミン酸トランスポーター活性化作用，グルタミン酸放出抑制作用を介する神経細胞の過剰な興奮抑制やセロトニン受容体を介した神経抑制作用などが想定されている。

＊**アドレノメデュリン**：52個のアミノ酸からなるペプチドで，主として血管から分泌され，血管を拡張させ血流を増加させる働きをもつ。副腎（adrenal gland）から見つかったということでアドレノメデュリン（adrenomedullin）と命名された。

＊**BPSD**：認知症に伴う周辺症状のことでbehavioral and psychological symptoms of dementiaの略。幻覚，抑うつ，妄想，興奮，焦燥，不眠，アパシーなどの心理症状と，攻撃的言動，徘徊（はいかい），奇異な行動などの行動症状を総称したもの。

表13-3●臨床的に抑肝散が用いられる主な疾患・症状と構成７生薬の作用

精神神経	神経症，不眠症，ヒステリー，てんかん
神経・筋	脳血管障害後遺症，チック症
小　児	小児夜啼症，小児疳症
その他	更年期障害，眼瞼痙攣

柴胡（サイコ）	熱や炎症を冷まし，腹直筋など筋肉の緊張をゆるめる働き
釣藤鈎（チョウトウコウ）	脳循環をよくする作用があるとされ，手足のふるえ，痙攣などにも効果的
蒼朮（ソウジュツ）	水分循環を改善する漢方の代表的な利尿薬
茯苓（ブクリョウ）	水分循環を改善する漢方の代表的な利尿薬。気分を落ち着かせたり，動悸をしずめる作用
当帰（トウキ）・川芎（センキュウ）	血行をよくして貧血症状を治す
甘草（カンゾウ）	緩和作用

表13-4●臨床的に六君子湯が用いられる主な疾患・症状

消化器	急・慢性胃炎，上部消化管機能異常（胃アトニー，胃下垂，胃拡張，胃神経症，食欲不振），嘔吐症，胃・十二指腸潰瘍，慢性胃腸炎，慢性消耗性疾患，術後の消化管障害，過敏性腸症候群，慢性膵炎，消化不良，逆流性食道炎，胃腸虚弱
その他	虚弱体質，胃腸型感冒

3.六君子湯（リックンシトウ）

六君子湯（表13-4）は，８種類の生薬（蒼朮，人参，甘草，生姜，大棗の四君子湯に陳皮と半夏を加えたもの）から構成され，比較的体力の低下した人で，胃腸機能が低下して，食欲不振，胃もたれなどを訴える場合に用いられる。運動不全型の上腹部愁訴に対する二重マスク試験に対し，有効性が証明されたのをはじめ，胃酸分泌，逆流性食道炎，食欲不振などに対する効果が明らかとなっている。

特に食欲不振に対しては，以前からその効果が注目されていたが，最近，制吐剤のグラニセトロンとの併用により，肺がん患者での抗がん剤治療に伴う食欲不振や嘔吐発現が著明に改善されること，抗うつ薬フルボキサミン投与による吐き気を訴える患者数が，六君子湯との併用で著明に減少することが明らかとなった。

これら六君子湯の薬効発現には，血中グレリン濃度を上昇させる作用が関係していることが基礎的な実験から明らかとなっている。グレリンは食欲増進ペプチドとして主に胃や食欲中枢の視床下部で産生される。六君子湯は胃でのグレリン産生亢進作用のみならず，視床下部からのグレリン分泌も亢進する。

Ⅲ 漢方薬の臨床

前述以外で医療用漢方製剤として用いられる主なものについて表13-5に記す。

表13-5●主な医療用漢方製剤

薬剤名	商品名（製品番号）	効能	重大有害作用と禁忌
補中益気湯（ホチュウエッキトウ）	ツムラホチュウエッキトウ（TJ-41）	消化機能が衰え，四肢倦怠感著しい虚弱体質者の次の諸症：夏やせ，病後の体力増強，結核症，食欲不振，胃下垂，感冒，痔，脱肛，子宮下垂，陰萎，半身不随，多汗症	間質性肺炎，偽アルドステロン症，ミオパシー，肝機能障害，黄疸
加味逍遙散（カミショウヨウサン）	ツムラカミショウヨウサン（TJ-24）	体質虚弱な女性で肩がこり，疲れやすく，精神不安などの精神神経症状，時に便秘の傾向のある次の諸症：冷え症，虚弱体質，月経不順，月経困難，更年期障害，血の道症	偽アルドステロン症，ミオパシー，肝機能障害，黄疸
牛車腎気丸（ゴシャジンキガン）	ツムラゴシャジンキガン（TJ-107）	疲れやすくて，四肢が冷えやすく尿量減少または多尿で時に口渇がある次の諸症：下肢痛，腰痛，しびれ，高齢者のかすみ目，かゆみ，排尿困難，頻尿，むくみ	間質性肺炎，肝機能障害，黄疸
柴苓湯（サイレイトウ）	ツムラサイレイトウ（TJ-114）	吐き気，食欲不振，のどのかわき，排尿が少ないなどの次の諸症：水瀉性下痢，急性胃腸炎，暑気あたり，むくみ	間質性肺炎，偽アルドステロン症，ミオパシー，肝機能障害，黄疸
芍薬甘草湯（シャクヤクカンゾウトウ）	ツムラシャクヤクカンゾウトウ（TJ-68）	急激に起こる筋肉の痙攣を伴う痛み	偽アルドステロン症，うっ血性心不全，心室細動，心室頻拍，ミオパシー，肝機能障害，黄疸 【禁忌】 アルドステロン症の患者，ミオパシーのある患者，低カリウム血症のある患者
麦門冬湯（バクモンドウトウ）	ツムラバクモンドウトウ（TJ-29）	痰の切れにくい咳，気管支炎，気管支喘息	間質性肺炎，偽アルドステロン症，ミオパシー，肝機能障害，黄疸
小青竜湯（ショウセイリュウトウ）	ツムラショウセイリュウトウ（TJ-19）	1．下記疾患における水様の痰，水様鼻汁，鼻閉，くしゃみ，喘鳴，咳嗽，流涙，気管支喘息，鼻炎，アレルギー性鼻炎，アレルギー性結膜炎，感冒 2．気管支炎	間質性肺炎，偽アルドステロン症，ミオパシー，肝機能障害，黄疸 【禁忌】 アルドステロン症の患者，ミオパシーのある患者，低カリウム血症のある患者
半夏瀉心湯（ハンゲシャシントウ）	ツムラハンゲシャシントウ（TJ-14）	みぞおちがつかえ，時に悪心・嘔吐があり食欲不振で腹が鳴って軟便または下痢の傾向のあるものの次の諸症：急・慢性胃腸カタル，発酵性下痢，消化不良，胃下垂，神経性胃炎，胃弱，二日酔，げっぷ，胸やけ，口内炎，神経症	間質性肺炎，偽アルドステロン症，ミオパシー，肝機能障害，黄疸 【禁忌】 アルドステロン症の患者，ミオパシーのある患者，低カリウム血症のある患者

◉看護の視点から

- 西洋医薬とは異なる概念から培われてきた医療薬であるが，ほとんどの診療科で広く処方されている。
- 最近はしっかりとしたEMBに基づく漢方医薬も増えてきている。
- 有害作用がない，弱いなど間違った知識をもたない。

●主な漢方薬一覧

薬剤名	欧文表記	商品名	用法・用量	禁　忌
大建中湯（ダイケンチュウトウ）	daikenchuto	TJ-100	1日15g，2～3回に分割	−
抑肝散（ヨクカンサン）	yokukansan	TJ-54	1日7.5g，2～3回に分割	−
六君子湯（リックンシトウ）	rikkunshito	TJ-43	1日7.5g，2～3回に分割	−

演習課題

1 漢方医学では何を重んじて診断を行い，主に何を主材料としたものが薬として用いられるか，西洋医学と対比した表にまとめてみよう。

2 医療用漢方製剤で最も普及している大建中湯はどのような場合に用いられるか述べてみよう。

3 芍薬甘草湯の禁忌をあげてみよう。

第14章 その他の薬剤

この章では

- ビタミン剤の分類と種類，適応，有害作用を理解する。
- 栄養輸液と栄養剤の種類，用い方を理解する。
- 皮膚疾患治療薬の基剤による剤形の特徴を理解する。
- 皮膚疾患治療薬の適応疾患を理解する。
- 点眼薬の種類と適応疾患，投与法を理解する。
- 放射性診断薬の種類と特性を理解する。
- 急性または慢性の中毒を起こす毒物を知り，それに対処する解毒薬・拮抗薬の種類と作用を理解する。
- 消毒薬の水準（目的）と種類，正しい使用法について理解する。

I ビタミン製剤

ビタミンは生体の代謝機能の維持に不可欠な栄養素である。**水溶性ビタミン**は主に各種酵素反応の補酵素として働き，**脂溶性ビタミン**はそれぞれ特定の生理作用をもっている。ビタミンのほとんどは生合成されないため食物から摂取する必要があるが，通常の生活で摂取不足に陥ることはまれである。しかし，偏食や**経口摂取不能**，**吸収障害**，**需要量増加**，**薬物の影響**などによりビタミン不足が生じると欠乏症が現れるため，ビタミン製剤の投与が必要となる。

水溶性ビタミンは体内に貯蔵されることなく，過剰になると速やかに尿から排泄(はいせつ)されるため，過剰症を起こすことはほとんどない。これに対し，脂溶性ビタミンは脂肪組織や肝に蓄積されやすいため，過剰投与は**過剰症**を起こすことがあり注意が必要である。

表14-1に各種ビタミン製剤の適応と有害作用を示す。

◉看護の視点から

- ビタミン剤は経口投与が基本である。脂溶性ビタミンは脂肪と一緒に摂取すると吸収されやすいため食後に服用する。
- 輸液に混合して投与する場合は，ビタミンA，B_1，B_2，B_6，B_{12}，C，D，Kは光によって分解されやすいため，遮光カバーを使用する。
- 糖やアミノ酸と混合すると分解が促進されるため，使用直前に混合する。

表14-1●ビタミン製剤

種類（薬剤名）		適　応	有害作用
水溶性	ビタミンB_1（チアミン）	末梢神経炎、脚気，ウェルニッケ脳症	悪心・嘔吐
	ビタミンB_2（リボフラビン）	口角炎，舌炎，皮膚炎	悪心・嘔吐
	ビタミンB_6（ピリドキシン）	末梢神経炎，口角炎，舌炎，皮膚炎	横紋筋融解症，悪心，肝障害
	ナイアシン（ニコチン酸）	ペラグラ	潮紅，熱感，悪心・嘔吐
	パントテン酸	血清脂質改善	下痢，腹痛，食欲不振
	ビタミンB_{12}(シアノコバラミン)	巨赤芽球性貧血，末梢神経障害	発疹，食欲不振，悪心・嘔吐，下痢
	葉酸	巨赤芽球性貧血	食欲不振，悪心
	ビタミンC	壊血病，抗酸化作用	悪心・嘔吐，下痢
脂溶性	ビタミンA	夜盲症，角化性皮膚疾患	脱毛，神経過敏，催奇形性
	ビタミンD	骨軟化症，くる病，骨粗鬆症	高カルシウム血症，急性腎不全，肝障害
	ビタミンE	抗酸化作用，末梢循環障害	便秘，胃不快感
	ビタミンK	出血傾向，骨粗鬆症	悪心・嘔気，下痢，新生児ビリルビン血症

Ⅱ　輸液・栄養製剤

比較的大量の液体製剤を静脈内に投与する**輸液療法**の目的は，①水分，電解質，酸・塩基平衡（へいこう）の是正と維持，②循環血液量の維持（静脈確保），③栄養補給で，経口摂取ができない，または経口だけでは不十分な場合に行われる。輸液療法を行う際には，必要な水分量，電解質量（Na，Kなど），エネルギー量を算出して行う。

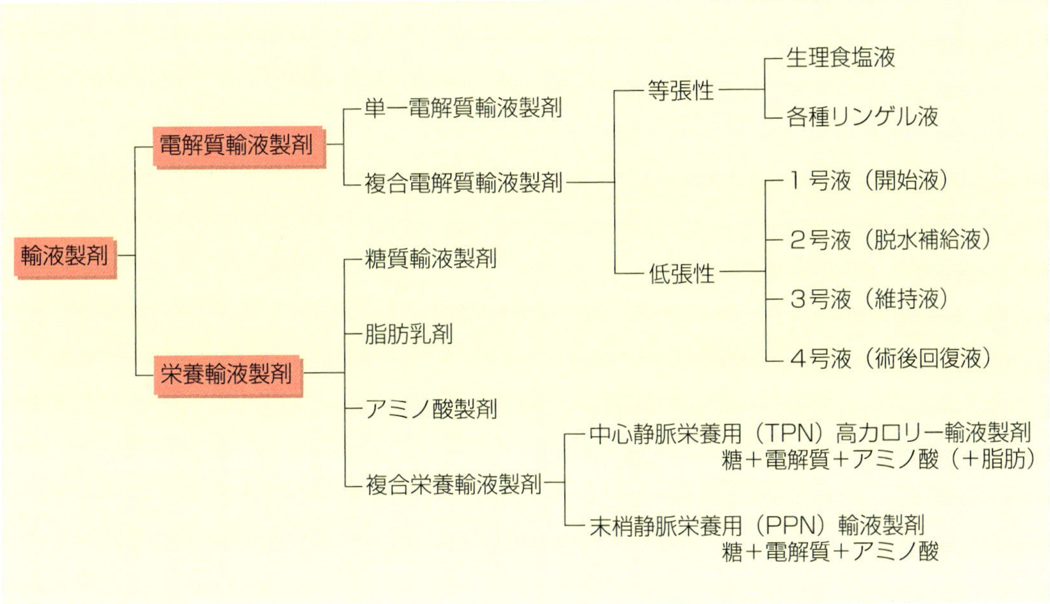

図14-1 ● 輸液製剤の分類

表14-2 ● 栄養輸液製剤の特徴

1．糖質輸液製剤
- 5％液は静脈確保，注射溶剤の基本液
- ブドウ糖のほか，キシリトール，ソルビトール，果糖，マルトースのインスリン非依存性の糖質液がある

2．脂肪乳剤
- エネルギー源として重要

3．アミノ酸製剤
- 輸液治療が長期間にわたる場合に栄養補給目的に使用
- 分岐鎖アミノ酸含有率が高い特殊アミノ酸製剤を肝･腎不全時の窒素バランス改善に用いる

4．高カロリー輸液用製剤
- 中心静脈栄養法（TPN）に用いる
- 脂肪、ビタミン，微量元素の追加が必要。特にビタミンB_1欠乏により重篤なアシドーシスが生じる

5．末梢静脈栄養用輸液製剤
- 十分なエネルギーを投与できず，静脈炎を起こすため短期間しか投与できないことから，軽症例または補助的に使用

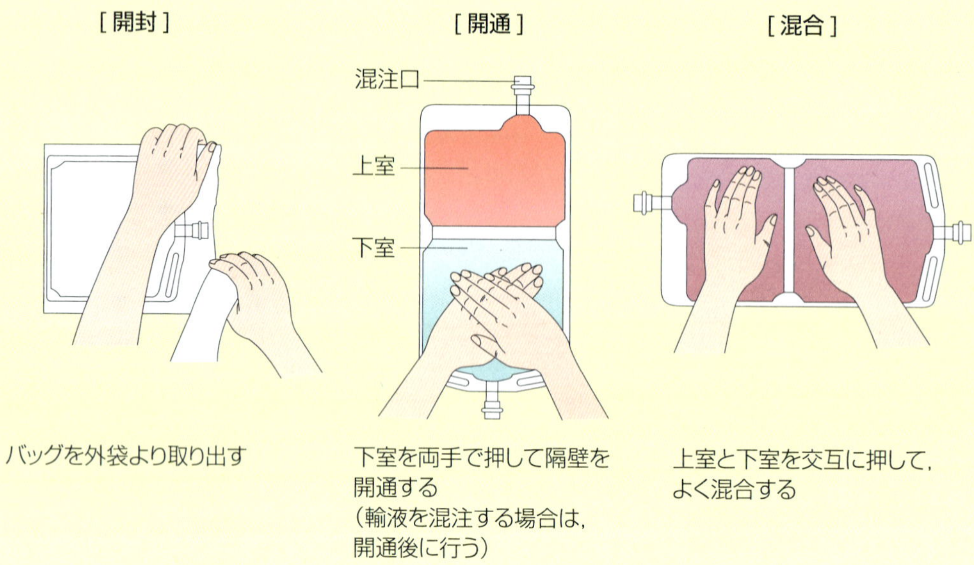
[開封]
[開通]
[混合]
混注口
上室
下室
バッグを外袋より取り出す
下室を両手で押して隔壁を開通する
(輸液を混注する場合は，開通後に行う)
上室と下室を交互に押して，よく混合する

図14-2● 2槽バッグ輸液の使用法

さらに長期間輸液療法を行う際には，ビタミン，微量元素を追加する必要がある。

輸液製剤は**電解質輸液製剤**と**栄養輸液製剤**に分類される（図14-1）。栄養輸液製剤の特徴を表14-2にまとめた。

経口摂取可能な場合には，**経腸栄養剤**が用いられる。腸管での消化を必要としない**成分栄養剤**，**消化態栄養剤**と，消化を必要とする**半消化態栄養剤**がある。

◉看護の視点から

- 輸液製剤の薬液混合作業の効率化と微生物や異物の混入防止を目的にした2槽バック製剤を使用する際は，必ず隔壁を開通したか確認することが重要である（図14-2）。
- 溶液の浸透圧が血漿(けっしょう)浸透圧（275～290Osm/kgH_2O）より低い低張液を急速に大量投与すると，溶血や低電解質状態を引き起こすことがある。
- 血漿浸透圧より高い高張液を末梢(まっしょう)血管から投与すると，血管痛や血栓性静脈炎を引き起こすだけでなく，浸透圧の差によって細胞内の脱水が起こり，それに伴う機能障害を引き起こすことがある。
- 高張液の末梢からの投与は血漿浸透圧の2倍程度のものに限られ，それ以上高い高カロリー輸液は中心静脈から，それぞれ時間をかけて投与する。

Ⅲ　皮膚疾患治療薬

皮膚用薬は表皮およびその内側の真皮に作用する外用薬で，**主薬**と**基剤**からなる。基剤には主薬を保持し，その効果を発揮させるための担体としての役割があり，１つの主薬に対して数種類の基剤（剤形）がある。使用する薬剤の選択にあたっては，まず疾患によって主薬を決め，皮膚病変の状態により基剤（剤形）を選ぶ。

A　基剤（剤形）

各基剤（剤形）の特徴について述べる。

1．油脂性基剤（白色ワセリンなど）

最も一般的な軟膏基剤。炎症の強い部位に用いても刺激が少なく，**皮膚柔軟化作用・保護作用が強い**。そのほかに，肉芽*形成，上皮化促進作用がある。乾燥面，湿潤面の両方に広く用いることができる。べとつき感があり，水で簡単に洗い落とせない欠点がある。

2．乳剤性基剤（クリーム）

油脂性物質と水を界面活性剤によって乳化したもので，水中油型（**バニシングクリーム**）と油中水型（**コールドクリーム**）の２種類がある。水で洗い流しやすく，美容的に優れ，皮膚への浸透性がよい。しかし，油脂性基剤に比べて刺激性が強く，病巣面保護力が弱い。滲出物も溶解し，びらんや潰瘍面から再吸収されるため，これら病巣面には禁忌である。

3．水溶性基剤

ポリエチレングリコールを主とする基剤で，一般に水溶性軟膏とよばれる。吸湿性が強く，分泌物を除去し乾燥させるため，湿潤面に用いる。洗い流すことができるが，皮膚との接触性が劣るため，ガーゼに伸ばして貼付することが多い。

4．懸濁性基剤

セルロースなどを基剤としたもので，ゲル，ジェル，ゼリーとよばれる。目立たず，展延性がよく，乾くと薄い皮膜を形成する。粘膜やびらん面によく固着するため，創傷部位や眼軟膏に用いられる。

***肉芽**：にくがと読むこともある。

5．ローション剤

水やアルコールなどを基剤とした液体状の外用薬で，頭髪部に使用されることが多い。主薬の浸透効率が悪く，刺激性が強い。湿潤面には禁忌である。

6．スプレー基剤

広範囲に用いる際には便利である。しかし，主薬の浸透効率は悪く，正常部位まで薬剤に曝露されたり，使用量を正確に把握できないという欠点がある。

7．テープ剤

ポリエチレンフィルムに薬と接着剤を混ぜてつけたもので，気密性を利用して吸収を促進させる。湿潤面には使用できず，接触性皮膚炎（かぶれ）を生じることがある。

B 消炎薬・鎮痛薬・鎮痒薬

外用ステロイド薬は強力な**抗炎症作用**により，優れた効果をもつ。効力により強いほうからstrongest，very strong，strong，medium，weakの５段階に分類される（表14-3）。通常はstrongまでの薬剤を使用し，激しい急性病変にそれ以上のランクの薬剤を用いる。有害作用として，経皮吸収されやすい顔面，頸部，鼠径部などでの皮膚萎縮，紅斑，色素沈着，紫斑の頻度が高く，小児や高齢者で生じやすい。また，強力な外用薬を長期間大量使用すると，**副腎皮質機能抑制**などの全身性有害作用を生じることがある。ステロイドの免疫抑制作用による感染の予防目的に抗生物質を配合した合剤（リンデロン-VG®）や，鎮痒薬クロタミトンとの合剤（オイラックスH®）などがある。

軽症には非ステロイド性抗炎症薬（NSAIDs）のほか，抗ヒスタミン薬，抗アレルギー薬，ヘパリン様物質（消炎・血行促進）の外用薬が用いられる。

ステロイド外用薬に難治性のアトピー性皮膚炎に対しては，免疫抑制剤タクロリムスの外用薬（プロトピック®）が用いられる。

C 感染性皮膚疾患用外用薬

化膿性皮膚疾患には抗菌薬，サルファ薬が，寄生性皮膚疾患には抗真菌薬，抗ウイルス薬が用いられる。外用薬の適応は，病巣が表在性で薬物が病巣内の細菌や真菌まで到達できる場合に限られる。

表14-3●ステロイド外用剤（軟膏）の効果分類

	薬剤名（含有濃度）	商品名
strongest（最強）	クロベタゾールプロピオン酸エステル（0.05%） ジフロラゾン酢酸エステル（0.05%）	デルモベート ジフラール，ダイアコート
very strong（かなり強力）	モメタゾンフランカルボン酸エステル（0.1%） ベタメタゾン酪酸エステルプロピオン酸エステル（0.05%） フルオシノニド（0.05%） ベタメタゾンジプロピオン酸エステル（0.064%） ジフルプレドナート（0.05%） アムシノニド（0.1%） ジフルコルトロン吉草酸エステル（0.1%） 酪酸プロピオン酸ヒドロコルチゾン（0.1%）	フルメタ アンテベート トプシム リンデロン-DP マイザー ビスダーム ネリゾナ，テクスメテン パンデル
strong（強力）	デプロドンプロピオン酸エステル（0.3%） デキサメタゾンプロピオン酸エステル（0.1%） デキサメタゾン吉草酸エステル（0.12%） ベタメタゾン吉草酸エステル（0.12%） ベクロメタゾンプロピオン酸エステル（0.025%） フルオシノロンアセトニド（0.025%）	エクラー メサデルム ザルックス，ボアラ リンデロン-V，ベトネベート プロパデルム フルコート
medium（中等度）	プレドニゾロン吉草酸エステル酢酸エステル（0.3%） トリアムシノロンアセトニド（0.1%） アルクロメタゾンプロピオン酸エステル（0.1%） クロベタゾン酪酸エステル（0.05%） ヒドロコルチゾン酪酸エステル（0.1%） デキサメタゾン（0.1%）	リドメックス レダコート アルメタ キンダベート ロコイド オイラゾン
weak（弱い）	プレドニゾロン（0.5%）	ビスオ

D 褥瘡・皮膚潰瘍治療薬

褥瘡（じょくそう）は，特に寝たきりの患者でみられる皮膚の壊死（えし），いわゆる床ずれで，持続的圧迫による血行障害によって生じる。表皮欠損のみの場合は，アズレン（アズノール®）などの抗炎症薬の油脂性軟膏（なんこう）を用いる。真皮まで損傷が及んでいる場合は，病変部の循環改善作用と肉芽（にくげ）形成促進作用をもつ，プロスタグランジンE_1製剤のアルプロスタジル（プロスタンディン®）や線維芽細胞成長因子（FGF）受容体作用薬トラフェルミン（フィブラスト®）などを用いる。

E 皮膚軟化薬

角質溶解作用があるサリチル酸（スピール膏M®）は疣贅（ゆうぜい）（いぼ）などの角質剥離（はくり）に用いられる。尿素（ウレパール®）は水分保持増加作用もあり，乾燥皮膚病変に用いられる。

F その他

外用抗腫瘍薬（5-FU，ブレオマイシン）は皮膚悪性腫瘍に，ビタミンA（エトレチナート），ビタミンD_3（タカルシトール）の外用薬は角化症の治療に用いられる。

◉看護の視点から

- 外用薬の塗布方法には，最も一般的な単純塗布法のほかに，経皮吸収を高める目的で，塗布した後にラップで覆う密封包帯法（ODT）や，亜鉛華軟膏を塗ったリント布を貼付する重層法がある。

Ⅳ 点眼薬

点眼投与には**結膜嚢**が利用される。結膜嚢に入った薬物は角膜と結膜から吸収され作用を示し，残りは涙嚢から鼻腔に排泄される。いずれの経路でも薬物はその後全身循環に入るため，全身性有害作用に注意を要する場合がある。たとえば，点眼β遮断薬は気管支喘息や心不全患者には禁忌である。点眼後数分目を閉じ目頭を軽くおさえることで，効果を高めるとともに全身への移行を軽減することができる。また，2種類以上の点眼薬を投与する場合は5分以上間隔をあける。なお，結膜嚢の容量は約30μLであるため，点眼は1滴（約50μL）で十分である。

A 緑内障治療薬

緑内障は何らかの原因により視神経が障害され，視野が狭くなる疾患である。その一因として，眼圧の上昇により眼球後方の視神経が圧迫されて障害を受けることがある。眼圧上昇は主として房水流出障害による。**房水**は毛様体で産生・分泌され，大部分は瞳孔を経て前房へ至る。その後約90%は隅角の線維柱帯よりシュレム管を経て眼外に流出する。残りはぶどう膜強膜経路で流出する。房水の産生と流出は交感神経と副交感神経により調節されている（図14-3）。治療には，眼圧を下げる目的で，房水産生を抑制する薬物（β遮断薬，炭酸脱水酵素阻害薬）と房水流出を促進させる薬物（アドレナリン作動薬，コリン作動薬，プロスタグランジン製剤）が用いられる（表14-4）。

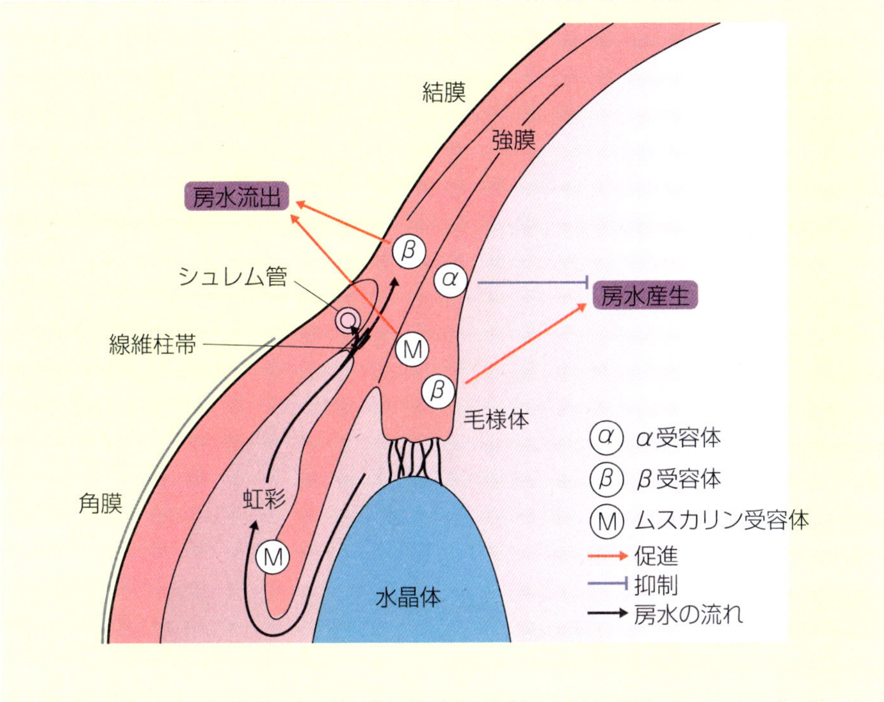

図14-3 房水の産生・流出に関する神経系調節

表14-4 緑内障治療用点眼薬

薬剤名（商品名）			作用機序
房水産生阻害薬	β遮断薬	チモロール（チモプトール） カルテオロール（ミケラン） ベタキソロール（ベトプティック）	毛様体上皮での房水産生を阻害
	炭酸脱水酵素阻害薬	ドルゾラミド（トルソプト） ブリンゾラミド（エイゾプト）	毛様体上皮で$H_2CO_3 \rightarrow H_2O + CO_2$の酵素反応を阻害
房水流出促進薬	コリン作動薬	ピロカルピン（サンピロ）	毛様体筋を収縮することにより，線維柱帯が開きシュレム管に流出しやすくなる 縮瞳により虹彩が伸展し，隅角が広くなる
	コリンエステラーゼ阻害薬	ジスチグミン（ウブレチド）	
	アドレナリン作動薬	ジピベフリン（ピバレフリン） 〈アドレナリンのプロドラッグ〉	初期は毛様体α_2受容体を刺激し，房水産生を阻害 長期ではβ_2刺激によりPGの産生を促進し，ぶどう膜強膜路からの房水流出を促進
	プロスタグランジン製剤	イソプロピルウノプロストン（レスキュラ） ラタノプロスト（キサラタン）	ぶどう膜強膜路からの房水流出促進

表14-5● 点眼薬の種類

緑内障治療薬		
瞳孔調節薬	散瞳薬	抗コリン薬，アドレナリン作動薬
	縮瞳薬	コリン刺激薬，コリンエステラーゼ阻害薬
感染症治療薬		抗生物質，抗菌薬，抗真菌薬，抗ウイルス薬
抗炎症薬		ステロイド薬，非ステロイド性抗炎症薬，抗アレルギー薬，リゾチーム
血管収縮薬		α刺激薬
ビタミン薬		B_2，B_{12}
角膜治療薬		コンドロイチン硫酸，ヒアルロン酸，オキシグルタチオン
白内障治療薬		ピレノキシン，グルタチオン
局所麻酔薬		

B 散瞳薬

抗コリン薬（アトロピン，トロピカミド）は瞳孔括約筋を弛緩し，瞳孔を散大する。眼底検査や調節麻痺に用いられる。抗コリン薬は緑内障には禁忌である（表14-5）。

C その他

水晶体のたんぱく質が変性して白濁する**白内障**に，たんぱく質の変性防止効果が期待されるピレノキシン，グルタチオンが用いられるが，効果が現れにくく，その有効性についての科学的根拠はない。涙液の減少などに起因する角膜上皮障害のドライアイには，角膜治療薬のコンドロイチン硫酸，ヒアルロン酸が用いられる（表14-5）。

◉看護の視点から

- 点眼薬は開封されるまでは無菌だが，使用時に容器の先端が手やまつ毛，瞼などに触れたりすると汚染されやすいので，取り扱いに注意する。点眼薬の中に浮遊物や濁り（懸濁型は除く）が認められるものは使用しない。また，直射日光や温度によって分解することがあるので，専用の薬袋に入れて保管に注意する。開封後は，1か月をめどに使い切る。
- 適切な点眼方法は，指で下瞼を軽く引き，容器の先が瞼やまつ毛に触れないように1滴点眼する。点眼後はしばらく眼を軽く閉じて目頭を押さえる。流れ出た薬液をそのまま放置すると，時に接触皮膚炎の原因となるので，ティッシュで軽く拭き取る。

- 懸濁型の点眼薬は，使用前に必ずよく振って薬液を均一にする。
- 眼疾患では眼への刺激を避けるために，治療期間中はコンタクトレンズから眼鏡に替えるのが望ましいが，コンタクトレンズ使用時はレンズをはずして点眼し，５分以上待ってから再装着するのが基本である。ソフトタイプのレンズは吸水性のため薬物や防腐剤などの添加物が吸着し濁ることがある。

V　放射性診断薬

A　造影剤

造影剤は，画像診断の際に画像にコントラストをつけたり，特定の組織を強調するために使用される。代表的造影剤のヨード剤と硫酸バリウムは，X線を吸収し遮蔽する**陽性造影剤**である。ヨード剤の適用は広く，血管，尿路，胆嚢・胆管，脳槽・脊髄，子宮・卵管の造影に用いられる。硫酸バリウムは消化管造影に用いられる。ヨード剤は有害作用の頻度が高く，時に死亡例も報告されている。一般に非イオン性ヨード造影剤のほうが，イオン性ヨード造影剤に比べ安全性が高いとして汎用されているが，遅発性アレルギーによるショックには注意を要する。有害作用が出現した場合の迅速・適切な対処が必要である。

その他，MRI用の陽性造影剤としてガドリニウム化合物などが用いられる。また心臓の超音波診断で，心臓内の血液の流れを可視化するために用いる超音波造影剤がある（表14-6）。

表14-6●造影剤の種類

<table>
<tr><td rowspan="6">X線撮影用</td><td rowspan="5">陽性造影剤</td><td colspan="3">硫酸バリウム</td></tr>
<tr><td rowspan="3">ヨード化合物</td><td rowspan="2">水性</td><td>イオン性（イオタラム酸，アミドトリゾ酸など）</td></tr>
<tr><td>非イオン性（イオキシラン，イオトロラン，イオパミドールなど）</td></tr>
<tr><td colspan="2">油性（油性ヨード化ケシ油脂肪酸エチルエステル）</td></tr>
<tr><td colspan="3"></td></tr>
<tr><td>陰性造影剤</td><td colspan="3">炭酸ガス
空気</td></tr>
<tr><td>MRI診断用</td><td colspan="4">ガドリニウム化合物（ガドペンテト酸，ガドテリドールほか）
フェルモキシデス
クエン酸鉄アンモニウム</td></tr>
<tr><td>超音波診断用</td><td colspan="4">ガラクトース・パルミチン酸混合物（999：1）</td></tr>
</table>

B その他

シンチグラムは投与した放射性物質が発するγ線を身体の外から検出する方法で，その物質に親和性のある組織（心血管系，脳，肺，甲状腺，腎，副腎，骨，赤血球）への取り込み状況から，組織血流などの生体機能や臓器の形状，腫瘍の有無を診断する。使用されている核種は，^{51}Cr，^{67}Ga，^{81m}Kr，^{99m}Tc，^{111}In，^{123}I，^{131}I，^{133}Xe，^{201}Tlである。

Ⅵ 毒物と解毒薬

A 中　毒

体外に由来する何らかの物質（毒物）が体内に入ることにより，急性にあるいは慢性に生理機能が障害された状態を中毒という。治療や予防を目的に投与される有

表14-7●毒物の種類とその中毒症状

天然物	動物由来	ヘビやフグなど魚介類の毒（血液毒，神経毒など）
	植物由来	ストリキニーネ，毒キノコ，ジギタリス
	微生物由来	ボツリヌス毒，麦角アルカイド
	鉱物由来，重金属	水銀（水俣病），カドミウム（イタイイタイ病），鉛化合物（貧血．慢性曝露の場合神経毒となる）
	無機物	青酸カリウム，青酸ナトリウム，ヒ素，鉛，水銀，カドミウム
人工産物	農薬・殺虫剤・漂白剤・殺菌剤 有機リン剤	パラチオン（マラソン，スミチオン）（コリンエステラーゼ活性阻害） 症状：悪心・嘔吐，下痢，筋攣縮，発汗など（アトロピンで対症的治療）
	有機塩素剤	1．ドリン剤中毒：アルドリン，ジルドリン，エンドリンなど 症状：意識消失，全身性痙攣 2．PCP（ペンタクロロフェノール） 中毒：除草剤，防カビ剤，土壌消毒剤など 症状：全身倦怠感，食欲抗進（初期），関節痛，急性皮膚炎 3．2，4-D（2，4-ジクロロフェノキシ酢酸） 中毒：水田除草剤 症状：消化管の炎症性出血，精神神経症状（頭痛，意識混濁），肝・腎障害
	PCB（ポリ塩化ビフェニール）	神経炎，皮膚症状（ニキビ様皮疹，色素沈着）
	ダイオキシン ヒ素化合物（亜ヒ酸）	腹痛，嘔吐，皮膚炎，多発性神経炎，貧血（慢性中毒）

用な薬物でも，その目的を超えた過剰な摂取により現れる有害作用も中毒である。

毒物には，サソリ毒，フグ毒のような動物起源のものや，ストリキニーネ，トリカブト毒のような植物由来のもの，ボツリヌス毒素のような細菌由来の毒素，ヒ素や水銀などの重金属，放射性物質，その他，農薬（殺虫剤，除草剤）や，食器などから溶出したり産業廃液などに含まれる内分泌攪乱物質（環境ホルモン），シックハウス症候群で問題となるホルマリンや有機性接着剤などがあげられる。さらに，ヒトの殺戮を目的にした化学兵器（サリンなど）も見逃すことができない。

毒物の種類とその中毒症状を表14-7に，解毒薬の薬理作用，解毒薬・拮抗薬を表14-8，9に示す。

表14-8 ● 解毒薬の薬理作用

1．化学的・物理的作用を応用したもの 　a．中和作用：酸に対してアルカリ，アルカリに対して酸 　b．酸化作用：過マンガン酸カリウム 　c．沈殿作用：タンニン酸 　d．吸着作用：活性炭 　e．錯塩（キレート）形成作用：鉛中毒に対してエデト酸カルシウム（EDTA）など
2．生理的解毒作用を促進するもの：グルクロン酸など
3．中毒症状に拮抗するもの：有機リン剤中毒に対するアトロピン投与など
4．毒物の特異的拮抗薬：有機リン剤中毒に対するプラリドキシムヨウ化物（パム）投与など
5．抗血清：ボツリヌス中毒に対する抗血清など

表14-9 ● 解毒薬・拮抗薬

バルビツール酸中毒	ベメグリド
モルヒネ中毒	ナロキソン，レバロルファン
重金属中毒	
ヒ素，水銀，金，銀，アンチモン，コバルト，ニッケル	ジメルカプロール
ヒ素など各種薬物中毒・自家中毒	チオ硫酸ナトリウム
重金属	エデト酸カルシウム（EDTA）
ウィルソン病，銅・水銀・鉛中毒	ペニシラミン（D-ペニシラミン）
急性鉄中毒，ヘモクロマトーシス	デフェロキサミン
農薬中毒	
有機リン剤中毒	プラリドキシムヨウ化物（パム），アトロピン
有機フッ素剤中毒	アセトアミド，高張ブドウ糖
パラコート（除草剤）中毒	血液浄化法
シアン化物中毒	チオ硫酸ナトリウム，亜硝酸アミル
その他	
食中毒，その他一般中毒	グリチルリチン
薬物中毒，自家中毒，アレルギー疾患など	グルタチオン
アシドーシス，薬物中毒（メチルアルコール，サルファ薬），動揺病，フグ中毒	炭酸水素ナトリウム注射液

B 急性中毒に対する処置

急性中毒に対してとるべき処置は，①毒物の吸収を遅らせ，②吸収されてしまった毒物を速やかに体外へ排泄(はいせつ)させ，③当面の中毒作用に拮抗(きっこう)する物質を投与することである。

毒物が口から入った場合には，通常，毒物を体外へ出す目的で，多量の水あるいは食塩水を飲ませたうえで本人に指を咽頭(いんとう)に入れさせて吐かせるか，胃洗浄ができる態勢ならば，それを行う。ただし，意識のない者や意識があっても強酸や強アルカリで消化管に腐食のあることが予想される場合には禁忌である。

活性炭あるいは万能解毒薬（活性炭２，酸化マグネシウム１，タンニン酸１の割合の混合物）があれば，さじ２～３杯にコップ１杯の水を加え，粥状(かゆじょう)にして飲ませて吐かせる。活性炭はその表面積が非常に大きく，毒・薬物を吸着する。酸化マグネシウムは塩類下剤で毒･薬物の排泄を促し，タンニン酸はたんぱく質を凝固させ，また，消化管の粘膜を収斂(しゅうれん)させて毒・薬物の吸収を阻害する。この使用は毒物が口から入ってからの時間が短いほど有効で，数時間以上経過してしまうと効果はほとんど期待できない。

尿に排泄されるものは利尿薬を投与して強制的に利尿を行って排泄を図り，また，血液透析や活性炭などの吸着剤による血液吸着を行う場合もある。

アカネ科トコン属の多年草の根を乾燥させたものが吐根(とこん)で，エメチンなどのアルカロイドを含み催吐作用が強い。たばこ・医薬品の誤嚥(ごえん)に際して，シロップの形で催吐薬として使用される。

◉看護の視点から

- 中毒の治療に薬物を使用する場合は，一般的な適応症の用量よりも高用量のことが多い。

Ⅶ 消毒薬

消毒とは，人体に対して有害な病原微生物を殺滅して生存数を減らすために行う処置で，これに用いる薬物を消毒薬という。これに対して，すべての微生物を殺滅・除去する処置を滅菌といい，その方法として加熱法，放射線照射法，ガス法，濾過(ろか)法がある。病原微生物の種類によって消毒薬に対する抵抗性が異なることから，消毒のレベルは，**高水準**，**中水準**，**低水準**に区分される（表14-10）。消毒薬の作用機序は，微生物の細胞壁，細胞質膜，細胞質などに対する化学的反応（変性，

表14-10●消毒レベルと各種微生物への効果

		目的	細菌						真菌	ウイルス			
			グラム陽性菌			グラム陰性菌							
			一般細菌	MRSA	芽胞	一般細菌	緑膿菌	結核菌		HBV	HIV	外殻あり	外殻なし
滅菌		すべての微生物を死滅させる	○	○	○	○	○	○	○	○	○	○	○
消毒	高水準	多量の芽胞を除いた，すべての微生物を死滅させる	○	○	△	○	○	○	○	○	○	○	○
消毒	中水準	結核菌などの，他のすべての栄養型細菌とすべての真菌および多くのウイルスを死滅させる	○	○	×	○	○	○	○	△	○	○	△
消毒	低水準	栄養型細菌，ある種のウイルス，ある種の真菌を死滅させる	○	○	×	○	△	×	○	×	×	△	×

○有効，△消毒薬の種類や濃度・時間による，×無効
MRSA：メチシリン耐性黄色ブドウ球菌，HBV：B型肝炎ウイルス，HIV：ヒト免疫不全ウイルス

凝固，酸化，溶解など）による。

また，消毒薬は消毒の対象により，患者の処置や医療従事者の手指消毒に適用する**生体消毒薬**と，医療器具や環境などの消毒に適用する**非生体消毒薬**に分類できる。

使用にあたっては，消毒対象と目的（消毒水準）に沿った消毒薬を選択し，それぞれの適切な濃度，温度，接触時間に注意して用いることが大切である。

以下に代表的消毒薬について概説する。

A 低水準消毒薬

1．クロルヘキシジン製剤

クロルヘキシジングルコン酸塩（ヒビテン®）は，皮膚に対する刺激が少なく，においがほとんどない生体消毒薬で，皮膚に残留して持続的な殺菌作用を発揮する。粘膜への適用は禁忌である。非生体への適用も認められている。

2．第四級アンモニウム塩（逆性石けん）

ベンザルコニウム塩化物（オスバン®）は基本的には非生体消毒薬で，粘膜などの生体消毒に使用される場合もある。微生物に汚染されやすく，感染源になることがある。

3．両性界面活性剤

アルキルジアミノエチルグリシン塩酸塩（テゴー51®）は，においがほとんどないため，主に環境消毒に繁用されている。

B 中水準消毒薬

1．アルコール製剤

消毒用エタノールに代表される消毒薬である。速効性で毒性が低く，耐性菌を発生させないことから，生体，非生体の両方に繁用される。ただし，粘膜や創傷皮膚への適用は禁忌である。最近では，手指の消毒には手洗いよりも擦式アルコール製剤が，その簡便性と効力から，強く推奨されている。

2．ヨウ素製剤

ヨードチンキ，ポビドンヨード（イソジン®）は，生体への刺激性が低く，速効性で比較的副作用も少ない優れた生体消毒薬である。粘膜・創傷部位にも適用が可能で，うがい薬もある。熱傷部位，口腔（こうくう）粘膜などでは吸収されやすく，甲状腺機能異常をきたすことがあるため，妊婦・授乳婦，新生児には長期間または広範囲の使用は避ける。遊離ヨウ素が殺菌活性を有するため，退色すると効力が低下する。

3．塩素製剤

次亜塩素酸ナトリウム（テキサント®）は，有用な非生体消毒薬として，主に病室，器具などの消毒に用いられる。ただし，金属に対しては腐食性があり，繊維製品は漂白される。酸との混合により塩素ガスが発生するため，取り扱いに注意が必要である。

4．過酸化物製剤

オキシドールは，創傷・潰瘍（かいよう）部位などの消毒に用いる生体消毒薬で，毒性が低く，分解時に酸素の泡を放出して洗浄作用を発揮する。

C 高水準消毒薬

1．アルデヒド製剤

グルタラール（ステリハイド®）は非生体消毒薬で，高圧蒸気滅菌など加熱処理のできないセミクリティカル器具*，特に内視鏡の消毒に使用される。生体には有害であるため，浸漬後は十分に洗浄することが重要である。

D その他

以前よく用いられたものにフェノール水やクレゾール石けん液がある。これは特有のにおいがあるのみならず，下水道への排液が禁じられているため，最近は一般の消毒には用いられず，結核菌の付着した物品や排泄物（はいせつ）などの消毒に限られている。

◉看護の視点から

- 消毒は感染対策の基本である。消毒薬の特徴を理解し，効果的な消毒に努める。
- 汚染の危険性があるため，消毒液はつぎ足して使用してはならない。また容器も定期的に消毒する。
- グルタラールなどの強力な消毒薬を使用するときは，ゴム手袋や保護メガネの装着，換気を忘れない。

演習課題

1 過剰投与をしたときに過剰症が出現することのあるビタミンの分類（種類）をあげてみよう。

2 2槽バッグ輸液の使用法の注意点を話し合ってみよう。

3 皮膚疾患治療薬の基剤ごとに7つに分け，それぞれのよびかた，特徴，用いかたを表にしてみよう。

4 ステロイド外用剤の効果分類を述べてみよう。

5 2種類以上の点眼薬を投与するときはどのくらいの間隔をあけたらよいか述べてみよう。

6 造影剤の種類を，用いる検査機器によって分類してみよう。

7 解毒薬の薬理作用にはどのようなものがあるか，対応する物質とともに話し合ってみよう。

8 消毒レベルの区分を述べてみよう。

* 医療器具は用途により，消毒水準が異なるクリティカル，セミクリティカル，ノンクリティカルに分類される。クリティカル器具は無菌の組織や血管に挿入するもので，滅菌が必要である。セミクリティカル器具は粘膜または健常でない皮膚に接触するもので，高水準消毒が必要である。ノンクリティカル器具は健常な皮膚とは接触するが，粘膜とは接触しないもので，低から中水準消毒または洗浄が必要である。

序 薬理学とは
1 薬に関する基礎知識
2 生体機能と薬
1 末梢神経系作用薬
2 中枢神経系作用薬
3 心・血管系作用薬
4 血液作用薬（血液製剤を含む）
5 呼吸器系作用薬
6 消化器系作用薬
7 内分泌・代謝系作用薬
8 抗感染症薬
9 抗腫瘍薬（抗がん剤）
10 抗炎症薬・解熱鎮痛薬
11 抗アレルギー薬・免疫抑制薬
12 救急時の薬物
13 漢方薬
14 その他の薬剤

9 それぞれのレベルにはどのような消毒薬があるか，名称とともに特徴をまとめてみよう。

索　引

い

う

え

お

か

き

く

さ

し

す

せ

そ

た

ち

つ

て

と

な

に

ね

の

は

ひ

ふ

へ

ほ

よ

ら

り

る

れ

ろ

わ

新体系 看護学全書

疾病の成り立ちと回復の促進③

薬理学

2007年12月10日　第1版第1刷発行
2011年12月15日　第2版第1刷発行
2025年1月31日　第2版第16刷発行

定価（本体2,300円＋税）

編　著　植松俊彦・滝口祥令・丹羽雅之©　<検印省略>

発行者　亀井　淳

発行所　株式会社 メヂカルフレンド社

https://www.medical-friend.jp
〒102-0073　東京都千代田区九段北3丁目2番4号　麹町郵便局私書箱48号　電話(03)3264-6611　振替00100-0-114708

Printed in Japan　落丁・乱丁本はお取り替えいたします　印刷／大盛印刷(株)　製本／(有)井上製本所
ISBN978-4-8392-3205-4　C3347　000605-007

専門基礎分野

人体の構造と機能❶ 解剖生理学
人体の構造と機能❷ 栄養生化学
人体の構造と機能❸ 形態機能学
疾病の成り立ちと回復の促進❶ 病理学
疾病の成り立ちと回復の促進❷ 感染制御学・微生物学
疾病の成り立ちと回復の促進❸ 薬理学
疾病の成り立ちと回復の促進❹ 疾病と治療1 呼吸器
疾病の成り立ちと回復の促進❺ 疾病と治療2 循環器
疾病の成り立ちと回復の促進❻ 疾病と治療3 消化器
疾病の成り立ちと回復の促進❼ 疾病と治療4 脳・神経
疾病の成り立ちと回復の促進❽ 疾病と治療5 血液・造血器
疾病の成り立ちと回復の促進❾ 疾病と治療6 内分泌／栄養・代謝
疾病の成り立ちと回復の促進❿ 疾病と治療7 感染症／アレルギー・免疫／膠原病
疾病の成り立ちと回復の促進⓫ 疾病と治療8 運動器
疾病の成り立ちと回復の促進⓬ 疾病と治療9 腎・泌尿器／女性生殖器
疾病の成り立ちと回復の促進⓭ 疾病と治療10 皮膚／眼／耳鼻咽喉／歯・口腔
健康支援と社会保障制度❶ 医療学総論
健康支援と社会保障制度❷ 公衆衛生学
健康支援と社会保障制度❸ 社会福祉
健康支援と社会保障制度❹ 関係法規

専門分野

基礎看護学❶ 看護学概論
基礎看護学❷ 基礎看護技術Ⅰ
基礎看護学❸ 基礎看護技術Ⅱ
基礎看護学❹ 臨床看護総論
地域・在宅看護論 地域・在宅看護論
成人看護学❶ 成人看護学概論／成人保健
成人看護学❷ 呼吸器
成人看護学❸ 循環器
成人看護学❹ 血液・造血器
成人看護学❺ 消化器
成人看護学❻ 脳・神経
成人看護学❼ 腎・泌尿器
成人看護学❽ 内分泌／栄養・代謝
成人看護学❾ 感染症／アレルギー・免疫／膠原病
成人看護学❿ 女性生殖器
成人看護学⓫ 運動器
成人看護学⓬ 皮膚／眼
成人看護学⓭ 耳鼻咽喉／歯・口腔
経過別成人看護学❶ 急性期看護：クリティカルケア
経過別成人看護学❷ 周術期看護
経過別成人看護学❸ 慢性期看護
経過別成人看護学❹ 終末期看護：エンド・オブ・ライフ・ケア
老年看護学❶ 老年看護学概論／老年保健
老年看護学❷ 健康障害をもつ高齢者の看護
小児看護学❶ 小児看護学概論／小児保健
小児看護学❷ 健康障害をもつ小児の看護
母性看護学❶ 母性看護学概論／ウィメンズヘルスと看護
母性看護学❷ マタニティサイクルにおける母子の健康と看護
精神看護学❶ 精神看護学概論／精神保健
精神看護学❷ 精神障害をもつ人の看護
看護の統合と実践❶ 看護実践マネジメント／医療安全
看護の統合と実践❷ 災害看護学
看護の統合と実践❸ 国際看護学

別巻

臨床外科看護学Ⅰ
臨床外科看護学Ⅱ
放射線診療と看護
臨床検査
生と死の看護論
リハビリテーション看護
病態と診療の基礎
治療法概説
看護管理／看護研究／看護制度
看護技術の患者への適用
ヘルスプロモーション
現代医療論
機能障害からみた成人看護学❶ 呼吸機能障害／循環機能障害
機能障害からみた成人看護学❷ 消化・吸収機能障害／栄養代謝機能障害
機能障害からみた成人看護学❸ 内部環境調節機能障害／身体防御機能障害
機能障害からみた成人看護学❹ 脳・神経機能障害／感覚機能障害
機能障害からみた成人看護学❺ 運動機能障害／性・生殖機能障害

基礎分野

基礎科目 物理学
基礎科目 生物学
基礎科目 社会学
基礎科目 心理学
基礎科目 教育学